神经内科疾病鉴别与治疗案例解析

郑冬梅 编著

陕西新华出版
陕西科学技术出版社
Shaanxi Science and Technology Press
西安

图书在版编目（CIP）数据

神经内科疾病鉴别与治疗案例解析 / 郑冬梅编著.
西安：陕西科学技术出版社，2025.8. --ISBN 978-7
-5369-9382-2

Ⅰ. R741

中国国家版本馆CIP数据核字第2025NZ1942号

SHENJING NEIKE JIBING JIANBIE YU ZHILIAO ANLI JIEXI
神经内科疾病鉴别与治疗案例解析
郑冬梅　编著

责任编辑　高　曼
封面设计　宗　宁

出 版 者　陕西科学技术出版社
西安市曲江新区登高路1388号陕西新华出版传媒产业大厦B座
电话（029）81205187　传真（029）81205155　邮编710061
http//www.snstp.com
发 行 者　陕西科学技术出版社
电话（029）81205180 81205178
印　　刷　天津鸿彬印刷有限公司
规　　格　710mm×1000mm　16开
印　　张　13.5
字　　数　240千字
版　　次　2025年8月第1版
2025年8月第1次印刷
书　　号　ISBN 978-7-5369-9382-2
定　　价　88.00元

作者简介

郑冬梅

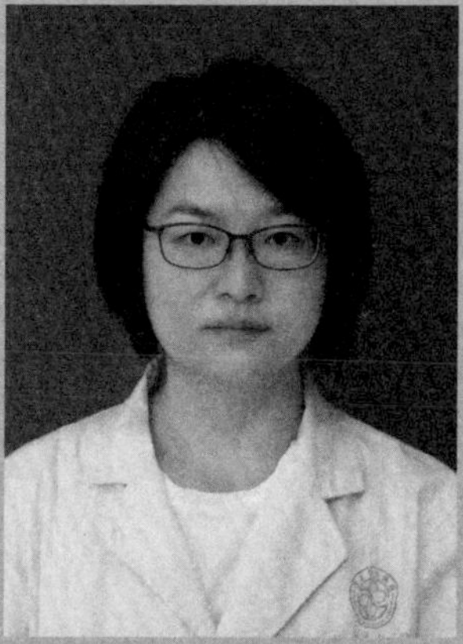

主治医师，毕业于济宁医学院，现就职于山东省济宁市汶上县中医院，兼任济宁市中医药学会脑卒中专业委员会委员。擅长诊疗脑血管病、头痛、癫痫、痴呆、帕金森病等疾病，熟练掌握经颅多普勒超声的操作和诊疗技术。撰写并发表《倍他司汀在治疗眩晕症中的临床疗效及其脑血流动力学的影响分析》等多篇学术论文。参编著作《神经内科临床诊治思维与实践》等。曾在汶上县第四届医疗急救技能大赛中荣获三等奖。曾获汶上县“急救技能岗位能手”荣誉称号。

前言
FOREWORD

神经内科作为现代医学的重要分支，其覆盖病种广、诊断复杂、治疗难度高。随着人口老龄化加剧、生活方式转变以及环境因素影响，脑血管病、周围神经病变等发病率逐年上升，对临床医师的诊断敏锐性和治疗精准性提出了更高要求。与此同时，医学技术的高速发展提供了海量检查手段与治疗方式，如何在纷繁的临床信息中快速锁定核心矛盾、制订个性化诊疗方案已成为神经内科医师需要掌握的核心能力。本书的编写正是基于这一现实需求而生。我们致力于构建一座连接理论知识与临床实战的桥梁，通过深度解析真实案例的鉴别诊断逻辑和治疗决策依据，帮助读者建立“以症为纲、层层递进”的临床思维框架。书中案例涵盖常见病、疑难病及易误诊疾病，力求为临床工作者提供一本“看得懂、用得上、可反思”的实战指南，助力提升神经疾病诊疗的准确率与患者生存质量。

本书详细阐述了头痛、脑血管疾病、周围神经病及其他常见疾病的病因与发病机制、临床表现、诊断、鉴别诊断和治疗。书中还通过一系列真实且具有代表性的临床案例，深入剖析了疾病的诊断思路与治疗难点，使知识形象化。书中每个案例都完整呈现了患者发病症状、医师诊断过程以及治疗方案的调整，能让读者直观地了解临床诊疗过程，明晰相似症状背后的不同病因。本书适合神经内科医师、相关专业医学生及进修医师阅读参考，有助于他们提高临床决策能力，为患者提供更加有效的治疗方案。

本书在编写过程中，由于编者学识和时间有限，书中难免存在疏漏和不足之处。恳请广大读者提出宝贵意见和建议，以期再版时予以修订、完善。

郑冬梅
汶上县中医院
2025 年 5 月

目录
CONTENTS

第一章
神经内科疾病临床诊断

第一节 病史采集

神经系统疾病的临床诊断是根据病史资料、体格检查和辅助检查结果进行综合分析而做出的。因此,完整、确切的病史是诊断疾病的重要依据,从病史资料中常可获得对疾病定位、定性和病因诊断有价值的线索。神经系统体格检查的结果可验证或排除医师最初的推测,进一步准确地判断疾病的部位和性质。但也有些典型疾病,如原发性癫痫、偏头痛、三叉神经痛、周期性瘫痪等,在间歇期常查不到阳性体征,病史几乎是诊断的唯一线索和依据,而体格检查和辅助检查的目的是排除其他可能性。

一、基本原则

(一)系统完整

医师需耐心从患者的叙述中提取病史,必要时引导患者按症状出现的先后顺序具体描述症状的发生和演变情况,阳性症状要记录,重要的阴性症状亦不能忽视。

(二)客观真实

问诊过程中应当注意患者或其家属提供病史的可靠性,患者叙述病史的可靠性取决于其智力、记忆、受教育程度、语言表达能力以及从主诉中获得利益的可能性,医师应加以分析并进一步核实。

(三)重点突出

尽量围绕主诉提问,减少患者对无关情况的叙述。

(四)避免暗示

不要诱导性提问,特别是不能根据医师自己的主观臆测而让患者对本不存在的症状进行确认。

(五)分析归纳

病史采集初步完成后,医师应当归纳与患者最有关联的症状特点,分析所获得的病史资料是否能够合理解释患者的症状及其可能的临床诊断,如果存在疑点,应进一步询问或核实。

二、主要内容

(一)主诉

主诉是患者在疾病过程中感到最痛苦的部分,也是促使其就诊的最主要原因,包括主要症状、发病时间和变化情况。它是医师诊断和治疗疾病的主要依据之一。医师在询问时,应重点围绕主诉进行提问。临床实践中大部分患者能直接提供明确的主诉,但是有些患者因存在多种慢性疾病而对症状的叙述非常零乱、神经症患者叙述的症状极为繁杂等情况,需要临床医师进行分析、归纳。主诉是疾病定性和定位诊断的第一线索。

(二)现病史

现病史是在时间和空间上对患者主诉的重新构筑与延伸,包括发病后到本次就诊时症状发生、发展和演变的全过程,以及各种症状发生的时间顺序和相互之间的关联。这就要求临床医师对患者提供的各种症状进行重新组合。

1.初发症状时间

初发症状时间即最先出现症状的时间,需尽可能地追溯到与本病有关联的最早症状,尤其是病程较长的患者,其早期症状容易在陈述时被患者遗漏。例如,多系统萎缩患者的就诊症状可能是晕厥,若仅根据这一点则容易误诊为其他疾病,患者的早期症状可能是自主神经功能障碍,如勃起功能障碍、尿失禁等,收集到以上信息再结合其他症状就比较容易做出诊断。

2.疾病的起病方式及发展、演变过程

描述疾病的起病方式及发展、演变过程对疾病的诊断有极大帮助。例如,急性起病功能障碍完全者多为血管性、外伤性、炎性疾病,病情发展较快者多为炎性疾病,缓慢起病逐渐进展者多为遗传性疾病、变性病、代谢性疾病或肿瘤,缓解复发者多为脱髓鞘疾病,反复发作者多为头痛、癫痫。

3.症状的部位、范围以及发生的顺序

近端肌无力、肌萎缩，则肌病的可能性大；远端肌无力、肌萎缩，则周围神经病变的可能性大。杰克逊癫痫的发作顺序对临床诊断及定位癫痫源有巨大意义。

4.伴随症状

注意是否伴有发热、皮疹、凝血功能异常、免疫指标异常等。因为有些疾病可能是神经系统的原发性疾病，也可能是其他系统疾病的神经系统的表现。例如，克罗-深濑综合征除具有周围神经病变之外，还有器官肿大、M蛋白增高、内分泌异常、皮肤色素沉着等，因此采集病史时需注意疾病的伴随症状。

5.疾病的诱因以及加重或缓解症状的因素

问诊时需重视对疾病诱因的询问，有些疾病具有某种特定的诱因，明确这些诱因有助于疾病的诊断及鉴别。例如，四肢无力、反射减弱的患者，若病前有呼吸道或消化道感染史，则为吉兰-巴雷综合征的可能性大；但若病前无感染史，而有明确的毒物接触史，则不能首诊吉兰-巴雷综合征。同时，疾病加重或缓解的因素也有助于诊断及鉴别诊断。例如，头痛患者，若立位时头痛加重，屏气或卧位时头痛减轻，为低颅压性头痛的可能性大；反之，则可能为高颅压性头痛。

6.药物疗效

药物疗效有时也能为疾病的诊断提供参考依据。

(三)既往史

既往史包括患者既往的健康状况和过去的疾病、手术、外伤、中毒、预防接种及过敏史，尤其注意采集与神经系统疾病有关的内科疾病史，对婴儿患者还应询问胚胎期和围生期情况。采集既往史时，应特别注意与神经系统疾病有关的病史。首先询问患者的手术史，还应特别注意有无恶性肿瘤史，以及肿瘤的放射治疗或化学治疗病史。

许多肿瘤患者放射治疗、化学治疗后容易出现神经系统损伤，曾有报道个别精原细胞瘤、黑色素瘤、甲状腺癌患者在手术治疗或放射治疗、化学治疗20余年后仍可出现神经系统的放射治疗远隔效应。内科疾病，如动脉硬化、糖尿病、免疫性疾病等常伴有神经系统损伤。有性病史、冶游史者应询问梅毒及获得性免疫缺陷综合征史。既往用药史对疾病的诊断也有帮助，特别要注意吩噻嗪类药物的使用，有些患者用药20余年后仍可出现迟发性运动障碍。

(四)个人史

个人史询问的基本内容主要包括以下几个方面。

(1)出生地、居住地和居留时间(尤其是疫源地和存在流行病的地区)、受教育程度等。

(2)职业类型与工作环境等,如患者常年从事野外地质考察,以前曾有发热、皮疹、关节痛,近期出现周围神经症状,此时参照个人史即可拟诊莱姆病,从而大大简化诊疗过程。

(3)生活习惯,如卫生习惯、饮食结构、烟酒嗜好,以及有无吸毒史或毒麻药品滥用史等。

(4)女性患者应询问其月经史和婚育史等。

(5)婴幼儿患者应询问患儿母亲孕期情况和出生情况,妊娠期有无严重感染、持续呕吐、营养缺乏、阴道出血、子痫等,出生时是否足月顺产,是否在生产时用过麻醉药或产钳,是否有新生儿发绀、窒息、惊厥、黄疸及发音异常等。

(6)儿童患者应问及围生期、疫苗接种和生长发育等情况。

(五)家族史

一些神经系统疾病是有遗传性的或与遗传基因有关的,如遗传性共济失调、进行性肌营养不良症、橄榄体脑桥小脑萎缩等。神经系统遗传性疾病常发生在有血缘关系的家族成员中,如两代以上的家系出现相似疾病,或同胞兄弟姐妹中有两人以上在相似年龄出现相似疾病,应考虑遗传性疾病的可能。确诊为遗传性疾病后,应询问患者家族成员情况,绘制家系图。

第二节　一般体格检查

一、生命体征

(一)呼吸

应严密观察患者呼吸的节律和深度,潮式呼吸、叹息样呼吸、双吸气或呼吸暂停等呼吸节律不整,常为深昏迷患者的晚期或中枢性呼吸衰竭的征象。呼吸深而慢,同时伴有脉搏徐缓有力和血压升高,为颅内压增高的表现。呼吸困难的原因可能是黏液痰积、呕吐物堵塞或深昏迷患者舌后坠等引起呼吸道梗阻,亦可能为严重肺部感染、肺不张和继发性肺水肿等。

(二)脉搏

脉搏徐缓有力常见于颅内压增高者,脉速则常见于脑疝前期、脑室或脑干出血、继发感染、癫痫、缺氧等。

(三)血压

颅内压增高常引起血压升高,而外周循环衰竭、严重的酸中毒、脑干或下丘脑受损或疾病恶化等常引起血压下降。

(四)体温

下丘脑体温调节中枢受损可引起中枢性高热或体温不升。躯干及四肢汗腺分泌异常和散热功能受损(如高颈段脊髓病变)或感染等亦可引起高热。患者衰竭或临终时,其体温下降或不升。

二、**意识状态**

意识状态是否清醒,如有障碍则需判明为何种障碍。

(一)嗜睡

嗜睡表现为持续的、延长的睡眠状态。经较强刺激能唤醒,醒后意识基本正常,能正确回答和做出各种反应,停止刺激后很快又入睡。

(二)昏睡

昏睡是一种接近人事不省的意识状态。经大声呼唤或施以疼痛刺激可以唤醒,醒后答话含糊或答非所问,但很快又入睡。昏睡时各种随意运动消失,但反射活动无明显改变。

(三)昏迷

患者意识完全丧失,不能被言语、疼痛刺激唤醒,随意运动丧失,许多反射活动也减弱或消失。临床上可以从某些反射(如吞咽反射、咳嗽反射、瞳孔对光反射、角膜反射、腱反射等)的存在或消失判断昏迷的程度。目前常采用格拉斯哥昏迷评分法对昏迷程度进行评估。

(四)特殊意识障碍

1.运动不能性缄默

患者仍能注视周围环境及人物,但不能活动或言语,貌似清醒。患者大小便失禁,尚能吞咽,无锥体束征,强烈刺激不能改变其意识状态。

2.去大脑皮质状态

患者能无意识地睁眼、闭眼或转动眼球,但眼球不能随光线或物品而转动,貌似清醒，但对外界刺激无反应。有抓握反射、吸吮反射、咳嗽反射等，有无意识的吞咽活动，四肢肌张力增高，两侧锥体束征阳性，上肢屈曲，下肢伸直。与去大脑强直的区别为后者四肢均为伸展性强直。去大脑皮质状态为两侧大脑皮质广泛损伤，功能丧失，而皮质下功能仍保存，常见于严重脑外伤、缺氧或感染后。

3.闭锁综合征

闭锁综合征由脑桥基底部两侧梗死引起，病变累及皮质延髓束和皮质脊髓束。患者意识清楚，仅能以眼球活动来表达意愿。可由脑血管疾病、感染、肿瘤、脱髓鞘病变等引起。

三、头面部、颈部和脊柱检查

(一)头面部检查

观察是否有头颅畸形(如小颅、尖颅、方颅、巨颅、长颅或变形颅)，是否有颅骨内陷、局部肿物、瘢痕及手术切口等。婴儿需检查囟门是否饱满，颅缝是否分离，头皮静脉是否怒张。观察是否有面部畸形、血管痣、皮脂腺腺瘤、面部抽动或萎缩、面部表情运动及瞬目反射频率减少、角膜溃疡及角膜色素环、眼睑下垂、眼球外凸、眼球下陷、巩膜黄染、结膜充血、瞳孔大小、口唇疱疹、外耳道分泌物、鼻窦区及乳突压痛等。

(二)颈部检查

观察两侧颈部是否对称，是否有疼痛、强直及活动受限。姿态异常如痉挛性斜颈和强迫性头位(见于颅后窝占位性病变、颈椎病等)。

(三)脊柱检查

观察是否有脊柱活动受限、前凸、后凸、侧弯畸形和脊膜膨出，棘突是否有压痛或叩痛，脊柱活动是否诱发或加重疼痛及其部位。

四、语言检查

在与患者的交谈中可以了解患者的语言能力及是否存在言语障碍。言语障碍是指言语发音困难、嗓音产生困难、气流中断或者言语韵律出现困难。代表性的言语障碍为构音障碍，临床上最多见的构音障碍是脑卒中、脑外伤、帕金森病等疾病所致的运动性构音障碍。构音器官异常所致的构音障碍为器质性构音障碍，以腭裂为代表。另外，语言检查应在患者注意力集中、能配合、视力和听力正常、肢体无瘫痪的情况下才能得出可靠的结果。

第三节　神经系统检查

神经系统检查包括脑神经、运动系统、感觉系统、反射等检查，分述如下。

一、脑神经检查

脑神经检查是神经系统检查的重要组成部分，对于神经系统疾病的定位或解剖学诊断具有重要的意义。

（一）嗅神经检查

嗅神经（Ⅰ）为感觉性脑神经，传导嗅觉信息。

1.检查方法

检查时，首先询问患者有无幻嗅等主观嗅觉障碍。然后嘱患者闭目，闭塞其一侧鼻孔，用松节油、杏仁等挥发性物质或香皂、牙膏和香烟等置于患者受检鼻孔，令其说出是何气味。醋酸、乙醇和甲醛溶液等刺激性物质可刺激三叉神经末梢，不宜用于嗅觉检查。如患者鼻腔有炎症或阻塞，则不能做此检查。

2.临床意义

嗅觉障碍常表现为嗅觉减退或缺失，偶可出现嗅觉过敏或嗅觉倒错。一侧或两侧嗅觉丧失多由鼻腔局部病变所致。嗅中枢病变不会引起嗅觉丧失，但可引起幻嗅；前颅窝骨折、嗅沟脑膜瘤等压迫嗅球、嗅束可引起一侧嗅觉减退或缺失。嗅觉过敏多见于精神障碍。

（二）视神经检查

视神经（Ⅱ）传导视觉冲动。视神经检查主要检查视力、色觉、视野、光反射和眼底等。

1.视力检查

视力检查分为远视力检查和近视力检查，分别用国际远视力表或近视力表进行检查，两眼应分别测试。

（1）远视力：常用分数表示，分子代表检查时患者的距离，一般为 5 m，分母表示正常视力者看清此行的距离。例如，5/10 指患者在 5 m 处才能看清正常视力者在 10 m 处就能看清的一行。

（2）近视力：常用小数表示，即 0.1～1.5。当视力减退到不能辨认视力表上的最大字体时，嘱患者在一定距离内辨认手指的数目或移动(几米指数、眼前手动)，记录其距离以表示视力。当视力减退更严重时，可用手电筒检查患者眼球有无光感，完全失明时光感消失。因此，按患者视力情况可记录为正常、减退(具体记录视力表测定结果)、指数、手动、光感和黑矇(完全失明)。

2.色觉检查

应用色盲检查图或让患者辨认不同颜色的物件，颜色辨认障碍见于先天性色盲、视觉传导通路病变和失认症等。

3.视野检查

视野是眼球保持居中位置时平视前方所能看到的空间范围。正常单眼视野范围大约是鼻侧 60°、颞侧 100°、上方 60°、下方 75°。目前检查视野的方法有两种，分别是对照法和视野计测定法。

(1)对照法：患者背光与检查者隔约 60 cm 相对而坐，双方各遮住相对一侧眼睛(即一方遮右眼、另一方遮左眼)，另一眼互相直视，检查者持棉签在两人等距间分别由颞上、颞下、鼻上、鼻下从外周向中央移动，嘱患者看到棉签立即报告。对照法是以检查者的视野作为正常范围与患者视野比较，判断患者是否存在视野缺损。如果采用上述方法粗测患者存在视野缺损，应进一步采用视野计进行测定。

(2)视野计检查法：常采用弓形视野计，可精确测定患者视野。将视野计的凹面向着光源，患者背光坐在视野计的前方，将颏置于颏架上，受检一眼注视视野计中心的白色固定点，另一眼盖上眼罩。通常先用直径的 3～5 mm 白色视标沿金属板的内面在各不同子午线上由中心注视点向外移动，直到患者看不见视标为止；或由外侧向中心移动，直至患者能看见视标为止，将测定的视野记录在视野表上。每转动视野计 30°检查 1 次，最后把视野表上记录的点用线连接起来，就是该患者视野的范围。由于不同疾病的患者对不同颜色的敏感度不同，因此除用白色视标检查外，对视网膜疾病患者选用蓝色和黄色视标，对视神经疾病患者选用红色和绿色视标。

4.眼底检查

无须散瞳，以免影响瞳孔反射的观察结果。检查时患者背光而坐或仰卧，正视前方。检查右眼时，检查者站在患者右侧，右手持检眼镜，右眼观察眼底；检查左眼时则相反。检查时应注意视盘的形态、大小、色泽、边缘等，确定视网膜血管有无动脉硬化、狭窄、充血、出血等，以及视网膜有无出血、渗出、色素沉着和剥离等。正常眼底视盘呈圆形或椭圆形，边缘清楚，颜色淡红，生理凹陷清晰，动脉色鲜红，静脉色暗红，动静脉管径比例为 2∶3，无动静脉交叉现象。

（三）动眼神经、滑车神经及展神经检查

动眼神经、滑车神经及展神经（Ⅲ、Ⅳ、Ⅵ）共同支配眼球运动，称为眼球运动神经，可同时检查。

1.眼睑检查

正常成人上睑缘应覆盖角膜上缘 1～2 mm，注意观察睑裂是否对称及上睑有无下垂等。睑裂变小常提示一侧上睑下垂或对侧面神经麻痹；上睑下垂可分为真性和假性，真性上睑下垂缘于动眼神经麻痹、重症肌无力和肌营养不良症等，假性上睑下垂可因颈交感神经麻痹所致，用力时可完全上抬；两侧睑裂增大可见于甲状腺功能亢进或两侧突眼。

2.眼球检查

眼球检查应注意检查眼球位置及眼球运动，观察有无眼球震颤。

（1）眼球位置：观察是否有眼球前突或内陷、斜视、同向偏斜等。①突眼或眼球内陷：一侧突眼常提示眶内或颅内病变，亦见于甲状腺功能亢进；两侧突眼可缘于恶性突眼、良性颅内压增高、多发性眶内肿瘤等；眼球内陷多因眼球病变产生眼萎缩，偶见于霍纳综合征的眼眶肌麻痹。②斜视或同向偏斜：正常休息时，双眼前后轴（视轴）保持平行向前。临床上可见多种眼球位置偏斜。例如，双眼向一侧痉挛性共同偏视，见于癫痫、前庭病变及皮质侧视中枢或脑桥侧视中枢病变所致的核上性眼肌瘫痪等；双眼不自主发作性向上偏斜为动眼危象，由上丘刺激性病变所致，见于帕金森综合征；支配眼球运动的某一条或几条肌肉发生功能性障碍可致麻痹性斜视；还有些斜视是先天性的。

（2）眼球运动：由 6 条眼外肌作用完成，它们作用于眼球使之移向 6 个主要的凝视位置。检查者将示指置于患者眼前 30 cm 处，患者保持头面部不动，眼球随检查者的手指向左、右、上、下、右下、右上、左下、左上八个方向转动，观察是否有眼球运动受限，若有受限则记录受限的方向和程度，以及是否有复视和眼球震颤。注意观察患者两侧眼球向各个方向注视时是否同步协调，是否有复视。如果存在复视，应记录复视的方位、实像与虚像的位置关系。正常眼球外转时角膜外缘到达外眦角，内转时瞳孔内缘到达上下泪点连线，上转时瞳孔上缘到达上睑缘，下转时瞳孔下缘到达下睑缘。如果不能移动到位，应记录角膜缘（或瞳孔缘）与内、外角（或睑缘）的距离。

（3）眼球震颤：检查过程中观察患者是否存在眼球震颤。眼球震颤是指眼球不自主、有节律地快速往复移动。根据眼球的移动方向可分为水平性、垂直性、

斜向性、旋转性和混合性眼球震颤;根据眼球的移动形式可分为摆动性(两眼球的往复速度相同)、冲动性(两眼球的往复速度不同)和不规则性(两眼球的方向、往复速度和幅度均不恒定)眼球震颤。如果观察到眼球震颤,须详细记录其方向和形式。

3.瞳孔及瞳孔反射检查

(1)瞳孔:应注意观察瞳孔的大小、形状、位置及是否对称。正常人瞳孔直径为3～4 mm,呈圆形,边缘整齐,位置居中。瞳孔直径<2 mm为瞳孔缩小,直径>5 mm为瞳孔扩大。两侧瞳孔轻度不对称可见于15%～20%的正常人。常见的瞳孔异常:①一侧瞳孔缩小,可见于动眼神经刺激性病变或颈交感神经通路破坏性病变。②两侧瞳孔缩小,可见于吗啡或镇静药中毒、脑桥病变、先天性瞳孔括约肌缺失等。③一侧瞳孔扩大,可由动眼神经麻痹或颈交感神经通路刺激性病变引起。④两侧瞳孔扩大,可见于近视、中脑病变、脑缺氧的深度昏迷、阿托品中毒及先天性异常等。⑤虹膜震颤,可使瞳孔大小明显波动。

(2)瞳孔对光反射:光线刺激引起瞳孔收缩的反射。感光瞳孔缩小称为直接光反射,对侧未感光瞳孔同时收缩称为间接光反射。检查时嘱患者注视远处,用电筒光从侧方分别照射瞳孔,观察瞳孔是否呈活跃和对称收缩。若受检侧视神经损伤,直接和间接光反射均迟钝或消失;若受检侧动眼神经损害,直接光反射消失而间接光反射仍存在。

(3)调节反射:两眼注视远处物体时,突然注视近处物体时出现的两眼会聚、瞳孔缩小的反射。对光反射丧失而调节反射存在为阿·罗瞳孔,多见于神经梅毒。

(4)特殊瞳孔。①阿·罗瞳孔:表现为对光反射消失,调节反射存在,典型表现还包括两侧瞳孔不对称、瞳孔缩小、睫脊反射消失及阿托品散瞳迟钝等,常见于神经梅毒、糖尿病、脑炎、脑创伤和多发性硬化等,目前认为是光反射通路在中脑顶盖前区受损所致,两侧睫状神经节病变也可能是其病因。②阿迪瞳孔:表现为瞳孔散大,常为一侧,对光反射消失,但在暗室中用强光持续地刺激瞳孔时可有缓慢收缩,停止刺激后瞳孔缓慢散大,调节反射亦缓慢出现。瞳孔大小常自发地波动,伴全身腱反射减弱或消失,多见于中年女性。

(四)三叉神经检查

三叉神经(Ⅴ)是混合神经,其中感觉神经纤维支配面部的感觉,运动神经纤维支配咀嚼肌和鼓膜张肌的运动。三叉神经检查包括感觉检查、运动检查和反射检查三部分。

1.感觉检查

用圆头针、棉签及盛冷热水的试管分别测试面部三叉神经分布区皮肤的痛觉、温觉和触觉，并对两侧及内外进行对比。注意区分周围性与核性感觉障碍，前者(眼支、上颌支、下颌支)病变区各种感觉缺失，后者呈洋葱皮样分离性感觉障碍。

2.运动检查

咀嚼肌运动首先观察是否有颞肌、咬肌萎缩，再用双手压紧两侧颞肌、咬肌，让患者做咀嚼动作，感知肌张力和肌力，以及两侧是否对称等。再嘱患者张口，以上下门齿中缝为标准，判定下颌有无偏斜，如下颌偏斜提示该侧翼肌瘫痪，这是健侧翼肌收缩使下颌推向病侧导致的。

3.反射检查

(1)角膜反射：检查时用细棉絮轻触角膜外缘，正常表现为双眼出现瞬目反射；受试侧瞬目反射称为直接角膜反射，对侧瞬目反射为间接角膜反射。角膜反射通路：角膜→三叉神经眼神经→三叉神经半月神经节→三叉神经感觉主核→两侧面神经核→面神经→眼轮匝肌。若受试侧三叉神经麻痹，两侧角膜反射消失；若健侧受试，两侧角膜反射存在。

(2)下颌反射：患者略张口，检查者将拇指置于其下颌中央，轻轻叩击，引起下颌上提的一种反射。正常人不易引出，发生脑干上运动神经元病变时该反射增强。

(五)面神经检查

面神经(Ⅶ)是混合神经，其主要成分是运动神经，支配面部表情，以肌肉运动为主；还有部分味觉纤维支配舌前2/3的味觉。

1.运动检查

先观察额纹、眼裂、鼻唇沟和口角是否对称，然后让患者做蹙额、皱眉、瞬目、示齿、鼓腮和吹哨等动作，观察有无瘫痪及是否对称。疑有轻度面肌瘫痪时，可嘱患者用力闭眼、鼓腮并加阻力。正常人在用力闭眼时，睫毛多埋在上下眼睑之中；面神经麻痹患者用力收缩眼轮匝肌时，可见患者睫毛不能被眼睑完全包裹而有部分睫毛露出，称为睫毛征。周围性面瘫导致眼裂上、下的面部表情肌均瘫痪，中枢性面瘫只造成眼裂以下的面肌瘫痪。

2.味觉检查

测试味觉时嘱患者伸舌或用海绵纱布把舌头拉出来，检查者以棉签蘸少许食糖、食盐、醋或奎宁溶液，轻涂于舌前一侧，嘱患者不能讲话、缩舌和吞咽，用手指出事先写在纸上的甜、咸、酸、苦四个字之一。先试可疑侧，再试另一侧，每试一种溶液后需用温水漱口。面神经损害可使舌前2/3味觉丧失。

(六)前庭蜗神经检查

前庭蜗神经(Ⅷ)分为蜗神经和前庭神经两部分。

1.蜗神经检查

蜗神经是传导听觉的神经，常用耳语、表声或音叉进行检查，声音由远及近，测量患者单耳听觉时(另侧塞住)，记录患者能够听到声音的距离，再同另一侧耳进行比较，并和检查者比较。若要获得准确的资料，可进一步使用电测听计进行检查。

耳聋可分为外耳和中耳病变所致的传导性耳聋，以及内耳及蜗神经病变所致的感音性耳聋。其中，由耳蜗病变引起的称为耳蜗性耳聋，由蜗神经及其中枢传导通路病变引起的称为神经性耳聋。传导性耳聋听力损伤主要表现为低频音的气导下降，感音性耳聋表现为高频音气导与骨导均下降，可通过音叉试验鉴别。

(1)林纳试验：将128 Hz的振动音叉置于患者一侧耳后乳突上(骨导)，直至患者不能听到声音后，将音叉置于该侧耳旁(气导)，直至患者的气导听不到声音，一侧测完再测另一侧。正常情况下，气导能听到的时间长于骨导能听到的时间，且气导能听到的时间比骨导能听到的时间长2倍左右。神经性耳聋时，气导能听到的时间长于骨导能听到的时间，但气导能听到的时间和骨导能听到的时间均缩短，即林纳试验阳性；传导性耳聋时，骨导能听到的时间长于气导能听到的时间，即林纳试验阴性。

(2)韦伯试验：将振动的音叉置于患者的颅顶正中，正常时，声响位于正中。传导性耳聋时，声响偏向患侧，为韦伯试验阳性；神经性耳聋时，声响偏向健侧，为韦伯试验阴性。

2.前庭神经检查

前庭神经联系广泛，涉及躯体平衡、眼球动作、肌张力、体位、脊髓反射及自主神经系统等。前庭神经受损后会出现眩晕、呕吐、眼球震颤和平衡障碍等症。前庭神经检查包括以下内容。

(1)自发性症状检查：观察患者有无眩晕和呕吐、眼球震颤、错定物位、平衡障碍、步态不稳等自发性症状。

(2)诱发试验：观察刺激前庭感受器诱发眼震情况，临床常用冷热水试验和转椅试验，分别通过变温和加速刺激引起两侧前庭神经核接受冲动不平衡而诱发眼震。①冷热水试验:患者仰卧,头部抬起 30°,灌注热水时眼震快相向同侧,灌注冷水时快相向对侧,正常时眼震持续 1.5～2.0 秒,前庭受损时该反应减弱或消失。②转椅试验:让患者闭目坐在旋转椅上,头部前屈 80°,向一侧快速旋转后突然停止,嘱患者睁眼注视远处,正常情况为出现快相与旋转方向相反的眼震,持续约 30 秒,如持续<15 秒则提示前庭功能障碍。

(七)舌咽神经、迷走神经检查

舌咽神经、迷走神经(Ⅸ、Ⅹ)在解剖与功能上关系密切,常同时受累,临床检查时也常同时检查。

1.运动检查

观察患者说话时有无鼻音、声音嘶哑,询问患者有无饮水呛咳、吞咽困难等。嘱患者张口,观察其悬雍垂是否居中,两侧腭咽弓是否对称;嘱患者发"啊"音,观察其两侧软腭抬举是否一致,悬雍垂是否偏斜等。一侧麻痹时,病侧腭咽弓低垂,软腭不能上提,悬雍垂偏向健侧;两侧麻痹时,两侧软腭抬举受限甚至完全不能抬举,但悬雍垂仍可居中。

2.感觉检查

用棉签或压舌板轻触患者两侧软腭或咽后壁,观察患者的感觉情况。

3.味觉检查

测试味觉时嘱患者伸舌或用海绵纱布把舌头拉出来,检查者以棉签蘸少许食糖、食盐、醋或奎宁溶液,轻涂于舌前一侧,嘱患者不能讲话、缩舌和吞咽,用手指出事先写在纸上的甜、咸、酸、苦四个字之一。先试可疑侧,再试另一侧,每试一种溶液后需用温水漱口。舌咽神经损伤可使舌后 1/3 味觉丧失。

4.反射检查

(1)咽反射:嘱患者张口,用压舌板分别轻触两侧咽后壁,正常时出现咽部肌肉收缩和舌后缩,伴恶心。

(2)眼心反射:检查者用中指和示指对患者两侧眼球逐渐施加压力 20～30 秒,正常人脉搏减少 10～12 次/分。此反射由三叉神经眼神经传入,由迷走神经心神经传出,迷走神经功能亢进者此反射加强(脉搏减少大于 12 次/分),迷走神经麻痹者此反射减退或缺失,交感神经亢进者脉搏不减慢甚至加快(倒错反应)。

(3)颈动脉窦反射:检查者以示指和中指按压一侧颈总动脉分叉处可使心率减慢,此反射由舌咽神经传入,由迷走神经传出。部分患者(如颈动脉窦过敏者)按压时可引起心率过缓、血压降低、晕厥甚至昏迷,检查时须谨慎。

(八)副神经检查

副神经(Ⅺ)支配胸锁乳突肌和斜方肌。

1.检查方法

检查胸锁乳突肌时,嘱患者对抗阻力向两侧转颈,并加阻力,比较两侧肌力及肌肉收缩时的轮廓和坚实程度。斜方肌功能可使枕部向同侧倾斜,抬高和旋转肩胛并协助臂部上抬,两侧斜方肌收缩,导致头部后仰;检查时可在患者耸肩或头部向一侧后仰时加以阻力,并嘱患者高举臂部。

2.临床意义

一侧副神经受损时可见同侧胸锁乳突肌及斜方肌萎缩、垂肩和斜颈,耸肩(病侧)及转颈(向对侧)无力或不能。

(九)舌下神经检查

舌下神经(Ⅻ)为运动性脑神经,支配全部舌内肌和大部分舌外肌。

1.检查方法

先观察患者舌在口腔内的位置及形态,然后嘱患者伸舌,观察其是否有偏斜、舌肌萎缩、舌肌颤动。

2.临床意义

一侧舌下神经病变时,伸舌向病侧偏斜;核下性病变时,病侧舌肌萎缩;核性病变时,肌束颤动明显;核上性病变时,仅见伸舌向病灶对侧偏斜;两侧舌下神经麻痹时,伸舌受限或不能。

二、运动系统检查

(一)肌肉形态和营养检查

观察和比较两侧对称部位肌肉外形及体积,有无肌萎缩、假性肥大及其分布范围。下运动神经元损害和肌肉疾病可见肌萎缩,进行性肌营养不良可见肌肉假性肥大,表现为外观肥大、触之坚硬,但肌力减弱,常见于进行性肌营养不良的腓肠肌和三角肌。

(二)肌张力检查

肌张力是肌肉松弛状态的紧张度和被动运动时遇到的阻力。

1.检查方法

检查时嘱患者肌肉放松,触摸感受肌肉硬度或紧张程度,肌张力减低时肌肉柔软弛缓,肌张力增高时肌肉坚硬;或用叩诊锤轻敲受检肌肉听其声音,如声调低沉则肌张力低，声调高而脆则肌张力高。然后被动屈伸肢体感知阻力，肌张力降低时阻力减低或消失、关节活动范围较大，肌张力增高时阻力增加、关节活动范围缩小。

2.临床意义

（1）肌张力减低：见于下运动神经元病变（多发性神经病、脊髓前角灰质炎）、小脑病变和肌源性病变等。

（2）肌张力增高：见于锥体系和锥体外系病变。前者表现为痉挛性肌张力增高，上肢屈肌和下肢伸肌张力增高明显，被动运动开始时阻力大，结束时变小，称为折刀样肌张力增高；后者表现为强直性肌张力增高，伸肌与屈肌张力均增高，向各方向被动运动时阻力均匀，称为铅管样肌张力增高（不伴震颤）或齿轮样肌张力增高（伴震颤）。

（三）肌力检查

肌力是肢体随意运动时，肌肉的收缩力。

1.六级肌力记录法

检查时让患者依次做有关肌肉收缩运动，检查者施予阻力，或嘱患者用力维持某一姿势时，检查者用力改变其姿势，判断肌力。

（1）0 级：完全瘫痪。

（2）1 级：肌肉可收缩，但不能产生动作。

（3）2 级：肢体能在床面上移动，但不能抵抗重力。

（4）3 级：肢体能抵抗重力离开床面，但不能抵抗阻力。

（5）4 级：肢体能做抗阻力动作，但未达到正常。

（6）5 级：正常肌力。

2.肌群肌力检查

一般以关节为中心检查肌群的伸、屈、外展、内收、旋前和旋后等功能，肌群肌力的测定可根据以下关节分别选择下列运动。肩关节：外展、内收。肘关节：屈、伸。腕关节：屈、伸。指关节：屈、伸。髋关节：屈、伸、外展、内收。膝关节：屈、伸。踝关节：背屈、跖屈。趾关节：背屈、跖屈。颈关节：前屈、后伸。躯干：仰卧位抬头和抬肩，检查者给予阻力，观察腹肌收缩力；俯卧位抬头和肩，检查脊旁肌肉收缩力。

这些检查适用于上运动神经元病变及周围神经损伤引起的瘫痪，但对单神经病变诸如尺神经、正中神经、桡神经、腓总神经损伤，以及局限性脊髓前角病变，如脊髓前角灰质炎，需要分别对相应的单块肌肉进行检查。

3.临床常用的轻瘫检查法

当轻瘫不能确定时可用以下方法检查。

(1)上肢平伸试验:一侧上肢轻瘫的检查方法。嘱患者双上肢平举,手心向下,数分钟后可见轻瘫侧上肢逐渐下垂并旋前。

(2)巴利分指试验:检查手指轻瘫的方法。嘱患者双手五指相对分开并伸直,两手相合,数秒钟后轻瘫侧手指逐渐并拢屈曲,这提示骨间肌力弱。

(3)小指征:一种上肢轻瘫时出现的体征。嘱患者双上肢平举,手心向下,轻瘫侧小指轻度外展。

(4)数指试验:对采用一般方法不能确定上肢轻瘫的患者进行的一种检查方法。嘱患者将手指全部屈曲,然后依次伸直,做计数动作;或反之,手指全部伸直,然后一一屈曲,轻瘫侧动作笨拙或不能完成。

(5)杰克逊征:嘱患者仰卧,双腿伸直,轻瘫侧下肢常呈外旋位。

(6)下肢轻瘫试验:一侧下肢轻瘫的检查方法。嘱患者仰卧,双膝关节均屈曲成直角,轻瘫侧小腿逐渐下落。

4.不自主运动检查

检查时须注意观察患者有无不能随意控制的舞蹈样动作、手足徐动、肌束颤动、震颤、肌阵挛以及静止性、动作性和姿势性震颤,及其出现的部位、范围、程度和规律,与情绪、动作、寒冷、饮酒等的关系,并询问家族史。

5.共济运动检查

观察患者日常活动的随意动作有无协调作用障碍,如吃饭、穿衣、系纽扣、取物、书写、讲话、站立及步态等,有无动作性震颤和语言顿挫等,然后进行以下共济运动试验。

(1)指鼻试验:嘱患者先将一侧上肢伸直外展,然后用伸直的示指指尖触及前方距其 0.5 m 的检查者的示指,再触自己的鼻尖。此动作需以不同方向、速度、睁眼与闭眼交替进行,两侧上肢均需测试并比较结果。小脑半球病变可见指鼻不准,接近目标时动作迟缓或出现意向性震颤,常超过目标(过指),称为辨距不良。感觉性共济失调患者睁眼指鼻时无困难,闭眼指鼻时出现明显异常。

(2)误指试验:嘱患者坐在检查者对面,上肢前伸,用示指从高处指向检查者伸出的示指,睁眼、闭眼对比,两侧对比。正常人闭眼后误差不超过 5°,一侧小脑病变时同侧上肢常向病侧偏斜,前庭病变时两侧上肢均向病侧偏斜。

(3)跟-膝-胫试验:嘱患者仰卧,将一侧下肢伸直抬起,再用足跟触及对侧膝盖,然后沿胫骨前缘下移。小脑损伤患者抬腿触膝时出现辨距不良和意向性震颤，下移时摇晃不稳；感觉性共济失调患者闭眼时足跟难以触及膝盖。

(4)轮替试验：嘱患者用前臂快速旋前和旋后，或一手用手掌、手背连续交替拍打对侧手掌，或用足趾反复快速叩击地面等。小脑性共济失调患者动作笨拙，节律慢而不协调，称为轮替运动障碍。

(5)反跳试验：嘱患者用力屈肘，检查者握其腕部使其伸直，然后突然松手。正常人由于对抗肌的拮抗作用，可立即制止前臂屈曲。小脑病变患者由于缺少这种拮抗作用，屈曲的前臂可撞到自己的身体。

(6)起坐试验：嘱患者仰卧，双手交叉置于胸前，不用支撑试行坐起。正常人躯干屈曲并双腿下压，小脑病变患者双下肢向上抬离床面，起坐困难。

(7)龙贝格征：嘱患者双足并拢站立，双手向前平伸并闭目，共济失调患者出现摇摆不稳或倾跌。①后索病变：出现感觉性共济失调，睁眼站立稳，闭眼时不稳。②小脑病变：睁眼闭眼时站立均不稳，闭眼更明显，蚓部病变向后倾倒，小脑半球病变向病侧倾倒。③前庭迷路病变：患者闭眼后并不立即出现身体摇晃或倾倒，经过一段时间后才出现，且摇晃程度逐渐加强，表现为身体向两侧倾倒。④周围性病变：两足并拢站立时出现身体摇晃不稳或向侧方倾倒，闭眼时可较明显。

6.姿势与步态检查

首先观察患者卧位、坐位、站立和行走时有无姿势和步态异常，常见的步态异常包括以下内容。

(1)痉挛性偏瘫步态：病侧上肢内收、旋前，指、腕、肘关节屈曲，下肢伸直、外旋。行走时病侧上肢的协同摆动动作消失，病侧骨盆抬高，向外做划圈样步态前进，多见于脑血管病后遗症。

(2)痉挛性截瘫步态：双下肢强直内收(内收肌张力增高)，行走时每一步都交叉到对侧，如剪刀样，又称剪刀步态。见于两侧锥体束损害和先天性痉挛性两侧瘫痪等。

(3)慌张步态：帕金森病或帕金森综合征患者行走时步伐细小，双足擦地而行，躯干强硬前倾，碎步前冲，起步及止步困难，双上肢协同摆动动作消失。

(4)小脑性共济失调步态：小脑性共济失调患者行走时双腿分开较宽(阔基底步态)，左右摇晃，向侧方倾斜，直线行走困难，状如醉汉，临床易与醉酒步态混淆。

(5)醉酒步态：步态蹒跚、摇晃、前后倾斜，似乎随时都会失去平衡跌倒，见于酒精中毒或巴比妥类药物中毒。

(6)感觉性共济失调步态：感觉性共济失调患者不能掌握平衡，行走时步幅长短高低不规则，步态高抬重放，闭目尤甚，见于脊髓亚急性联合变性、弗里德赖希共济失调等。

(7)跨阈步态：腓总神经麻痹导致足下垂，行走时患肢高抬，如跨越门槛。

(8)肌病步态：进行性肌营养不良患者因骨盆带肌无力使脊柱前凸，行走时臀部左右摇摆，亦称摇摆步态或鸭步。

(9)癔症步态：表现为奇形怪状步态，下肢肌力佳，但不能支撑体重，步态蹒跚，向各个方向摇摆，欲跌倒状，但罕有跌倒自伤者。见于癔症等心因性疾病。

三、感觉系统检查

(一)浅感觉检查

1.痛觉检查

用叩诊锤的针尖或大头针轻刺患者皮肤，询问患者有无疼痛感。

2.温度觉检查

用玻璃试管分别装热水(40～50 ℃)和冷水(0～10 ℃)，交替接触患者皮肤，让其辨出冷、热感觉。

3.触觉检查

用软纸片或棉签轻触患者皮肤，询问有无感觉。

(二)深感觉检查

1.运动觉检查

嘱患者闭目，检查者的手指夹住患者的手指或足趾两侧，上下活动，让患者辨别出移动的方向。

2.位置觉检查

嘱患者闭目，检查者将其肢体摆成某一姿势，请患者描述该姿势或用对侧肢体模仿。

3.振动觉检查

将振动的 128 Hz 音叉柄置于骨隆起处，如手指、尺骨茎突、鹰嘴、锁骨、脊椎棘突、髂前上棘、内踝、外踝、胫骨等处，询问并对比两侧有无振动感及其持续时间。

(三)复合感觉检查

1.定位觉检查

嘱患者闭目，用手指或棉签轻触患者皮肤后，请患者指出受触的部位，正常手部误差<3.5 mm，躯干部误差<1 cm。

2.两点分辨觉检查

嘱患者闭目，检查者用分开一定距离的叩诊锤的两尖端同时接触其皮肤，若患者能分辨出两点，则逐步缩小其间距，重复测试，直至患者感觉为一点。两点须用力相等，同时刺激。正常值：指尖为2～8 mm，手背为2～3 cm，躯干为6～7 cm。

3.图形觉检查

嘱患者闭目，检查者用钝针在患者皮肤上画出圆形或三角形，或写出1、2、3等数字，观察患者能否辨出，也应两侧对照进行。

4.实体觉检查

嘱患者闭目，令其用单手触摸常用物品如钥匙、钢笔、纽扣、硬币等，说出物品形状和名称，也需两手比较。

四、反射检查

反射检查较少受到意识状态和意志活动的影响，结果较客观，但患者需要保持平静和松弛，以利于引出反射。反射结果存在个体差异，两侧不对称或两侧明显改变时意义较大。为客观比较两侧的反射活动情况，检查时应做到两侧肢体的姿势一致。根据反射结果分为亢进、增强、正常、减弱、消失、异常反射等。

(一)浅反射检查

1.角膜反射

嘱患者睁眼向内侧注视，将捻成细束的棉絮从患者视野外接近并轻触外侧角膜，避免触及睫毛，正常反应为被刺激眼迅速闭合，此反应称为直接角膜反射。若刺激一侧角膜，对侧也出现眼睑闭合反应，此反应称为间接角膜反射。其传入神经为三叉神经眼神经，传出神经为面神经。

2.腹壁反射

反射中枢在$L_{1\sim2}$脊髓段。嘱患者仰卧，下肢稍屈曲，腹壁放松，检查者用钝头棉签分别沿肋弓下缘、脐平面及腹股沟上的方向，由外向内轻划腹壁皮肤。正常反应是腹壁反射两侧对称，局部腹肌收缩。反射消失见于锥体束受损，但正常的肥胖者和(或)经产妇也可引不出。

3.提睾反射

反射中枢在$L_{1\sim2}$脊髓段。与腹壁反射相似，竹签由上而下轻划股内侧皮肤，可引起同侧提睾肌收缩，睾丸上提。反射消失见于锥体束受损。

4.跖反射

反射中枢在$S_{1\sim2}$脊髓段。嘱患者仰卧，下肢伸直，检查者手扶其踝部，用钝头竹签划患者的足底外侧，由足部向前至小趾跖关节处转向拇指侧，正常反应为足跖屈曲。

(二)深反射

刺激骨膜、肌腱的深部感受器所引起的反射称为深反射。检查时应嘱患者配合检查，肢体放松，检查者叩击力度要均等，并注意两侧对比。

1.肱二头肌反射

反射中枢在$C_{5\sim6}$脊髓段。患者取坐位或卧位，前臂屈曲，检查者以左手拇指置于患者肘部肱二头肌腱上，右手持叩诊锤叩击左手拇指，可使肱二头肌收缩，引发前臂快速屈曲。

2.肱三头肌反射

反射中枢在$C_{6\sim7}$脊髓段。患者取坐位或卧位，半曲肘关节，检查者以左手托住其上臂，右手持叩诊锤直接叩击鹰嘴上方的肱三头肌腱，可使肱三头肌收缩，引发前臂伸展。

3.桡骨膜反射

反射中枢在$C_{5\sim8}$脊髓段。患者取坐位或卧位，将前臂置于半屈半旋前位，检查者以左手托住其腕部，并使腕关节自然下垂，以叩诊锤叩击桡骨茎突，可使肱桡肌收缩，引发曲肘和前臂旋前动作。

4.膝反射

反射中枢在$L_{1\sim2}$脊髓段。患者可取仰卧位、坐位姿势1、坐位姿势2三种体位检查。

(1)仰卧位检查：嘱患者仰卧，检查者左手置于患者腘窝处，托起患者膝关节，使之屈曲120°～135°，右手持叩诊锤叩击髌骨下缘和胫骨粗隆之间的股四头肌肌腱。

(2)坐位姿势1检查：嘱患者坐于床边，自然放松，悬垂小腿，屈曲膝关节90°左右，检查者左手置于患者髌骨上方，右手持叩诊锤叩击髌骨下缘和胫骨粗隆之间的股四头肌肌腱。

(3)坐位姿势2检查：告知患者取坐位并自然屈曲膝关节90°左右，将一侧下肢架于另一侧下肢之上(跷“二郎腿”姿势)，自然放松，检查者右手持叩诊锤叩击髌骨下缘和胫骨粗隆之间的股四头肌肌腱。

观察两侧膝反射是否存在及是否对称，有无亢进、减弱或消失。膝反射正常表现为叩击股四头肌肌腱时，股四头肌收缩，小腿伸展。

5.跟腱反射

反射中枢在 $S_{1\sim2}$ 脊髓段。嘱患者仰卧，外展、外旋下肢并屈髋、屈膝关节，检查者左手扶住患者左足部，使其踝关节背屈成直角，右手持叩诊锤叩击跟腱，同样方法检查右侧跟腱反射。观察两侧跟腱反射是否存在及是否对称，有无亢进、增强、减弱或消失。跟腱反射正常表现为叩击跟腱时腓肠肌收缩，足向趾面屈曲。

6.阵挛

阵挛包括髌阵挛和踝阵挛，是腱反射高度亢进的表现，见于锥体束损害。

(1)髌阵挛：嘱患者下肢伸直，检查者以拇指和示指控住其髌骨上缘，用力向远端快速连续推动数次后维持数秒。阳性反应为股四头肌发生节律性收缩，髌骨上下移动。

(2)踝阵挛：嘱患者仰卧，髋与膝关节稍屈，检查者一手托起腘窝部，使膝半屈位，另一手持其足掌前端，突然用力，使踝关节背屈并维持之，出现踝关节急速伸屈运动者为阳性，是腱反射极度亢进的表现。

(三)病理反射

1.巴宾斯基征

巴宾斯基征是一种经典的病理反射。嘱患者仰卧，下肢伸直，检查者手握其踝部，用竹签沿患者的足底外侧缘，由后向前划至小趾根部，再转向内侧。阳性反应为拇趾背伸，其余四趾呈扇形展开，提示锥体束受损。

2.奥本海姆征

检查者用拇指和示指沿患者的胫骨前缘用力自上而下滑压。阳性反应为拇趾背伸，其余四趾呈扇形展开，提示锥体束受损。

3.戈登征

检查者用手以一定的力量捏压患者腓肠肌，阳性反应为拇趾背伸，其余四趾呈扇形展开，提示锥体束受损。

4.霍夫曼征

反射中枢在 $C_7 \sim T_1$ 脊髓段。检查者左手持患者腕部，以右手中指和示指夹住患者中指并稍向上提，使其腕部处于轻度过伸位，检查者用拇指快速弹刮患者的中指指甲，引起其余四指轻度掌屈反应为霍夫曼征阳性。

(四)脑膜刺激征

1.屈颈试验

嘱患者仰卧,检查者用左手托患者枕部,右手置于胸前做屈颈动作,观察或感觉被动运动时颈部有无抵抗,观察下肢是否出现放射痛,严重者可引起患侧下肢屈曲,即为脑膜刺激征阳性。常用于检查腰椎间盘突出症。

2.克尼格征

嘱患者仰卧,一侧下肢髋、膝关节屈曲成直角,检查者将患者的小腿抬高伸膝达 135°以上,询问患者有无疼痛感。正常人膝关节可伸至 135°以上,若伸膝受阻且伴疼痛与屈肌痉挛,则为克尼格征阳性。

3.布鲁津斯基征

嘱患者仰卧,下肢伸直,检查者一手托起受检者颈部,另一手轻压于患者胸前,观察患者下肢有无屈膝、屈髋动作。当头部前屈时,双髋与膝关节同时屈曲,则为布鲁津斯基征阳性。

4.直腿抬高试验

嘱患者仰卧,双下肢伸直,检查者一手置于膝关节上,使下肢保持伸直,另一手握住患者踝部,分别将两侧下肢抬高。正常人下肢可抬高 80°～90°,若抬高不到 70°,且伴有下肢后侧放射性疼痛,则为直腿抬高试验阳性,见于单纯性坐骨神经痛、腰椎间盘突出症等。

(五)自主神经功能检查

自主神经功能检查包括眼心反射、卧立位试验、皮肤划痕试验、竖毛反射等。

1.眼心反射

患者取平卧位,休息后计数 1 分钟脉搏次数,然后闭眼,检查者将右手中指和示指置于患者眼球两侧并逐渐加压 20～30 秒,以患者不感到疼痛为宜,然后计数 1 分钟脉搏次数。正常人每分钟脉搏减少 6～8 次,每分钟减少 12 次以上提示迷走神经功能增强,每分钟减少 18～24 次提示迷走神经亢进。

2.卧立位试验

患者从平卧位变换为直立位,每分钟脉搏加快超过 12 次;或从直立位变换为平卧位,每分钟脉搏减少超过 12 次,提示自主神经兴奋性增高。

3.皮肤划痕试验

检查者用钝尖物在患者胸腔壁两侧皮肤上适度加压画一条线,数秒后出现白线条,稍后变为红条纹,为正常反应;白线条持续较久,为交感神经兴奋性增高;红线条持续较久且明显增宽，甚至隆起，为交感神经麻痹或副交感神经兴奋性增高。

4.竖毛反射

检查者搔划或用冰块刺激患者颈部(或腋下)皮肤，7～10 秒后反应最明显，15～20 秒后反应消失。竖毛反射扩展至脊髓横贯性损害的平面即停止，可帮助判断脊髓病灶部位。

第四节　常用辅助检查

一、腰椎穿刺和脑脊液检查

脑脊液由脉络丛所分泌，从侧脑室经室间孔流入第三脑室，通过大脑导水管而进入第四脑室，再经居中的正中孔和两侧的外侧孔流至蛛网膜下腔，最后经矢状窦内的蛛网膜颗粒吸收而进入静脉系统，少部分在脊神经根周围间隙被吸收。脑脊液检查用于诊断和治疗过程的随访及鞘内给药两大方面。

脑脊液生理、生化等特性的改变具有重要价值：①用于各种中枢神经系统感染性疾病的诊断。②用于颅内出血性疾病的诊断和鉴别诊断。③用于椎管内占位病变的造影。④用于某些中枢神经系统感染性疾病治疗，如真菌性脑膜炎的椎管内给药。⑤用于评估颅内压状态和脑脊液循环动力学。⑥用于放射性核素脑池扫描。

(一)腰椎穿刺

腰椎穿刺是通过低位腰椎间隙(通常为 $L_{3\sim4}$ 椎间隙)，经皮穿刺进入腰段蛛网膜下腔的操作方法。腰椎穿刺是神经内科临床常用检查方法之一，通过腰椎穿刺可以判断颅内压力，获得用于检验的脑脊液，也可输注治疗药物(鞘内给药)。腰椎穿刺对神经系统疾病的评估、诊断和治疗有重要价值。不过，需严格掌握适应证和禁忌证，若把握不当，则会加重病情，甚至危及生命。

1.适应证

(1)诊断适应证：神经系统疾病复杂多样，理论上在没有禁忌证的情况下根据需要都可选择腰椎穿刺，临床上拟诊以下疾病时尤需考虑腰椎穿刺。①中枢神经系统感染及免疫介导的脑炎：细菌性(包括结核性)、病毒性(包括慢病毒)、真菌性、自身免疫性脑炎等。②中枢神经系统脱髓鞘疾病：多发性硬化、视神经脊髓炎谱系疾病、急性脊髓炎等。③周围神经系统疾病：急性/慢性炎性脱髓鞘性多发性神经根神经病、其他原因引起的周围神经病等。④系统性疾病所致的神经系统病变：副肿瘤综合征、结缔组织病等。⑤肿瘤：原发性中枢神经系统肿瘤、其他部位肿瘤的神经系统转移等。⑥脑血管病：排除CT阴性的蛛网膜下腔出血、脑静脉血栓形成等。⑦神经系统遗传变性疾病：线粒体病等。⑧其他：特发性颅内压增高、自发性低颅压、惊厥发作、中毒性疾病等。

(2)治疗适应证。①手术麻醉：通过腰椎穿刺给药。②治疗性药物：抗肿瘤化学治疗药物，系统性免疫病的鞘内注射给药等。

2.禁忌证

(1)腰椎穿刺部位组织的感染性病变和其他疾病：腰椎穿刺部位的皮肤、皮下组织、脊柱和硬膜外有感染性病变都应视为禁忌证，以免感染波及蛛网膜下腔，造成中枢神经系统感染。

(2)后颅窝的占位性病变、梗阻性脑积水伴有脑疝征象者：如临床表现、计算机体层扫描和(或)磁共振成像检查无颅内占位性病变或脑积水的证据，而又需要腰椎穿刺协助诊断或排除脑膜炎、脑膜恶性病变或良性颅内高压症等病变时，可谨慎地进行腰椎穿刺。

(3)有出血倾向：原发性和继发性血小板计数减少(包括药物性血小板计数减少)和其他出血性疾病，以及血小板计数低于$50\times10^9/L$的患者，需在充分交代风险、权衡利弊的情况下进行诊断性腰椎穿刺；若血小板计数低于$20\times10^9/L$时，须于腰椎穿刺前静脉输给血小板纠正后方可进行。凝血功能异常如血友病，应慎行腰椎穿刺；正在接受肝素治疗的患者应根据病情决定是否进行腰椎穿刺，可于腰椎穿刺前应给予鱼精蛋白；接受华法林治疗的患者也需要判断腰椎穿刺的必要性，可于腰椎穿刺前给予维生素K或新鲜冰冻血浆；有其他无法纠正的出血倾向的患者，应慎行腰椎穿刺。

(4)枕骨大孔区和椎管内的占位病变：小脑扁桃体下疝畸形等疾病进行腰椎穿刺可导致病情加重；椎管内肿瘤导致脊髓压迫症者，若行腰椎穿刺，可能加重症状，需要慎行腰椎穿刺。

(5)患者的全身情况不能或无法进行腰椎穿刺：如处于休克或其他病情危重不宜进行腰椎穿刺；其他系统疾病的精神和躯体的症状和体征不能或无法配合进行腰椎穿刺。

(6)对麻醉药过敏者。

3.操作方法及程序

(1)腰椎穿刺前对患者的病情进行充分评估,必要时进行计算机体层扫描和(或)磁共振成像检查,并对腰椎穿刺的适应证和危险性进行审慎的考虑和权衡利弊后实施。

(2)腰椎穿刺前向患者和(或)家属解释腰椎穿刺的目的、必要性和风险,征得患者和(或)家属同意并签署知情同意书后方可进行。

(3)具体实施:患者采取去枕侧卧位,屈颈,屈髋,屈膝,双手抱膝,尽量使脊柱呈弓形后凸,旨在使椎间隙增宽。双肩与床面垂直,双腿和双膝平行对齐。检查床不宜过软,以保证脊柱正直、不弯曲。连接两侧髂嵴最高处,作一直线,其与脊柱中线的相交点为 L_4 的棘突标志点,其与头端 L_3 棘突的中点为 L_3、L_4 的椎间隙,可用手触及,此处为常规腰椎穿刺的穿刺点。再次核实腰椎穿刺器械、测压计、消毒剂和局部麻醉药、非常规脑脊液标本检查需用物品等齐全无误。准备工作完善和穿刺点选定后,术者方可在助手协助下实施腰椎穿刺。术者或助手先使用碘酊等消毒剂为腰椎穿刺局部皮肤消毒,必要时需先清洁局部皮肤。然后术者戴无菌手套,以穿刺点为中心铺上洞巾,于穿刺点行皮内和皮下局部逐层浸润麻醉。再次核实穿刺点正确无误后,用非利手固定穿刺点的局部皮肤,利手取腰椎穿刺针,持穿刺针于穿刺点中心垂直刺入皮下,然后针身略向头部倾斜,继续缓慢深刺进针,当刺入韧带时可感到一定阻力,继续深刺;于一般正常体型和体重成年人,在进针总长度 4～5 cm 时,会有突破硬膜并随之出现的阻力突然降低的感觉,提示穿刺针已进入蛛网膜下腔;这时拔出针芯,在助手协助下,立即接上测压计,可见脑脊液流入测压计的连接管中;然后嘱患者放松,颈及下肢不再维持过度屈曲位,可恢复到舒适的位置;此时可见测压计上显示的压力值随呼吸有轻微波动,这表明腰椎穿刺成功;这时读取的压力值为腰椎穿刺的初始压,按临床需要留取一定量的脑脊液送检,留取后需再次测定腰椎穿刺的终末压,撤掉测压计,插上针芯,拔出穿刺针。若压力过高,应立即将穿刺针和与之连接的测压计及连接管一起拔出,取残留于穿刺针和测压计连接管中的脑脊液送检。最后,拔出穿刺针,用消毒棉球按压穿刺点,确定无出血后,用纱布覆盖和胶布固定。腰椎穿刺过程中,注意观察患者症状及体征变化。术后嘱患者去枕平卧,根据病情及腰椎穿刺压力决定平卧时间,通常为 2～4 小时,如腰椎穿刺压力低于正常或留取脑脊液标本较多,可嘱患者多饮水,卧床时间适当延长。并应定时对患者床旁观察及予以相应的检查,发现问题及时处理。

4.注意事项

(1)正常成人的脊髓下缘多终止于 L_1 椎体下缘,少数成年人和婴儿脊髓下缘终止水平较低,最佳腰椎穿刺点为 L_3、L_4 的间隙,当该间隙穿刺不能进行时,应尽量在较低的腰椎间隙进行。

(2)诊断性腰椎穿刺应由经验丰富且操作熟练的术者操作。必要时,诊断性腰椎穿刺应同时采取血标本做相应的细胞和化学等成分的检查,当脑脊液成分异常或出现穿刺外伤时,用作评价和计算脑脊液成分异常程度的参考。

(3)应熟练掌握腰椎穿刺的可能并发症的诊断、处理和预防措施。最常见的并发症是腰椎穿刺后颅内低压综合征,其他并发症有腰背痛和神经根刺激和疼痛、虚性脑膜炎、复视、蛛网膜下腔出血及硬脑膜下出血、感染、脑疝、原有疾病的病情加重。另外还有腰椎穿刺和脊髓麻醉使用的麻醉药、为治疗或诊断使用的药物或造影剂所致的过敏、直接损害和异物反应等多种疾病。

(4)腰椎穿刺见脑脊液呈血性,应留三管脑脊液进行肉眼观察和红细胞计数,若第一管至第三管红细胞计数相同,则考虑是蛛网膜下腔出血或椎管内出血;若第一管红细胞计数多而第三管红细胞计数明显减少,则考虑出血是腰椎穿刺损伤所致。

(5)腰椎穿刺时如出现呼吸、心率明显变化或面色异常时,应立即停止操作,检查原因并做相应处理。

(6)鞘内注射时,一般建议先放出等量脑脊液,再注入药液。

(7)严格掌握禁忌证。

(二)脑脊液检查

1.脑脊液的正常值

(1)脑脊液量与压力:正常人脑脊液量约为 150 mL,每天更新 4 次,每天分泌 500～600 mL。脑脊液压力可反映颅内压力。正常人脑脊液压力随测定位置而异。侧卧位腰椎穿刺时,压力为 0.69～1.77 kPa(70～180 mmH_2O);当压力$>$1.96 kPa(200 mmH_2O)时,视为颅内压增高;当压力$<$0.69 kPa(70 mmH_2O)时,视为颅内压降低。坐位时压力为 3.92～4.41 kPa(400～450 mmH_2O)。脑池穿刺时,压力为 0.10～0.29 kPa(10～30 mmH_2O)。

(2)脑脊液的成分:基本上与血液,特别是与血清成分相当,但它的浓度远比血清浓度低,并呈一定的比例。①脑脊液细胞:正常人脑脊液中,细胞以单核、淋巴细胞为主,一般总数$<5\times10^6$/L。中枢神经系统感染时,脑脊液细胞增多。病

毒感染者以淋巴细胞增多为主，细胞总数以数十至数百计；细菌感染时以中性粒细胞增多为主，细胞数以数千计。脑出血、蛛网膜下腔出血后，亦可有轻度白细胞增多。脑脊液的细胞学检查包括形态学分类和细胞免疫分泌功能检测，可用于颅内疾病性质和特异性感染病灶的早期诊断，如肿瘤细胞学形态、免疫组织化学、结核性脑膜炎的免疫酶标技术等。②生化检查：各种生化参数均与血清相同，但浓度各异，蛋白质、糖和氯化物三项指标应用广泛。a.蛋白质：由于蛋白质成分复杂，脑脊液中蛋白质含量随血脑屏障的完善与否而发生改变。2 岁以下儿童和老年人，脑脊液中蛋白质含量较高，可达 400～600 mg/L。正常成人脑脊液蛋白质含量为 150～450 mg/L，脑池液蛋白质含量为 100～250 mg/L，脑室液蛋白质含量为 100～150 mg/L。蛋白质成分中，2/3 为白蛋白，1/3 为球蛋白。常规检查中，潘氏试验为阴性。蛋白质增高，特别是球蛋白增高时，潘氏试验阳性。神经系统感染、感染性多发性神经根炎、脊髓压迫症、颅内肿瘤等均可出现脑脊液蛋白质含量升高。慢性脑脊髓膜炎、脑脊髓恶性肿瘤转移或脊髓压迫症压迫完全时，脑脊液颜色变黄（黄变），蛋白质可升高至 10 000 mg/L 以上，腰椎穿刺时脑脊液流出后立即自凝，称为弗鲁安综合征。b.葡萄糖：正常脑脊液中葡萄糖的含量为血糖量的 1/2～2/3，即 2.8～4.2 mmol/L。糖含量降低见于结核性脑膜炎、化脓性脑膜炎、真菌性脑膜炎和癌性脑膜炎，亦见于脑出血和蛛网膜下腔出血的急性期。脑脊液中葡萄糖含量直接受血糖影响，糖尿病患者和静脉注射葡萄糖者均可使脑脊液糖增多。c.氯化物：正常人脑脊液氯化物含量为 120～130 mmol/L（700～750 mg/dL）。细菌性脑膜炎、癌性脑膜炎和结核性脑膜炎患者脑脊液氯化物含量降低，以后者降低最为明显。病毒性感染时氯化物改变不大。

2.特殊检查

（1）蛋白质电泳：正常脑脊液蛋白质电泳组分带与血清的最大不同点是脑脊液中含较多的前白蛋白而血清中没有。脑脊液蛋白电泳检查有助于诊断某些神经系统疾病。正常脑脊液蛋白电泳值：前白蛋白为 0.02～0.06，白蛋白为0.55～0.65，α1－球蛋白为 0.03～0.08，α2－球蛋白为 0.04～0.09，β－球蛋白为0.04～0.09，γ－球蛋白为 0.04～0.13。α-球蛋白增高见于中枢神经系统急性炎症和脑瘤，β-球蛋白增高可见于中枢神经萎缩性与退行性病变，γ-球蛋白增高见于中枢神经系统感染、脱髓鞘性病变和脑瘤。

（2）免疫学检查：包括免疫球蛋白、特异性抗体、脑脊液神经梅毒、脑脊液细胞免疫学及其他特殊的检测。①正常脑脊液中免疫球蛋白含量约为血清免疫球蛋白 G 的 1/400，即免疫球蛋白 G 含量为 20～40 mg/L，免疫球蛋白 A 为 6 mg/L，免疫球蛋白 M 测不到。脑脊液中白蛋白含量约为血清含量的 1/230，正常人含量为 200～300 mg/L。中枢神经系统感染时，脑脊液免疫球蛋白 G 含量和白蛋白水平均可升高。脑脊液中免疫球蛋白 G 含量升高既可由脑内神经组织的免疫反应引起，亦可由血脑屏障破坏而由血清进入引起。脑脊液免疫球蛋白 G 指数为脑脊液免疫球蛋白 G/血清免疫球蛋白 G 与脑脊液白蛋白/血清白蛋白的比值。该指数是判断是否鞘内合成的常用指标。凡免疫球蛋白 G 指数＞0.7 者，提示鞘内蛋白合成，以多发性硬化最为常见。②特异性抗体检测：抗结核抗体、各种病毒（抗单纯疱疹病毒等）抗体均可测定，但均应与血清同时检测，并进行比较才有临床意义。③脑脊液神经梅毒检测：包括梅毒螺旋体制动试验及荧光密螺旋体抗体吸收试验。④脑脊液细胞免疫学检查。

（3）细菌学检查：将脑脊液离心沉淀物制成薄涂片，经革兰氏染色后在显微镜下查找病原体。如怀疑为结核分枝杆菌，用抗酸染色；怀疑为新型隐球菌，用墨汁染色。

（4）其他特殊检查。①聚合酶链反应：用于单纯疱疹病毒性脑炎的早期诊断。该方法快速、敏感、特异性高。②酶：脑脊液中酶活性增高的机制较复杂，酶活性测定虽对中枢神经系统疾病的诊断及预后有一定意义，但缺乏特异性。如脑梗死时脑脊液肌酸激酶、乳酸脱氢酶水平升高，但在细菌感染时乳酸脱氢酶水平亦升高。③神经化学物质：对脑脊液中儿茶酚胺、血清素、乙酰胆碱等神经递质的测定，有利于了解中枢神经系统的活动、代谢情况及药物疗效。如帕金森病患者脑脊液中 5-羟基吲哚乙酸和高香草酸的含量降低。

二、神经系统疾病的影像学检查

（一）头颅 X 线检查和脊柱 X 线检查

头颅 X 线检查是一种经济、简便的检查手段。它能直接诊断疾病，如颅骨缺损、听神经瘤的内听道扩大、垂体瘤的蝶鞍扩大、鼻窦炎、颅底肿瘤浸润等直接骨质破坏的证据；还能间接提供疾病证据，如脑内钙化点可为脑猪囊尾蚴病，脑膜钙化可为结核性脑膜炎，颅缝增宽、蝶鞍改变，脑回压迹增多、增深多提示颅内压增高等。然而，X 线检查的价值很有限，不能作为颅脑疾病的常规检查。

脊髓的各种病变常能反映在椎管的骨结构上，因此脊柱 X 线检查对椎管内压迫性病变的诊断十分重要。常规摄取正侧位片，必要时可加摄 X 线斜位片或分层片，观察椎管的形态和脊椎骨骨质结构。

（二）血管造影和数字减影血管造影检查

血管内注入造影剂以显示脑血流供应情况的方法称为血管造影。有颈动脉穿刺注射造影剂和股动脉穿刺导管插入并注入造影剂显示脑血管的方法，后者称为数字减影血管造影（digital subtraction angiography，DSA）。这种方法在20世纪80年代开始用于临床诊断。由于造影图像经计算机处理，血管不与颅骨重叠，故显影清晰，并有实时成像的特点，造影剂用量亦少。

血管造影的临床应用：①诊断颅内血管病，如颈内动脉瘤、动静脉血管畸形和脑梗死部位；②了解颅内肿瘤血供情况，或确定颅脑外伤者血肿位置。

血管造影的主要缺点和局限性：①碘剂过敏；②出血倾向或严重肝、肾功能损害；③甲状腺功能亢进；④患者不能良好合作。此外，血管造影技术仅提供脑血流供应血管的情况，不提供该区域脑组织的功能情况，亦不能提供非血管性病变的信息。

（三）计算机体层扫描检查

计算机体层扫描（computed tomography，CT）是利用高准直的X线束围绕身体某一部位做断面扫描的技术，由X线发生系统、X线检测和计算机系统三大部分组成。每个组织单位体积的X线吸收系数称为组织的CT值，单位为Hu。CT技术自1969年首先应用以来，人们在X线发生源的发射角度和范围，检测器的敏感性、数目，以及计算机的重建系统等方面逐步进行了改进。快速CT每次扫描时间为0.05秒，每秒可完成9次或34次断层扫描，因此是极好的功能检查工具。这种快速CT除用于心功能扫描外，还用于脑血管造影，称为计算机体层血管成像。CT增强扫描是注射造影剂后进行的CT扫描，可显示组织的血供情况和血脑屏障破坏情况，为病变性质的鉴别提供依据。

CT检查的适应证：①颅脑外伤的检查。②急性脑血管疾病，如脑出血、脑梗死、蛛网膜下腔出血、颅内动脉瘤的诊断和病情进展的随访。③颅内占位病变（肿瘤、脓肿）的诊断。④中枢神经系统炎症性疾病、脱髓鞘性病变的评估。⑤脊髓和椎管性疾病的诊断、鉴别诊断。⑥心脏结构评估及冠状动脉成像。

（四）磁共振成像检查

磁共振成像（magnetic resonance imaging，MRI）是利用电子、质子等粒子都具有自旋和磁矩的特征而发展起来的一种成像技术。MRI检查有T_1和T_2两种弛豫时间。T_1称为纵向弛豫时间，它反映质子在磁场中产生磁化所需要的时间。小分子物质活动快，T_1短；大分子物质活动慢，T_1长。当水分子被大分子吸收后，T_1

常延长，如脑水肿。T_2称为横向弛豫时间，它表示在完全均匀的外磁场中横向磁化维持的时间。T_2的衰减是由共振质子之间的相互磁作用所致，随质子活动频率的增加而延长，这种作用与 T_1正好相反。在 MRI 图像上，不同加权图像有完全不同的表现。例如，脑灰质的 T_1和 T_2均较脑白质长，T_1加权像可见脑灰质信号强度较低，脑白质较高；T_2加权时灰质图像较深，白质图像较低；脑脊液的 T_1、T_2均长于脑组织，因此脑脊液的 T_1加权呈低信号，T_2加权呈高信号；头皮和颅骨板障均含大量脂肪，而在 T_1加权时呈现高信号；肌肉组织在 T_2加权时呈灰色信号。

目前，MRI 可用于检查下列疾病。①脑血管疾病：脑梗死超早期病灶的确定，脑血流及灌注状况随访；颅内动脉瘤、动脉狭窄、血管畸形的诊断。②颅内感染性疾病：各种细菌、病毒、真菌、寄生虫的颅内感染，以及小脓肿，特别是颅后窝和小脑脑脓肿的诊断。③脑白质病变、炎症性脱髓鞘性脑病、多发性硬化的诊断和随访；脊髓内脱髓鞘疾病的诊断与随访。④老年神经疾病的阿尔茨海默病、血管性痴呆、帕金森病等退行性疾病的诊断。⑤颅脑及脊髓肿瘤，特别是颅底、中线和颅后窝占位性病变的诊断。⑥脊髓椎间盘突出、韧带增厚、椎管狭窄及椎管内肿瘤的诊断。⑦先天畸形、发育不良和遗传性代谢性疾病的颅骨、脊柱及骨骼肌的检查。⑧其他不明原因疾病及各种内科病、神经系统并发症的诊断。

随着电子技术的发展，除常规 MRI 外，还有许多新技术扫描：①磁共振血管成像，用于了解脑血管的血供状态，有无闭塞或动脉瘤。②磁共振弥散加权成像，利用组织中水的弥散特性，用于脑梗死的超早期诊断和多发性硬化新鲜病灶的判断。③磁共振波谱分析，用于研究脑组织内氢、磷、肌酐、胆碱和有关代谢产物乳酸、兴奋性氨基酸的含量变化，能有效反映某组织的代谢状况和病灶生理变化，可用于脑梗死、肿瘤、癫痫、多发性硬化的早期诊断和鉴别。④灌注加权成像，为了解缺血区组织血流的扫描方法，用于脑组织缺血的再灌注状况调查。

（五）正电子发射断层成像检查

正电子发射断层成像（positron emission tomography，PET）属于近 20 年发展的新技术，是反映病变的血流和脑代谢的一种检查方法。静脉注射短寿命放射性核素标记葡萄糖或受体配体后，研究脑的葡萄糖、蛋白质代谢和各种功能受体（如多巴胺 D_2受体、地西泮受体）分布及大脑功能的状况。目前较多应用的短寿命放射性核素有^{18}F-脱氧葡萄糖或^{15}O 标记的二氧化碳吸入，以及特殊应用的 D_2受体配体、地西泮受体配体等。

临床应用：①脑肿瘤诊断和鉴别诊断，特别是脑转移瘤、复发瘤者常有阳性结果。②脑梗死病程的动态观察。③癫痫灶确定。④阿尔茨海默病、帕金森病的诊断和治疗的动态观察。⑤代谢性脑病、脑积水及其他脑病的脑功能研究。然而，由于设备复杂，价格昂贵，目前普及尚有许多困难，有待继续努力。

三、神经系统疾病的电生理检查

(一)脑电图

脑电图(electroencephalogram，EEG)是将脑部自发的生物电活动经电子放大器放大100万倍描记出来的曲线图，以研究脑功能有无障碍。一般在头皮规定部位放置15～21个电极，记录大脑半球的电活动。记录颞叶底部的电活动可采用鼻咽电极、蝶骨电极和鼓膜电极。在开颅手术时，记录的脑电活动为脑皮质电图。

正常成人在清醒、安静、闭眼状态下，大脑半球后部(顶叶、枕叶、颞叶)为α波(每秒8～13次，波幅为20～100 μV，平均为50 μV)，睁眼即消失，闭眼又出现。在大脑半球前部常见β波(每秒14～30次，波幅5～20 μV)。慢波是指θ波(每秒4～7次)和δ波(每秒0.5～3.0次)。正常成人大脑半球前部可有少量(<10%)θ波，δ波只在睡眠时出现。如慢波增多或清醒时出现δ波为病理现象，慢波表示该电极处的神经元受损或功能受抑制。儿童脑电活动以慢波为主。随着年龄增长，慢波逐渐减少，α波逐渐增多，但没有明确的年龄界限。5～6岁后枕部α波节律渐趋明显，至14～18岁时基本上接近成年人的EEG。

根据异常脑电波出现是弥漫性还是局限性，可以判断病变范围。EEG虽不能确定病灶的性质(如炎症、肿瘤)，但动态观察可帮助判断是否为进行性病变。随着神经影像学的迅速发展，EEG检查的临床应用范围正在逐步缩小。

EEG的临床应用：①癫痫的诊断、鉴别诊断和药物治疗的监视、选择。癫痫患者的EEG异常表现：a.棘波；b.尖波；c.多棘波；d.暴发性快节律；e.每秒3次的棘慢复合波；f.高度节律失常等。这些癫痫波形的出现统称为癫痫样放电。50%以上患者癫痫发作间期可有阳性发现。②颅内病变的筛查。颅内病变可根据常见部位区分为幕上病变、幕下病变和中线结构病变。幕上病变中75%～90%有异常改变。幕下病变常出现弥漫性或阵发性额部慢波异常。中线结构病变如鞍区或上脑干、丘脑等中线深部占位病变，亦可见对称性阵发性异常放电的脑电改变，但无定位诊断的价值。③意识障碍的皮质功能判断：脑外伤、脑缺氧、急性脑血管意外等患者，长期昏迷或植物状态时可做EEG检查，观察有α波、θ波或δ波的存在。EEG也可作为判断脑死亡的参考指标。④其他：如克罗伊茨费尔特-雅各布病、肝昏迷等动态观察亦有助于诊断。

(二)脑诱发电位

脑诱发电位是指应用闪光刺激视觉、声音刺激听觉或躯体系统所记录到的脊髓、脑干或大脑皮质的一组神经元或神经束的电位活动。由于应用视觉、听觉刺激后,由头皮上记录的诱发电位极其微小,为 0.5～20.0 μV,所以需要分析叠加 100～1 000 次刺激后的记录才能分析和判断。目前临床广为应用的脑诱发电位有视觉诱发电位、脑干听觉诱发电位、躯体感觉诱发电位和运动诱发电位。

1.视觉诱发电位

视觉诱发电位(visual evoked potential,VEP)为应用电视屏或普通棋盘翻转刺激,于枕部头皮记录诱发电位。检查时令患者注视不断翻转的棋盘屏或电视屏,枕部可记录到一个三相波,电位中的正波潜伏期为 95～115 毫秒,称为 P100。该波潜伏期延长,提示视交叉前的视神经有传导障碍。若在枕骨中央或左右枕部时,记录诱发电位,则可分析 VEP 异常是交叉性还是非交叉性。交叉性 VEP 异常提示视交叉前病变,非交叉性 VEP 异常提示视交叉后病变。VEP 检查是视神经和视束通路中亚临床病变早期诊断的主要手段,用于视神经炎、视神经脊髓炎、多发性硬化的辅助诊断。

2.脑干听觉诱发电位

脑干听觉诱发电位(brainstem auditory evoked potential,BAEP)是指应用耳机发出拍击声音作为刺激,在头皮部记录经听觉通路传导所诱发的电位,该电位波幅远比 VEP 小,仅为 0.5 μV。已有研究证明,BAEP 可以记录到 7 个波,其中有 5 个波反映脑干中特定的神经发生源,Ⅰ波代表听神经,Ⅱ波代表耳蜗核,Ⅲ波代表橄榄核,Ⅳ波代表外侧丘系,Ⅴ波代表下丘脑,Ⅵ波和Ⅶ波代表皮质听觉中枢,但是总体来说相互代表不是绝对的。临床上 BAEP 常按潜伏期长短将其分为 3 部分:前 50 毫秒的前 10 毫秒内,波幅很小,它反映听神经和脑干的电活动;其后的 12～50 毫秒为后成分,它反映丘脑非特异核团、内侧膝状体和听觉皮质的电活动;刺激后 100 毫秒出现的负波称为 N100,160 毫秒时有一个正波称为 P200,该两波反映大脑皮质投射区的电活动。根据波形出现的完整性和潜伏期时间的改变,可以有效地为病变损害的部位(听神经或脑干损害)提供证据。目前 BAEP 用于脑桥小脑角肿瘤的诊断、手术监视、脑干脱髓鞘及血管性疾病的诊断和动态监测,亦用于昏迷患者的脑功能检查。

3.躯体感觉诱发电位

躯体感觉诱发电位应用肢体(上肢或下肢)的轻微电刺激后,头皮部记录到的诱发电位,它反映感觉通道中周围神经干、脊髓后束和有关神经核、脑干、丘脑放射冠、皮质感觉区的功能和电活动。因此,该检查仅能提供周围神经、脊髓疾病的证据,可作为病情演变和外科手术的监测手段,但不能提供疾病性质的信息。

4.运动诱发电位

运动诱发电位(motor evoked potential,MEP)与前数种诱发电位不同,它应用快速高电压或磁刺激器刺激头皮运动区范围,于肢体肌肉(通常为手肌)记录肌肉的动作电位。MEP 反映运动皮质刺激后兴奋从大脑皮质经脑干、脊髓前角、运动神经根到达肌肉的神经通路,它可以反映皮质延髓束、皮质脊髓束的传导和脊髓前角运动神经元病变的情况。若能分段刺激,则可区分中枢与周围神经病损的可能。目前常用于运动神经元疾病的诊断和颈椎病的鉴别诊断。

(三)肌电图和神经传导速度

肌电图是应用电生理技术记录周围神经支配骨骼肌过程中的电活动变化。以针电极插入骨骼肌,记录和观察插入电位、静息电位、肌肉轻度和重度收缩时肌肉电活动的变化。亦可应用圆形针电极插入到两根肌纤维之间,记录单根肌纤维的兴奋传递,称为单纤维肌电图。广义的肌电图检查除普通肌电图、单纤维肌电图外,还应包括神经传导速度、重复电刺激、H 反射和 F 波等检查。

1.正常肌电图

(1)自发电位:在正常肌肉中极少能在终板以外记录到自发的肌电图活动。在神经-肌肉兴奋传导正常时,终板外不应当记录到电活动,但大量资料统计发现,在 4.3%的肌肉中可能记录到少量的自发纤颤电位。

(2)随意肌收缩肌电图:肌肉收缩时均能产生动作电位。一个运动神经元支配一定范围的肌纤维。一个运动神经元范围内肌纤维收缩产生的电位称为运动单位电位(motor unit potential,MUP)。正常人不同肌肉中的 MUP 大小不同,因此每个正常人做肌电图时均应测定平均时限、平均波幅和多相波(4 相以上的波形)的百分比。募集相是指肌肉在加强收缩时 MUP 的多少和发放频率的快慢。在弱收缩时,多为Ⅰ型纤维的 MUP 发放,其频率为 5~15 Hz。重收缩时,除Ⅰ型纤维兴奋外,Ⅱ型纤维亦参与,加入该纤维的 MUP。因此,在用力收缩时,肌电图上出现快速发放的密集 MUP,分不清楚波形和电位,这组肌电图称为干扰相。干扰相的密集程度与 MUP 发放数量有关。临床上尚可借此推测髓鞘脱失程度和判断疾病性质。

2.异常肌电图

(1)神经损伤后肌电图:神经损伤早期,受累神经支配的肌肉自主收缩时电活动消失(完全损伤),或运动单位减少(不完全损伤),但插入电位正常,无纤颤电位。神经损伤后最早异常肌电图于受伤后 8～14 天出现，表现为插入电位或电极移动时出现短暂的纤颤波。2～4 周后出现自发性纤颤电位，这种电位持续至肌肉完全萎缩或重新神经分配。部分性失神经支配者，常在 1 年后自发纤颤电位消失。因此，自发性纤颤电位可作为神经支配是否完整或是否重获神经支配的有效电生理参数。

(2)肌肉疾病的肌电图：肌肉疾病的肌电图谱可表现为下列异常。①插入电位异常：当电极轻度移动时就可见到许多棘波和正相波，波幅忽大忽小，频率忽慢忽快，并逐步趋向消失。②运动单位增多：肌肉疾病的肌电图为静止时没有纤颤波和束颤波；重收缩时多相波增多，波幅降低，时程缩短；用力收缩时动作电位数比正常时多，呈干扰相肌电图。在肌肉疾病的诊断中，强直电位的出现或强直样放电(变形重复放电)具有特征性诊断意义。相反，巨大 MUP(高波幅、高电压)的出现往往提示脊髓前角运动神经元损害。

神经传导速度是指记录的神经纤维兴奋传导的速度。神经传导速度的测定受肢体温度影响，温度在 29～38 ℃时，每增高 1 ℃，传导速度增快 2.4 m/s。在降低肢体温度时，每降低 1 ℃，末端潜伏期延长 0.3 毫秒。所以检查时要求室温在 25 ℃左右，肢体温度控制在 34 ℃为宜。神经传导速度以下肢比上肢慢、远端比近端慢。神经传导速度亦随年龄而异，如 3～5 岁儿童为成年人的一半，30～40 岁后传导速度开始减慢，60 岁时平均减慢 1.0 m/s。神经传导速度的测定分为运动神经传导速度和感觉神经传导速度。这两种传导速度的测定为周围神经病的轴索损害或脱髓鞘性损害的鉴别诊断提供重要参考。

四、头颈部血管超声检查

(一)经颅多普勒超声检查

经颅多普勒超声(transcranial Droppler，TCD)检查是应用脉冲多普勒的距离选通技术与低频(1～2 MHz)超声束良好的颅骨穿透能力相结合，选择特定的颅骨窗，如颞窗(两侧)、枕骨大孔窗及眼窗等，直接测定大脑中动脉、大脑前动脉、大脑后动脉及椎基底动脉的血流速度、流量等的一种检查方法。

TCD 用于下列临床状况：①检查颅底基底动脉环中各血管的血流状况，判断动脉是无狭窄或闭塞；脑血管有无痉挛；有无侧支循环；有无动脉瘤或动静脉血管畸形。②检测有无栓子脱落，在 TCD 检测中可以明确动脉栓子脱落，特别是伴发心脏病患者，心瓣膜植入后栓子检测，以利于脑梗死的病因诊断。③药物治疗反应和病情的监测，如蛛网膜下腔出血后血管痉挛及药物治疗后血管反应性的了解，溶栓治疗后闭塞血管内栓子的移行状况等。

（二）颈动脉彩色多普勒超声检查

颈动脉彩色多普勒超声检查是诊断、评估颈动脉壁病变的有效手段之一，不仅能清晰显示血管内中膜是否增厚、有无斑块形成、斑块形成的部位、斑块大小、是否有血管狭窄及狭窄程度、血管有无闭塞等详细情况，并能进行准确的测量及定位，还能对检测动脉的血流动力学结果进行分析。特别是颈动脉彩色多普勒超声能检测早期颈动脉粥样硬化病变，使患者得到及时预防和治疗；及时确诊中至重度颈动脉狭窄和闭塞，可作为临床选用颈动脉内膜切除术治疗的有力依据。颈动脉彩色多普勒超声与 TCD 检测技术联合应用于临床，可以及时、准确地观察缺血性脑血管疾病产生的颅内、外血流动力学变化，可以提高颅内、外脑血管疾病的检出率和诊断正确率，为临床选择不同的治疗方法和获得有效的治疗效果提供可靠、客观的影像学和动力学依据。

五、脑、神经和肌肉活组织检查

（一）脑活组织检查

脑活组织检查适用于临床病史、神经影像、神经电生理及放射性核素等检查均不能明确疾病性质的脑部疾病患者。常用方法为以立体定向技术取出病灶区小块组织，做病理光镜、电镜检查，亦可做组织分子生物学检查，为脑变性疾病、寄生虫病、包涵体脑炎、疱疹病毒感染及其他代谢异常性遗传病等的诊断提供依据。

（二）神经活组织检查

经电生理检查尚不能确诊周围神经病变类型者，可做周围神经活组织检查。常用活组织检查的选择部位为下肢的腓神经末端或上肢的前臂外侧皮神经。根据所取神经可做特殊髓鞘染色并用光镜和电镜观察，亦可做各种特异性抗原的抗体染色，为周围神经疾病的病因诊断提供依据。

（三）肌肉活组织检查

肌肉活组织检查是骨骼肌疾病诊断的重要手段之一。取材部位应当是有肌肉萎缩但不完全的部位。取骨骼肌肉时，应当纵行切开肌纤维，然后切下 0.5 cm×1.0 cm×0.5 cm 大小为好。取下肌肉后应立即拉平，防止萎缩。肌肉标本应做组织化学、光镜、免疫组织化学、电镜检查和基因分析。肌肉活组织检查用于神经源性疾病与肌源性疾病的鉴别，以及不同类型肌肉疾病的诊断。

第二章

神经内科疾病常见症状

第一节 意 识 障 碍

一、病因

（一）颅脑疾病

1.颅脑感染性疾病

各种脑炎、脑膜炎、脑脓肿、脑寄生虫感染等。

2.颅脑非感染性疾病

（1）脑血管疾病：脑出血、蛛网膜下腔出血、脑栓塞、高血压脑病等。

（2）颅内占位性病变：脑肿瘤、颅内血肿、囊肿等。

（3）颅脑损伤：脑震荡、脑挫裂伤、外伤性颅内血肿、颅骨骨折等。

（4）癫痫持续状态。

（二）全身性疾病

1.重症感染性疾病

败血症、肺炎、中毒性菌痢、伤寒、恙虫病等。

2.内分泌与代谢障碍

甲状腺危象、甲状腺功能减退症、尿毒症、肝性脑病、肺性脑病、糖尿病、低血糖等。

3.心血管疾病

各种心律失常、心力衰竭、心肌梗死、血压降低引发的重度休克等。

4.水、电解质代谢紊乱

低钠血症、高钠血症、酸中毒、碱中毒、糖尿病昏迷等。

5.外源性中毒

一氧化碳、有机磷杀虫剂、氰化物、酒精和吗啡等中毒,以及毒蛇咬伤等。

6.物理性及缺氧性损害

日射病、电击伤、溺水、中暑、高山病等。

二、分类及临床表现

(一)意识觉醒障碍的临床表现

1.嗜睡

嗜睡主要表现为病理性睡眠过深,患者意识存在,对刺激有反应,瞳孔、角膜、吞咽反射均存在,被唤醒后患者可做正确回答,但随即入睡,合作欠佳。

2.昏睡

昏睡是一种比嗜睡深而又比昏迷稍浅的意识障碍。昏睡时,觉醒水平、意识内容及随意运动均降至最低程度。患者不能自动醒来,在持续强烈刺激下能睁眼、呻吟或躲避,意识未完全丧失,对刺激反应时间持续很短,浅反射存在,可回答简单问题,但常不正确。

3.昏迷

(1)浅昏迷:仅对剧痛刺激(如压迫眶上神经)稍有防御行为,呼之偶应,但不能回答问题。深浅反射均存在(如吞咽、咳嗽、角膜和瞳孔对光反射),呼吸、血压、脉搏一般无明显改变。

(2)中度昏迷:对强烈刺激可有反应,浅反射消失,深反射减退或亢进,瞳孔对光反射迟钝,眼球无转动,呼吸、血压、脉搏已有明显改变,常有尿失禁。

(3)深昏迷:对一切刺激均无反应,瞳孔对光反射迟钝或消失,四肢张力消失或极度增高,并有尿潴留,呼吸不规则,血压下降。

(二)意识内容障碍的临床表现

1.意识模糊

意识模糊表现为注意力涣散,感觉迟钝,对刺激的反应不及时、不确切,对时间、地点、人物的定向能力发生障碍。

2.谵妄

谵妄表现为意识内容清晰度降低,伴有睡眠觉醒周期紊乱和精神运动性行为,仍有明显的幻觉、错觉和妄想。幻觉以视幻觉最为常见,其次为听幻觉。幻觉的内容极为鲜明、生动和逼真,常具有恐怖性质。因而,患者表情恐惧,发生躲避、逃跑或攻击行为,以及运动兴奋等。患者言语增多、不连贯或不易理解,有时则大喊大叫。多在晚间加重,也可具有波动性,发作时意识障碍明显,间歇期可完全清楚,但通常随病情变化而变化,持续时间可数小时、数天,甚至数周。

(三)特殊类型的意识障碍

1.去大脑皮质状态

去大脑皮质状态是由于大脑两侧皮质发生弥漫性严重损害所致。其特点是皮质与脑干的功能出现分离现象,大脑皮质功能丧失,对外界刺激无任何意识反应,不言不语;而脑干各部分的功能正常,患者眼睑开闭自如,常睁眼凝视(即醒状昏迷),痛觉灵敏(对疼痛刺激有痛苦表情及逃避反应),角膜反射与瞳孔对光反射均正常。四肢肌张力增高,双上肢常屈曲,双下肢伸直,大小便失禁,还可出现吸吮反射及强握反射,甚至伴有手足徐动、震颤、舞蹈样运动等不随意运动,两侧病理征阳性。

2.无动性缄默症

无动性缄默症主要表现为缄默不语或偶有小声答语,安静卧床,能注视周围环境及人物,但四肢运动不能,无表情活动,但有时对疼痛性刺激有躲避反应,也有吞咽等反射活动,存在觉醒-睡眠周期。

3.持续性植物状态

严重颅脑损伤后患者长期缺乏高级神经活动的状态,能维持基本生命功能,但患者对自身和外界的认知功能全部丧失,呼之不应,不能与外界交流,有自发或反射性睁眼,偶可发现视物追踪,可有无意识地哭笑,存在吸吮、咀嚼和吞咽的原始反射,有睡眠觉醒周期,大小便失禁。持续植物状态是指颅脑损伤后植物状态持续 12 个月以上,其他原因导致的植物状态持续 3 个月以上。

第二节 感觉障碍

感觉障碍是指机体对各种形式的刺激(痛、温、触、压、位置、振动等)无感知、感知减退或异常的综合征。解剖学上将感觉分为内脏感觉、特殊感觉和一般感觉。人体一般感觉通常分为浅感觉(痛觉、温觉、触觉)、深感觉(运动觉、位置觉和振动觉)和复合感觉(实体觉、图形觉、两点辨别觉)。

一、病因

(一)神经系统疾病

1.周围神经病

糖尿病、维生素 B_{12} 缺乏、酒精中毒、尿毒症、感染(如带状疱疹、麻风病)、自身免疫病(如吉兰-巴雷综合征)等。

2.脊髓病变

脊髓压迫症(如肿瘤、椎间盘突出、椎管狭窄)、脊髓炎、脊髓空洞症、脊髓血管病等。

3.脑部病变

脑梗死、脑出血、脑肿瘤、脑炎、多发性硬化等。

(二)全身性疾病

1.代谢和营养障碍

糖尿病神经病变、脊髓亚急性联合变性、维生素缺乏等。

2.中毒与药物不良反应

(1)药物不良反应:某些药物如化疗药物(长春新碱、紫杉醇等)、抗结核药物(异烟肼)、抗癫痫药(苯妥英钠)等,可引起周围神经病变,导致感觉障碍。

(2)中毒:长期接触重金属(如铅、汞、砷)、有机溶剂(如苯、甲苯)等毒物,可损害神经系统,引起感觉障碍。

3.精神心理因素

癔症、焦虑症、抑郁症等。

4.外伤

头部、脊柱、四肢等部位的外伤可直接损伤神经组织,导致感觉障碍。

5.遗传因素

某些遗传性疾病,如遗传性感觉神经病、腓骨肌萎缩症等,可导致感觉障碍且具有家族遗传倾向。

二、分类及临床表现

(一)末梢型感觉障碍

肢体远端对称性完全性感觉缺失,呈手套或袜子形分布,可伴有相应区的运动及自主神经功能障碍,见于多发性神经病。

(二)周围神经型感觉障碍

周围神经型感觉障碍局限于某一周围神经支配区，如桡神经、尺神经、腓总神经、股外侧皮神经等受损；神经干或神经丛受损时则引起一个肢体多数周围神经的各种感觉障碍，多发性神经病变时多侵犯周围神经的远端部分，故感觉障碍多呈手套或袜套形分布，且常伴有运动和自主神经功能障碍。

(三)节段性感觉障碍

1.一侧节段性完全性感觉障碍(后根型)

一侧节段性完全性感觉障碍见于一侧脊神经根病变(如脊髓外肿瘤)，出现相应支配区的节段性完全性感觉障碍，可伴有后根放射性疼痛，如累及前根还可出现节段性运动障碍。

2.一侧节段性分离性感觉障碍(后角型)

一侧节段性分离性感觉障碍见于一侧后角病变(如脊髓空洞症)，表现为相应节段内痛觉、温度觉丧失，而触觉、深感觉保留。

3.两侧对称性节段性分离性感觉障碍(前连合型)

两侧对称性节段性分离性感觉障碍见于中央脊髓损伤(如髓内肿瘤早期及脊髓空洞症)，使前连合受损。

(四)传导束型感觉障碍

1.脊髓半切综合征

脊髓半切综合征表现为病变平面以下对侧痛、温觉丧失，同侧深感觉丧失及上运动神经元瘫痪；见于肿瘤、脊髓外伤。

2.脊髓横贯性损害

脊髓横贯性损害表现为病变平面以下传导束型感觉障碍，伴有截瘫或四肢瘫、尿便障碍；见于急性脊髓炎、脊髓压迫症后期。

(五)交叉型感觉障碍

交叉型感觉障碍表现为同侧面部、对侧偏身痛觉、温觉减退或丧失，并伴有结构损害的症状和体征。如小脑后下动脉闭塞所致的延髓背外侧综合征，病变累及三叉神经脊束、脊束核及对侧已交叉的脊髓丘脑侧束。

(六)偏身型感觉障碍

脑桥、中脑、丘脑及内囊等处病变均可导致对侧偏身(包括面部)的感觉减退或缺失，可伴有四肢瘫或面瘫等。丘脑病变时深感觉重于浅感觉，远端重于近端，常伴有自发性疼痛和感觉过度，服用止痛药无效，抗癫痫药可能缓解。

（七）单肢型感觉障碍

因大脑皮质感觉区分布较广，单肢型感觉障碍一般病变仅损及部分区域，故常表现为对侧上肢或下肢感觉缺失，有复合感觉障碍为其特点。皮质感觉区的刺激性病灶可引起躯体感觉性癫痫发作。

第三节　眩　　晕

眩晕是临床常见症状，多为患者感到自身或周围物体沿一定方向与平面旋转、升降、直线运动、倾斜，或为摇晃浮沉感，属运动性或位置性幻觉，是一种人体空间定位障碍。眩晕患者有时主诉头晕，常缺乏自身或外界物体的旋转感，仅为步态不稳、头重脚轻感。正常情况下，机体在空间的平衡由视觉、本体感觉及前庭迷路感觉的相互协调与配合来实现，视觉认识并判断周围物体的方位及其与自身的关系，深感觉了解自身的姿势、位置、运动的范围及幅度，前庭系统辨别肢体运动的方向及所处的位置，并经相关大脑皮质及皮质下结构的整合不断调整偏差，平衡人体的空间定位。

一、原因

（一）脑血管疾病

前庭系统主要由椎基底动脉供血，其血管病变影响到前庭系统的任何部位，都会产生眩晕症状。常见疾病有迷路卒中（内听动脉血栓形成）、椎基底动脉供血不足、瓦伦贝格综合征、小脑卒中、锁骨下动脉盗血综合征等。

（二）耳病

外耳、中耳和内耳等处的多种疾病可引起眩晕，且以后者多见，常见疾病有梅尼埃病、良性位置性眩晕、迷路炎等。

（三）颈部病变

颈部椎动脉、颈椎及其周围软组织病变可引起眩晕，常见疾病有椎基底动脉供血不足、颈椎病、枕骨大孔异常等。

(四)脑肿瘤

桥小脑角区肿瘤(如听神经瘤)、脑干肿瘤、小脑肿瘤、脑室内肿瘤或囊肿等。

(五)中毒

外毒素中毒性眩晕多见于耳毒性药物(链霉素、新霉素、卡那霉素、庆大霉素、奎宁和阿司匹林等)损伤内耳迷路,内毒素中毒性眩晕多见于肝功能、肾功能严重损伤或细菌感染。

(六)颅内感染

各种类型的脑炎、脑膜炎、脑膜脑炎、前庭神经元炎、小脑周围蛛网膜炎、脑干脑炎等。

(七)外伤

脑外伤、耳外伤等。

(八)代谢病、自身免疫病

糖尿病和高脂血症、多发性硬化等。

(九)躯体疾病

阿-斯综合征、颈动脉窦性晕厥、直立性低血压、贫血、低血糖、高血压、高黏滞综合征、通气过度综合征等。

二、分类及临床表现

根据发生眩晕的部位和病因,可将眩晕分为前庭性眩晕(真性眩晕)和非前庭性眩晕(假性眩晕)。

(一)前庭性眩晕(真性眩晕)

前庭性眩晕病变部位包括前庭感受器、前庭神经、前庭神经核及其联系纤维、内侧纵束、小脑及大脑前庭中枢。前庭性眩晕表现为自身或外物旋转的感觉,伴眼球震颤及自主神经症状(恶心、出汗、心悸等)。前庭性眩晕又分为以下 3 种。

1.中枢性眩晕

中枢性眩晕表现为较轻的眩晕,持续时间长,眩晕程度与头位或体位改变无关;眼震粗大且持续;自主神经症状不明显,无明显耳鸣、耳聋,有脑损害表现。原因多考虑前庭核及其与中枢联络部位的病变引起。多见于椎基底动脉供血不足、高颅压、脑肿瘤压迫神经等。

2.周围性眩晕

周围性眩晕表现为眩晕突然发生,持续时间较短(数十分钟至数天),改变头位或体位可加重；常伴有水平性或旋转性眼球震颤，无垂直性；可出现站立不稳、左右摇摆、恶心、呕吐、面色苍白，明显的耳鸣、听力下降，无脑损害表现。原因多考虑迷路炎、中耳炎、前庭神经元炎、内耳眩晕症等。

3.位置性眩晕

位置性眩晕既可表现为中枢性眩晕，也可表现为周围性眩晕。位置性眩晕表现为头部运动到某一特定位置时出现眩晕及眼球震颤，如耳石病（属周围性，又称良性位置性眩晕）、第四脑室肿瘤（属中枢性，又称恶性位置性眩晕）。

（二）非前庭性眩晕（假性眩晕）

非前庭性眩晕多为前庭系统以外的全身性疾病所致，患者仅有头晕或站立不稳的感觉，但不向一侧偏斜，也不伴眼球震颤等，多见于贫血、高血压、低血压、低血糖、神经症、感染、代谢病和疲劳综合征等疾病。

第四节　晕　　厥

晕厥是短暂性全脑灌注低下导致的短暂意识丧失，起病急，病程短，能自发完全恢复。在晕厥发作前，患者可能有头晕、恶心、面色苍白、流涎、眼前有黑点、感觉即将发生意识丧失等前驱症状；而发作期通常无明显先兆，恢复期患者意识迅速恢复正常。晕厥的典型发作时间一般不超过 20 秒，但在某些情况下可能持续数分钟。

一、病因

（一）神经介导的晕厥

神经介导的晕厥包括血管迷走性晕厥、情景性晕厥、颈动脉窦综合征晕厥和非典型晕厥。其中，血管迷走性晕厥发生率最高，献血时发生的晕厥属于血管迷走性晕厥。吞咽性晕厥属于情景性晕厥，在吞咽过程中或吞咽后立即发生，机制是吞咽时咽喉和食管中的传入兴奋介导了迷走反射性心脏抑制和交感神经缩血管功能抑制，患者的心率和血压均下降。排尿性晕厥也是情景性晕厥，男性站立排尿时发生，机制是膀胱排空过程中，膀胱壁牵张感受器所受压力刺激突然减小，诱发副交感神经过度兴奋，多发生于疲劳、饮酒和呼吸道感染时。据报道，神经介导性晕厥患者血中的腺苷酸环化酶水平与正常对照者有明显区别，有可能用于诊断。

(二)直立性低血压诱导的晕厥

可诱导晕厥的直立性低血压包括药物诱导的直立性低血压、原发或继发性自主神经衰竭诱导的直立性低血压和血容量减少诱导的直立性低血压。正常情况下，人处于直立时有500～1 000 mL的血液潴留在下肢、内脏和肺静脉中，回心血量减少，一过性心脏前负荷下降，导致收缩压和舒张压下降，血压补偿机制被激活，包括交感神经活动增加，副交感神经活动减少，颈动脉、主动脉弓、心脏、肺压力感受器发放冲动增加，肾素-血管紧张素-醛固酮系统活动上调，导致外周血管收缩。如果上述血压补偿机制发生障碍，收缩压下降超过2.67 kPa(20 mmHg)，舒张压下降超过1.33 kPa(10 mmHg)，则产生直立性低血压。

直立性低血压诱导的晕厥病因包括原发性自主神经异常性晕厥，如单纯自主神经衰竭、多系统萎缩、帕金森病合并自主神经衰竭、路易体痴呆等诱导的晕厥；继发性自主神经异常性晕厥，如糖尿病、淀粉样变、尿毒症、脊髓损伤等诱导的晕厥；药物致直立性低血压诱导的晕厥，如应用血管扩张药、利尿剂、吩噻嗪类药物、抗抑郁药物等诱导的晕厥；血容量不足诱导的晕厥，如出血、腹泻、呕吐等诱导的晕厥。

(三)心源性晕厥

心源性晕厥包括心律失常性晕厥、结构性心血管病晕厥及肺栓塞晕厥。研究发现，肺栓塞在晕厥患者中的发生率很低，约0.8%。

二、分类及临床表现

(一)反射性晕厥

反射性晕厥以神经精神性原因为主。各种因素通过神经反射，造成血管舒缩功能障碍，引起血管扩张，全身血压急剧下降，导致心脏抑制、心输出量减少，不能维持正常脑灌注而致晕厥。

1.血管迷走性晕厥

血管迷走性晕厥最常见，约占全部晕厥的58.4%，任何年龄均可发病，但以青年、体弱女性、儿童和老年人多见。其发作多由强烈的精神或疼痛刺激等作用于大脑皮质，影响丘脑下部，通过自主神经胆碱能纤维作用导致一系列心血管功能紊乱，进而导致大脑低灌注，在立位时尤为突出。

血管迷走性晕厥有明显的诱因，如看到不愉快的情景、疼痛、情绪非常激动、长时间站立等；晕厥多发生于立位或坐位，发作前多有短暂的头晕、无力、恶心、上腹部不适及视物模糊等前驱症状；晕厥发生时，患者伴有面色苍白、冷汗、脉率缓慢、血压下降等自主神经功能紊乱的症状，意识短暂丧失，取卧位后迅速恢复；发作后多无后遗症。

2.情景性晕厥

情景性晕厥是指在特定情况下，如排尿、排便、咳嗽、站立等相关神经介导的晕厥。此类晕厥多见于青年男性，主要由迷走神经张力增高、肌肉松弛、血管扩张、血压降低与心率减慢所致。夜间突然起床和用力排尿后，腹压急剧下降，以致上身血液回流腹腔，导致脑缺血，从而发生晕厥。多无先兆，1～2 分钟后自行清醒，咳嗽晕厥的表现也是如此。晕厥发生时易受到意外伤害，尤其是头部外伤。

3.颈动脉窦性晕厥

颈动脉窦性晕厥是反射性晕厥的第二常见原因。成年人，随着年龄的增长而易发，尤其在 50 岁以后多发，有器质性心脏病者更多见。颈动脉窦受到刺激后，可通过其内的压力感受器和神经反射使心率减慢和血压下降，心率下降较快，可由触压一侧颈动脉窦前的 80 次/分立即下降到 40～50 次/分。颈动脉窦综合征患者的颈动脉窦对外界刺激的敏感性异常增高，当患者受到外界刺激时，心率、血压明显下降或脑血管收缩，会引起脑血流灌注压骤然降低，从而产生晕厥。

（二）直立性低血压性晕厥

直立性低血压性晕厥为较少见的晕厥类型，常发生于患者从平卧或久蹲突然起立时。发病人群男性多于女性，中年以上发病较多。

正常情况下，立位时血液因重力作用，潴留于下半身，使有效循环血流量减少，心输出量降低。健康人可通过颈动脉窦、主动脉压力感受器及肾小球旁器等的调节机制增加心率、增加外周血管阻力，从而使血压保持恒定。当患者因体质、年龄等生理原发性因素出现严重失血或失液、周围神经病变伴自主神经受累、帕金森综合征等继发性因素或服用抗高血压药、利尿剂等药物性因素导致上述调节机制障碍时，立位时下肢血液淤积于小静脉内，微血管内压增加，体液流向组织，回心血量减少，心输出量减少，血压明显下降，脑血流量减少，导致晕厥发生。在改变体位时，由立位改为卧位，动脉血压可迅速恢复到正常状态，意识恢复。

直立性低血压性晕厥时患者血压急剧下降，心率变化不大，患者卧位时血压正常，但站立时收缩压及舒张压在较短时间内分别下降 20～40 mmHg(2.67～5.33 kPa)，甚至更多；前驱症状一般不明显，晕厥患者所常见的先兆症状如面色苍白、出汗、恶心等，在直立性低血压性晕厥患者中不常见到；疾病早期患者需直立相当长时间才出现症状，且症状较轻微；渐加重时，甚至不能连续站立 1～2 小时；如直立后进行肌肉运动，促进静脉血液的回流，有时能预防晕厥的发生；患者往往患有其他疾病或有晕厥倾向。

(三)心源性晕厥

心源性晕厥由于各种心脏疾病导致心脏每搏输出量明显减少，使脑灌注不足而产生晕厥，临床上较常见。晕厥多突然发作，缺少前驱症状(个别心源性晕厥却相对平缓，意识不完全丧失，可有出汗并伴有心悸症状)，恶心症状少见。发作与体位无关，心律失常终止后，意识恢复迅速，表现为脉搏突然恢复、面色潮红、空间定向能力完全恢复。

(四)脑血管性晕厥

脑血管性晕厥临床上少见，常见于盗血综合征。这种罕见的情况是由于椎动脉近端锁骨下动脉起源处或接近起源处管腔严重狭窄，患侧肢体运动可引起椎动脉血液逆流；血液从基底动脉环逆流以保证上肢肌肉得到足够血流，最终导致脑供血减少。临床上患者常在患侧上肢活动后出现头晕、视物模糊、共济失调、晕厥等脑干、小脑及其他症状。患侧桡动脉搏动减弱或消失，两侧搏动不同步，患侧上肢收缩压比健侧低 2.67 kPa(20 mmHg)以上，同侧锁骨凹可闻及收缩期血管杂音。

第五节　视觉障碍

一、病因

(一)血液循环障碍

血液循环障碍会引起视神经、视网膜的缺血性损害，从而导致视力障碍。

(二)外伤

外伤会引起角膜、晶状体、玻璃体、视神经、视网膜及眼眶的创伤性损害，从而导致视力障碍。

（三）眼病性视力障碍

角膜、葡萄膜、视神经和视网膜的急性炎症，以及急性闭角型青光眼会导致视力障碍。

（四）全身性疾病导致的视力障碍

恶性贫血、高血压、糖尿病、尿毒症等。

（五）视觉中枢损伤

颅内血管性病变与某些中毒性损害引起的视觉中枢损伤会导致中枢性视力障碍，这又称为皮质盲。

二、分类及临床表现

（一）单眼视力障碍

1.突然视力丧失

患侧眼视力减退或全盲，伴直接对光反射消失，但间接对光反射存在，可见于眼动脉或视网膜中央动脉闭塞；单眼一过性黑矇见于颈内动脉系统短暂性脑缺血发作及眼性偏头痛，由脑血管痉挛引起视网膜供血不足所致。

2.进行性视力障碍

患侧眼视力减退或全盲，伴直接对光反射消失，但间接对光反射存在，眼底可见视盘萎缩。进行性视力障碍多见于以下情况。

(1)视力障碍在数小时或数天内达到高峰，多见于球后视神经炎、视神经脊髓炎和多发性硬化等。

(2)先有不规则视野缺损，然后出现视力障碍或失明，常由于视神经压迫性病变引起，如出现视神经萎缩，多见于肿瘤。额底部肿瘤除引起同侧嗅觉丧失，还可出现同侧原发性视神经萎缩及对侧视盘水肿。

（二）双眼视力障碍

1.一过性视力障碍

一过性视力障碍常见于两侧枕叶视皮质的短暂性脑缺血发作、皮质盲。与视神经病变引起的视力障碍不同，皮质盲不伴瞳孔散大，对光反射仍存在。

2.进行性视力障碍

进行性视力障碍见于以下情况。

(1)中毒或营养性视神经病变：如异烟肼、乙醇、甲醇和铅等重金属中毒、

B族维生素缺乏。

(2)原发性视神经萎缩:多因球后视神经炎、多发性硬化、压迫性视神经病变等。

(3)慢性视盘水肿:颅压增高造成视网膜中央静脉和淋巴回流受阻,晚期产生继发性视神经萎缩。

(三)视野缺损

视野缺损是指视神经病变引起单眼全盲,视交叉及其后视路损伤易产生同侧偏盲或象限盲。

1.双颞侧偏盲

视交叉中央部损伤时,视神经双鼻侧纤维受损,产生双颞侧偏盲,多见于鞍区肿瘤、视交叉蛛网膜炎等,尤其是垂体瘤;病变累及视交叉外侧及患侧的颞侧纤维时,患侧眼全盲;两侧颈内动脉粥样硬化并极度扩张或两侧颈内动脉的动脉瘤可造成视交叉的两个外侧面损伤,产生双鼻侧偏盲。

2.对侧同向性偏盲

当视束、外侧膝状体、视辐射及枕叶发生病变时,出现病灶同侧视神经颞侧纤维和对侧视神经鼻侧纤维受损,产生患侧眼鼻侧偏盲,对侧眼颞侧偏盲。即病灶对侧的同位性偏盲,伴有偏盲性瞳孔对光反射缺失(光束自偏盲侧照射瞳孔,不出现瞳孔对光反射,自另一侧照射时则有瞳孔对光反射)。多见于颞叶和丘脑的肿瘤、颅内动脉瘤。枕叶视中枢的病变视野中心部常保留,称黄斑回避,其可能原因是黄斑区纤维分布在两侧枕叶视皮质。

3.对侧同向象限盲

病损在视放射时,因视放射向后其上方和下方纤维逐渐分开,故可出现同向性上象限盲(颞叶病变引起下方纤维受损)或同向性下象限盲(顶叶病变引起上方纤维受损)。多见于内囊血管性病变和颞叶肿瘤、顶叶肿瘤。

第六节 听觉障碍

一、病因

(一)先天性因素

1.遗传因素

遗传因素是先天性听力损失的主要原因之一。家族中有听力损失成员的人，其后代发生听力损失的风险会增加。基因突变、染色体异常等遗传性疾病可能导致听觉器官发育异常，从而引发听觉障碍。

2.孕期感染

孕妇在怀孕期间感染风疹病毒、巨细胞病毒、单纯疱疹病毒等病原体，这些病原体可能通过胎盘感染胎儿，影响胎儿听觉器官的发育，导致先天性听觉障碍。

3.药物性耳聋

孕妇在孕期使用某些耳毒性药物，如氨基糖苷类抗生素、抗疟药等，这些药物可能通过胎盘进入胎儿体内，损害胎儿的听觉器官，导致胎儿听觉障碍。

4.分娩因素

分娩过程中胎儿缺氧、早产、低体重儿、高胆红素血症等，都可能对胎儿的听觉器官造成损伤，导致听觉障碍。

(二)后天性因素

1.耳部疾病

中耳炎、外耳道炎、耳硬化症、梅尼埃病等耳部疾病均会导致听觉障碍。其中，中耳炎是后天性听力损失的常见病因之一。

2.噪声暴露

长期暴露于高强度噪声环境中，如工厂、建筑工地、音乐会等，可损伤听觉器官，导致噪声性听力损失。噪声性听力损失通常是两侧对称性的，且随着噪声暴露时间的延长和强度的增加而加重。

3.应用耳毒性药物

长期使用或过量使用氨基糖苷类抗生素、抗肿瘤药物、利尿剂等具有耳毒性的药物可损害听觉器官，导致听觉障碍。

4.头部外伤

头部外伤可导致颞骨骨折、内耳出血等，损伤听觉器官，引发听觉障碍。头部外伤引起的听力损失可能是暂时性的，也可能是永久性的，具体取决于损伤的程度和部位。

5.老年性听力损失

随着年龄的增长，听觉器官逐渐退化，导致老年性听力损失。老年性听力损失通常是两侧对称性的，以高频听力下降为主，伴有耳鸣、言语识别能力下降等症状。

6.其他因素

自身免疫病、肿瘤、糖尿病、高血压、高血脂等均可导致听觉障碍。

二、分类及临床表现

(一)耳聋

1.传导性耳聋

传导性耳聋是由于外耳和中耳向内耳传递声波的系统病变引起的听力下降,声波不能或很少进入内耳螺旋器,从而不能引起神经冲动。传导性耳聋患者低音调的听力明显减低或丧失,而高音调的听力正常或轻微减低;林纳试验阴性,即骨导大于气导;韦伯试验偏向患侧;无前庭功能障碍。多见于中耳炎、膜穿孔、外耳道耵聍堵塞等。

2.感音性耳聋

感音性耳聋是由于螺旋器、耳蜗神经和听觉通路病理改变所致的听力减退或丧失。感音性耳聋患者高音调的听力明显减低或丧失,低音调听力正常或轻微减低;林纳试验阳性,即气导大于骨导,但二者都降低;韦伯试验偏向健侧;可伴有前庭功能障碍。感音性耳聋多见于迷路炎或听神经瘤等。两侧蜗神经核及核上听觉中枢径路损害可导致中枢性耳聋,如松果体瘤累及中脑下丘时可出现中枢性听力减退,一般程度较轻。

(二)耳鸣

耳鸣是指在没有任何外界声源刺激的情况下,患者听到的一种鸣响感,可呈发作性,也可呈持续性,在听觉传导通路上任何部位的刺激性病变都可引起耳鸣。耳鸣分主观性耳鸣和客观性耳鸣,前者指没有外界刺激时患者耳内或头部产生声音的主观感觉;后者则有实际存在的客观的可被患者内耳感知到的声源,一般是有节律的,该节律多来自血流、肌肉震颤或呼吸等动作。神经系统疾病引起的耳鸣多表现为高音调(如听神经损伤后、脑桥小脑三角处听神经瘤或颅底蛛网膜炎),而外耳和中耳的病变多为低音调。

(三)听觉过敏

听觉过敏是指患者对于正常的声音感觉比实际声源的强度大。中耳炎早期三叉神经鼓膜张肌肌支刺激性病变,导致鼓膜张肌张力增高而使鼓膜过度紧张时,可有听觉过敏。另外,面神经麻痹时引起镫骨肌瘫痪,使镫骨紧压在前庭窗上,小的振动即可引起内淋巴的强烈振动,产生听觉过敏。

第七节 肌 萎 缩

肌萎缩是肌肉营养不良导致的骨骼肌体积缩小、肌纤维变细或数目减少，是许多神经肌肉疾病的重要症状和体征。两侧肢体相同部位周长相差 1 cm 以上，在排除皮肤和皮下脂肪影响后，可怀疑为肌萎缩。

一、病因

（一）周围神经病变

周围神经病变时，该神经支配的肌肉出现萎缩，但无肌纤维颤动，早期腱反射亢进。若肌萎缩历时较久，腱反射可减低或消失。在肌萎缩的相应分布区可伴有感觉障碍及其他障碍。周围神经病变见于多发性肌炎、中毒、外伤、肿瘤压迫神经等。

（二）脊髓病变

脊髓病变常在肢体远端产生肌萎缩，近端较轻，可呈对称性或非对称性分布。有肌纤维颤动，当脊髓前角有病变时可见肌纤维颤动。肌固有反射与腱反射，脊髓病变时，肌固有反射亢进，肌萎缩严重时肌固有反射减弱或消失；腱反射的改变主要因锥体束损害的情况而异，如果以下运动神经元损害为主，则腱反射减弱或消失。脊髓病变可见于急性脊髓前角灰质炎、外伤或脊髓软化等。

（三）脑部病变

脑部病变导致的肌萎缩一般伴有反射亢进或病理反射。这类肌萎缩可见于脑血管病引起的偏瘫，长时间偏瘫可出现失用性肌萎缩；顶叶病变时其所支配的部位出现肌萎缩，多呈半身性。这类肌萎缩还可见于脑血管病变、肿瘤等。

（四）肌肉本身病变

肌源性肌萎缩一般分布在四肢近端，肌病引起的肌萎缩无肌纤维颤动，肌固有反射减弱或消失，与肌萎缩的程度平行。这类肌萎缩可见于肌营养不良症、多发性肌炎等。

二、分类及临床表现

(一)神经源性肌萎缩

神经源性肌萎缩主要由脊髓和下运动神经元病变引起。前角细胞及脑干运动神经核损害时,肌萎缩呈节段性分布,多见于肢体远端,呈对称或不对称,伴肌力减小、腱反射减弱和肌束颤动,不伴感觉障碍,肌力和腱反射程度与损害程度有关。神经根、神经丛、神经干及周围神经病变时,肌萎缩常伴有支配区腱反射消失、感觉障碍,肌电图和神经传导速度出现相应改变。

(二)肌源性肌萎缩

肌源性肌萎缩不按神经分布,常为近端型骨盆带及肩胛带对称性肌萎缩,少数为远端型。伴肌力减退,无肌纤维震颤和感觉障碍。血清肌酸激酶、乳酸脱氢酶、天冬氨酸氨基转移酶、磷酸葡萄糖变位酶、醛缩酶等的含量不同程度升高,其中肌酸激酶最为敏感。肌电图特征性改变为出现短时限多相电位。

(三)失用性肌萎缩

失用性肌萎缩是肌肉长期不运动引起的,且多为可逆性,其特点为远端肌萎缩明显。失用性肌萎缩常见于甲状腺功能亢进、恶性肿瘤、自身免疫病等。

第八节 瘫 痪

一、病因

(一)大脑病变

血管性疾病,如短暂性脑缺血发作、脑出血、脑梗死、脑动脉炎等;感染性疾病,如各种脑炎、脑脓肿、脑膜炎等;脱髓鞘病,如多发性硬化等;脑外伤;颅内占位性病变,如各种颅内肿瘤、颅内血肿等;中毒性疾病,如铅、有机汞、一氧化碳等中毒。

(二)脑干病变

脑干出血、脑干梗死、脑干肿瘤等。

(三)脊髓病变

脊髓压迫症、急性脊髓炎、视神经脊髓炎、脊髓蛛网膜炎、肌萎缩侧索硬化、脊髓亚急性联合变性、脊髓空洞症等。

(四)脊髓前角病变

急性脊髓灰质炎、进行性脊髓性肌萎缩、急性上行性脊髓麻痹等。

(五)周围神经病变

臂丛神经炎、前斜角肌综合征等臂丛神经病变,尺神经麻痹、桡神经麻痹、正中神经麻痹、腓总神经麻痹等单神经病,多发性脑神经炎。

(六)肌病性瘫痪

重症肌无力、周期性瘫痪、进行性肌营养不良症、多发性肌炎等。

(七)功能性瘫痪

癔症性瘫痪等。

二、分类及临床表现

(一)神经源性瘫痪

神经源性瘫痪是由运动传导通路受损所致。其中,上运动神经元损伤导致的瘫痪称为痉挛性瘫痪,下运动神经元损伤导致的瘫痪称为弛缓性瘫痪。

1.痉挛性瘫痪

痉挛性瘫痪又称上运动神经元性瘫痪、中枢性瘫痪,是由于上运动神经元,即大脑皮质运动区神经元及其发出的下行纤维病变所致的瘫痪。其临床表现为以下几方面。

(1)肌力下降:可表现为单瘫、偏瘫、截瘫及四肢瘫,上肢伸肌群的瘫痪程度比屈肌群重,而下肢则表现为屈肌群的瘫痪程度比伸肌群重。

(2)肌张力增高:出现折刀现象,即患肢被外力牵拉伸展时,初始有抵抗,当牵拉持续到一定程度时,抵抗突然消失,患肢被迅速牵拉伸展。

(3)腱反射活跃或亢进:当腱反射过度活跃至亢进时可有阵挛,表现为髌阵挛、踝阵挛等。

(4)浅反射减弱或消失:表现为腹壁反射、提睾反射及跖反射等减退或消失。

(5)病理反射:因锥体束受损,病理反射被释放出来,包括巴宾斯基征、查多克征、奥本海姆征、戈登征等。

(6)无明显的肌萎缩:早期下运动神经元对肌肉的营养作用仍然存在,此时肌肉无明显萎缩,但长期瘫痪可表现为失用性肌萎缩。多见于脑部及脊髓血管病、炎症、肿瘤、神经变性病等中枢病变。

2.弛缓性瘫痪

弛缓性瘫痪又称下运动神经元性瘫痪、周围性瘫痪,是脊髓前角的运动神经元及其轴突组成的前根、神经丛及其周围神经受损所致的瘫痪。其临床表现为以下几方面。

(1)肌力下降:受损的下运动神经元支配的肌肉肌力下降。

(2)肌张力减弱或消失:肌肉松弛,外力牵拉时无阻力,呈现"软瘫"。

(3)反射减弱或消失。

(4)病理反射引不出。

(5)肌萎缩明显:多见于脊髓前角、神经根、神经干、周围神经的炎症、肿瘤、外伤、中毒等。

(二)非神经源性瘫痪

非神经源性瘫痪包括神经肌肉接头处及骨骼肌本身的病变两方面,前者称为神经肌肉接头性瘫痪,后者称为肌源性瘫痪。

1.神经肌肉接头性瘫痪

神经肌肉接头性瘫痪主要是突触间传递功能障碍,典型疾病为重症肌无力。神经肌肉接头性瘫痪患者骨骼肌易于疲劳,不按神经分布范围;肌肉无萎缩或疼痛;休息后或给予药物(抗胆碱酯酶药)有一定程度的恢复;症状可缓解或复发;血清中有抗乙酰胆碱受体抗体;肌电图呈现肌疲劳现象,即在一定时间的强力收缩后,逐渐出现振幅降低现象。

2.肌源性瘫痪

肌源性瘫痪由肌肉本身损害所致,常见进行性肌营养不良和多发性肌炎。肌源性瘫痪患者肌无力或强直;肌萎缩或假性肥大;肌肉可有疼痛;无力、萎缩、疼痛均不按神经分布范围,多以近端损害较严重,常呈对称性;肌张力和腱反射较正常降低,不伴感觉障碍;血清肌酸激酶、天冬氨酸氨基转移酶、乳酸脱氢酶、醛缩酶等水平在疾病进展期明显升高;肌电图呈低电位、多相运动单位;肌肉活体组织检查有肌肉纤维分解、肌纤维内空泡形成,间质中大量脂肪沉积等。

第九节　尿便障碍

一、排尿障碍

排尿障碍是自主神经系统病变的常见症状之一，主要表现为排尿困难、尿频、尿潴留和尿失禁等，由排尿中枢或周围神经病变所致，也可由膀胱或尿路病变引起。

（一）病因

1.排尿障碍

(1)尿潴留病因。①膀胱颈梗阻：最常见的是前列腺病变，包括前列腺增生、纤维化或肿瘤，膀胱结石、有蒂肿瘤、有血块或异物以及邻近器官病变，如子宫肌瘤、妊娠子宫嵌顿等也可以阻塞或压迫膀胱颈引起梗阻。②尿道梗阻：最常见的是炎症或损伤后的尿道狭窄，尿道结石、异物、结核、肿瘤、憩室等也可引起尿道梗阻。③神经系统病变：肿瘤、脑卒中、脑炎、脊髓痨、糖尿病、多发性硬化等。④颅脑或脊髓损伤。⑤先天性畸形：脊柱裂、脊膜膨出、脊髓脊膜膨出等。⑥麻醉后。⑦药物作用：抗胆碱药、抗抑郁药物、抗组胺药、阿片类药物等。⑧精神因素。

(2)尿失禁病因。①神经系统疾病：脑炎、脑卒中、癫痫、脑外伤、脊髓炎、脊髓损伤、周围神经损伤等均可引起尿失禁。②膀胱结石、炎症、肿瘤：这些病变可导致逼尿肌过度收缩、尿道括约肌松弛或麻痹，致使膀胱失去储尿功能。③压力性尿失禁：由于尿道括约肌松弛，当患者咳嗽、大笑、打喷嚏等使腹压突然升高时，有少量尿液可不自主排出，见于老年人尿道括约肌退行性变、青壮年或妇女功能性尿道括约肌松弛、肿瘤压迫膀胱。④充溢性尿失禁：见于各种下尿路梗阻疾病。⑤先天性尿路畸形。

2.排便障碍

(1)功能性便秘病因：便秘是由于排便反射受到抑制，直肠对粪便刺激敏感性下降，粪便在肠内停留过久，水分被吸收过多、粪便干燥所致。下列原因造成的便秘属于功能性便秘：①进食量少或摄入的食物中缺少纤维素；②排便习惯改变；③滥用泻药；④结肠运动功能障碍；⑤腹肌及盆底肌张力不足；⑥结肠冗长；⑦应用阿片类药物、抗胆碱药、神经节阻滞药等。

(2)器质性便秘病因。①神经系统疾病：脑血管疾病、脑瘤、严重脑外伤时，常出现便秘且较顽固，尤其颅内压增高时更易发生；脊髓损伤严重者可出现便秘；昏迷、脊髓病变时，可引起排便失禁。②结肠、直肠、肛门病变：这些部位的良性或恶性肿瘤、炎症、肠梗阻等均可引起排便障碍。③腹腔或盆腔内肿瘤压迫。

（3）排便失禁病因。①肛门括约肌或盆底肌功能异常：分娩损伤、直肠手术或外伤导致肌肉结构破坏。②神经系统疾病：中风、糖尿病神经病变、脊髓损伤等影响直肠感知或神经控制导致。③肠道疾病：炎症性肠病、直肠脱垂、肿瘤等引发直肠敏感度或容量改变。④慢性便秘或腹泻造成括约肌疲劳。⑤老年性退行性改变：肌肉松弛、直肠弹性下降等。⑥心理因素、认知障碍或药物应用不当（如泻药过量）等。

二、分类及临床表现

（一）排尿障碍

1.尿潴留

尿潴留是指膀胱内充满尿液而不能排出，常常由排尿困难发展到一定程度引起。尿潴留分为急性与慢性两种。前者发病突然，膀胱内胀满尿液不能排出，十分痛苦，临床上常需急诊处理；后者起病缓慢，病程较长，下腹部可扪及充满尿液的膀胱，但患者却无明显痛苦。

2.尿失禁

尿失禁是由于膀胱括约肌损伤或神经功能障碍而丧失排尿自控能力，使尿液不自主地流出的症状。

（二）排便障碍

排便障碍是神经系统疾病常见症状。便秘是老年人经常发生的问题，由缺乏排便的动力所致；或排便反射经常受到抑制，直肠对粪便敏感性下降，粪便在肠内停留过久，水分被吸收过多，粪便干燥不能排出所致。排便失禁多为肛门内、外括约肌功能失常导致粪便不能正常储存于肠道。

第十节　睡眠障碍

睡眠障碍是指影响正常睡眠模式的一系列疾病或症状，会导致入睡困难、睡眠中断、过早醒来等问题。

一、病因

引起睡眠障碍的原因多种多样，包括生物学因素、心理社会因素及环境因素。

（一）生物学因素

遗传倾向、脑结构和功能的变化、中风或某些神经退行性变性疾病、荷尔蒙失衡（如甲状腺功能亢进或减退、围绝经期雌激素水平下降）等、疼痛及其他身体疾病都可能导致睡眠障碍。

（二）心理社会因素

焦虑、抑郁等心理状态是引发失眠的常见原因。工作压力、家庭矛盾、财务问题等社会因素也可能影响睡眠质量。

（三）环境因素

噪声、光线、温度等不适宜的环境条件会干扰正常的睡眠模式。此外，不良的睡前习惯，如使用电子设备、摄入咖啡因和酒精，也会影响睡眠。

二、分类及临床表现

（一）失眠

失眠是最常见的睡眠障碍类型，常表现为入睡困难、睡眠维持困难或早醒。这种障碍通常与情绪和心理因素密切相关，特别多见于焦虑、抑郁、强迫型人格障碍等患者。

（二）睡眠呼吸障碍

睡眠呼吸障碍包括中枢性以及阻塞性睡眠呼吸暂停综合征等，可见夜间打鼾、憋气以及日间过度嗜睡。肥胖、脖颈短、小下颌等人群较容易发生此类睡眠障碍。

（三）异态睡眠

异态睡眠表现为在睡眠过程中出现异常行为，如夜游症、睡眠相关饮食障碍等。较严重的情况如快速眼动睡眠期行为障碍多见于 α 突触核蛋白病患者，如帕金森病、多系统萎缩、路易体痴呆等患者。

（四）特发性过度睡眠

最常见的特发性过度睡眠是发作性睡病，其特征为日间过度嗜睡，患者迅速进入快速眼动睡眠期。其他亚型包括特发性嗜睡症及克莱恩-莱文综合征，克莱恩-莱文综合征患者往往会经历数天至数周的过度睡眠期,之后进入清醒期,期间伴随暴饮暴食及性欲亢进等症状,女性患者更为多见。此外,药物滥用也可引起嗜睡症状。

(五)睡眠相关运动障碍

最常见的睡眠相关运动障碍是不宁腿综合征和周期性肢体运动,表现为患者出现强烈的活动腿的欲望,大多发生在傍晚或者夜间,安静或休息时加重,活动时减轻。睡眠相关运动障碍可严重影响患者的生活质量,并导致失眠、焦虑、抑郁。

第三章

头 痛

第一节 偏 头 痛

偏头痛是一种反复发作的血管性头痛，呈一侧或两侧搏动性疼痛，常伴恶心和呕吐。少数典型者发作前有视觉、感觉和运动等先兆，部分患者可有家族史。有研究表明，偏头痛是头痛最常见的类型，属于原发性头痛，中国成年人当中偏头痛发病率高达10%，患者多集中在20～40岁这个年龄段。女性偏头痛的发病率是男性的2～8倍，这和女性体内的激素水平有关，60%的女性偏头痛与月经周期相关。

一、病因与发病机制

(一)病因

1.遗传因素

约60%的偏头痛患者有家族史，其亲属出现偏头痛的危险是一般人群的3～6倍，家族性偏头痛患者尚未发现孟德尔遗传与环境因素的交互作用。家族性偏瘫型偏头痛是明确的有高度遗传外显率的常染色体显性遗传病。

2.内分泌与代谢因素

女性较男性易患偏头痛，偏头痛常始于青春期，月经期发作加频，妊娠期或绝经后发作减少或停止。此外，5-羟色胺、去甲肾上腺素、P物质和花生四烯酸等代谢异常也可影响偏头痛的发生。

3.饮食与精神因素

偏头痛发作可由某些食物诱发，如含酪胺的奶酪、含亚硝酸盐防腐剂的肉类

(如热狗或熏肉)、含苯乙胺的巧克力、食品添加剂(如谷氨酸钠)、红酒等。禁食、紧张、月经、强光和药物(如口服避孕药、血管扩张剂)等也可诱发偏头痛。

(二)发病机制

1.血管学说

血管学说认为,偏头痛先兆症状与颅内血管收缩有关,随后颅内、颅外血管扩张导致头痛。血管收缩药麦角类制剂(麦角胺)可中断偏头痛急性发作,血管扩张药如亚硝酸异戊酯可消除偏头痛先兆,均可支持这一理论。然而,偏头痛发作期局部脑血流研究证实,先兆期局部脑血流减少始于枕部,而脑血流"扩散性抑制"是按大脑皮质细胞构筑模式进行,不反映主要血管区域分布。此外,脑血流减少区与某特定先兆相关皮质区并不一致,在局灶性神经系统症状已消退、头痛已开始后局部脑血流仍可减少。

2.神经血管假说

神经血管假说认为头痛期部分皮质(扣带回、听觉和视觉相关区)与对侧脑干(5-羟色胺能中缝背核及肾上腺素能蓝斑)血流增加,有效的药物(舒马曲坦、麦角胺)治疗可减少大脑皮质血流,但不能改变脑干血流,提示血液变化及偏头痛发生可能继发于原发性脑神经元功能紊乱。刺激脑干导水管周围灰质和中缝背核可产生偏头痛样头痛,中缝背核是5-羟色胺受体高聚集区,可能是偏头痛的发生部位。

3.5-羟色胺能神经元异常学说

5-羟色胺能神经元家族广泛地分布于脑中,许多有效抗偏头痛药可作为中枢性5-羟色胺受体拮抗剂或部分激动剂起作用。偏头痛急性发作期血小板中5-羟色胺水平降低,而尿中5-羟色胺水平升高,利血平耗竭,5-羟色胺能神经传递障碍,三叉神经神经元起始的疼痛可能通过一种强力血管扩张剂降钙素基因相关肽导致血管扩张。偏头痛和丛集性头痛患者的静脉血中降钙素基因相关肽浓度增高,服用5-羟色胺受体激动剂舒马曲坦后其水平降低。实际上,5-羟色胺能神经元异常是对神经血管假说的补充。

4.皮质扩散性抑制

皮质扩散性抑制指持续时间较短暂的去极化波以3～5 mm/min的速度沿脑表面从大脑皮质后端(枕区)向前端扩散。皮质扩散性抑制以一个短暂的兴奋波开始,神经元代谢障碍和局部脑血流量减少,继之出现较长时间神经元抑制,偏头痛先兆可能由于扩散抑制沿大脑皮质传播时抑制了神经元活性所致。然而,偏头痛的许多症状无法用皮质扩散性抑制解释,如有些患者视觉先兆表现为闪光，有些患者却表现为连续视觉障碍，不能很好地解释视网膜性偏头痛患者视觉症状局限于单眼，但是皮质扩散性抑制关注的焦点在神经而不是血管，可能更加接近发病机制。

5.联合假说

有学者试图综合各种学说解释偏头痛发作，认为偏头痛发作的各种诱因，包括应激、光刺激、噪声、颈内或颈外动脉扩张等，均可刺激脑干相应特异性中枢引起偏头痛发作。如蓝斑受刺激导致肾上腺素水平改变、中缝背核被激活引起脑内5-羟色胺水平改变、各种神经递质引起脑血管收缩、局部脑血流量减少，进而诱发皮质扩散性抑制，反过来再刺激三叉神经血管纤维，最终引起神经源性炎症和偏头痛发作。

二、临床表现

（一）有先兆的偏头痛

有先兆的偏头痛也称典型偏头痛，占偏头痛的15%～18%，患者多有家族史。典型病例的发病过程分为三期。

1.先兆期

有先兆的偏头痛发作前出现短暂的先兆，如视觉先兆，眼前出现闪光、闪烁的锯齿形线条、暗点，黑矇和偏盲等；还可有视物变形和物体颜色改变等。其次为躯体感觉先兆，如一侧肢体或面部麻木、感觉异常等；运动先兆如轻偏瘫和失语等，但相对少见。先兆可持续数分钟至1小时。

2.头痛期

有先兆的偏头痛在先兆出现的同时或随后出现一侧颞部或眶后搏动性头痛。约2/3的患者为一侧，1/3为两侧或两侧交替，也可表现为全头痛、一侧或两侧额部头痛及不常见枕部头痛等。头痛常从额部、颞部及眶后部开始，向半侧或全头部扩散。典型症状有颞浅动脉明显搏动感，常伴有恶心、呕吐、畏光或畏声等症状，同时出现易激惹、气味恐惧及疲劳感等症状。患者喜静卧于暗室，睡眠后症状减轻。头痛持续2～10小时，少数可达1～2天，儿童持续2～8小时。可每周、每月或数月发作，发作次数不等。发作间歇期多无症状。

3.头痛后期

头痛消退后患者常表现出疲劳、无力和食欲差等症状，1～2天好转。

（二）无先兆的偏头痛

无先兆的偏头痛也称普通偏头痛，是最常见的偏头痛类型，约占偏头痛的

80%。相对于有先兆的偏头痛，无先兆的偏头痛缺乏典型先兆，常为两侧颞部及眶周疼痛，可为搏动性疼痛，头痛反复发作，伴呕吐。头痛持续时间较长，可达数天，持续疼痛伴颈肌收缩可使症状复杂化。发作时常有头皮触痛，呕吐偶可终止头痛。本型偏头痛常与月经有明显的关系。与有先兆偏头痛相比，无先兆的偏头痛具有更高的发作频率。可严重影响患者的工作和生活，常需要频繁应用止痛药治疗。

（三）特殊型偏头痛

1.偏瘫型偏头痛

偏瘫型偏头痛较为少见，多在儿童期发病，偏瘫可为偏头痛的先兆症状，单独发生或伴偏侧麻木、失语等症状，偏头痛消退后偏瘫可持续 10 分钟至数周不等。

2.基底型偏头痛

基底型偏头痛也被称为基底动脉偏头痛，多见于儿童和青春期女性，发作可与月经有关。基底型偏头痛多有家族史，家族成员可患此型或其他类型偏头痛。其常见先兆有视觉先兆，如闪光、暗点、视物模糊、黑矇和视野缺损，持续 20～30 分钟可出现枕部搏动性头痛，常伴恶心、呕吐，头痛持续数小时至 1 天，睡眠后缓解。还可因椎基底动脉供血不足出现脑干和颞枕叶症状，如眩晕、视物成双、眼球震颤、耳鸣、言语不清、两侧肢体麻木及无力、共济失调（身体协调性下降，不能保持平衡）、意识改变（嗜睡）、跌倒发作和黑矇等，多次发作后可导致基底动脉或大脑后动脉血栓形成。

3.复杂性偏头痛

复杂性偏头痛为偏头痛伴先兆延长，症状与有先兆的偏头痛相同，先兆在头痛发作中持续存在，延续 1 小时乃至 1 周。此类患者需做 MRI 检查以排除脑内病变。

4.眼肌麻痹性偏头痛

眼肌麻痹性偏头痛较少见，患者多有无先兆的偏头痛史。在偏头痛开始发作或发作后渐趋消退之际，出现头痛侧眼肌瘫痪，动眼神经最常受累，可同时累及滑车神经和展神经，持续数小时至数周。复发多见于同侧，多次发作后瘫痪可持久不愈。此类型应注意排除颅内动脉瘤和糖尿病眼肌麻痹。

5.视网膜性偏头痛

视网膜性偏头痛多见于有先兆偏头痛病史的年轻人，可能为视网膜动脉痉挛所致。常出现单眼黑矇伴闪光性暗点先兆，可有视力下降的症状。眼底检查可见视网膜水肿。

6.晚发型偏头痛

晚发型偏头痛多于45岁后发病，发作性头痛伴反复发作的偏瘫、麻木、失语或言语不清，每次发作神经功能缺失症状相同，持续时间1分钟至72小时。应注意排除短暂性脑缺血发作。

7.偏头痛等位症

偏头痛等位症表现为由发作性自主神经功能异常引起的血管功能障碍，极少数情况下，老年人和儿童可出现反复发作的自主神经症状，如眩晕、呕吐、腹痛、腹泻、肢体痛和关节痛等，不伴头痛发作或与头痛交替出现。

三、诊断

（一）诊断要点

1.伴先兆的偏头痛

（1）至少有2次发作符合（2）和（3）。

（2）至少有1个可完全恢复的先兆症状：①视觉；②感觉；③言语和（或）语言；④运动；⑤脑干；⑥视网膜。

（3）至少符合下列6项中的3项：①至少有1个先兆持续超过5分钟，例如，当一次先兆出现3种症状时，可接受的最长先兆持续时间是3×60分钟，运动症状可以持续长达72小时；②2个或2个以上的症状连续发作；③每个独立先兆症状持续5～60分钟；④至少有1个先兆是一侧的（失语被认为是一侧症状，构音障碍可以是一侧或两侧的）；⑤至少有1个先兆是阳性的（闪光和发麻属于阳性先兆症状）；⑥与先兆伴发或在先兆出现60分钟内出现头痛。

（4）不能用《国际头痛分类（第三版）》中的其他诊断更好地解释。

2.无先兆的偏头痛

（1）符合（2）～（3）标准的头痛至少发作5次；如果符合无先兆偏头痛的其他诊断标准，但发作次数不足5次，可诊断为很可能的无先兆偏头痛。

（2）头痛发作持续4～72小时（如在发作过程中入睡，醒后头痛消失，则头痛持续时间按醒来时估算）；对于儿童和青少年（＜18岁）发作时间为2～72小时（儿童未治疗而持续时间＜2小时则不足以诊断为偏头痛）。

（3）至少符合下列4项中的2项：①一侧（偏头痛可以是一侧痛，约占60%；也可以是两侧痛，约占40%）；②搏动性；③中重度头痛；④日常体力活动加重头痛或因头痛而避免日常活动，如行走或上楼梯。

(4)发作过程中,至少符合下列 2 项中的 1 项:①恶心或呕吐;②畏光和畏声。

(5)不能用《国际头痛分类(第三版)》中的其他诊断来更好地解释。

(二)辅助检查

1.常规检查

行血常规、尿常规、电解质检查及脑脊液检查以排除器质性病变。

2.其他辅助检查

应行 EEG、脑血流图、颅脑 CT 或 MRI 检查,必要时行脑血管造影检查,这些检查均具有重要的鉴别诊断意义。

四、鉴别诊断

(一)紧张性头痛

紧张性头痛的头痛部位较弥散,可位于前额、双颞、顶、枕及颈部。头痛性质常呈钝痛,头部有压迫感、紧束感,患者常述犹如戴着一个帽子。头痛常呈持续性,可时轻时重。多有头皮、颈部压痛点,按摩头颈部可使头痛缓解,多有额、颈部肌肉紧张,多少伴有恶心、呕吐。

(二)丛集性头痛

丛集性头痛表现为一系列密集的、短暂的、严重的一侧钻痛。与偏头痛不同,头痛部位多局限并固定于一侧眶部、球后和额颞部。发病时间常在夜间,并使患者痛醒。发病时间固定,起病突然而无先兆,开始可为一侧鼻部烧灼感或球后压迫感,继之出现特定部位的疼痛,常疼痛难忍,并出现面部潮红、结膜充血、流泪、流涕、鼻塞等症状。为数不少的患者出现霍纳综合征,可出现畏光,不伴恶心、呕吐。诱因可由丛集期饮酒、精神兴奋或服用血管扩张药引起。发病年龄常较偏头痛晚,平均发作年龄为 25 岁,男女之比约 4∶1。罕见家族史。

(三)痛性眼肌麻痹综合征

痛性眼肌麻痹综合征是一种以头痛和眼肌麻痹为特征,涉及特发性眼眶和海绵窦的炎性疾病。病因可为颅内颈内动脉的非特异性炎症,也可能涉及海绵窦。常表现为球后及眶周的顽固性胀痛、刺痛,数天或数周后出现复视,并可有第Ⅲ、Ⅳ、Ⅵ对脑神经受累表现。间隔数月或数年后复发,需行血管造影以排除颈内动脉瘤。皮质类固醇治疗有效。

（四）颅内占位性病变引起的头痛

在颅内占位性病变早期，头痛可为间断性或晨起为重，但随着病情的发展，多成为持续性头痛，进行性加重，可出现颅内高压的症状与体征，如头痛、恶心、呕吐、视盘水肿，并可出现局灶性症状与体征，如精神改变。偏瘫、失语、偏身感觉障碍、抽搐、偏盲、共济失调、眼球震颤等，典型者鉴别不难。但需注意，也有表现为十几年的偏头痛，最后被确诊为巨大血管瘤的患者。

（五）托洛萨-亨特综合征

托洛萨-亨特综合征是海绵窦特发性炎症伴头痛和眼肌麻痹。可发生于任何年龄，壮年多见头痛发作，常表现为眼球后及眶周的顽固性胀痛、刺痛和撕裂样疼痛，常伴恶心和呕吐，数天后出现疼痛侧动眼、滑车或展神经麻痹，表现为上睑下垂、眼球运动障碍和瞳孔对光反射消失等症状。持续数天至数周缓解，数月至数年后又可复发。

（六）血管性头痛

高血压或低血压、未破裂颅内动脉瘤或动静脉畸形、硬脑膜下血肿等均可出现偏头痛样头痛，但无典型偏头痛发作过程，部分病例有局限性神经功能缺失体征、癫痫发作或认知功能障碍，颅脑 CT、MRI 及 DSA 检查可显示病变。

（七）颈动脉痛

颈动脉痛常为一侧面部、颈部、下颌或眶周的搏动性、刀割样疼痛，亦可为钝痛。颈部活动、吞咽、咀嚼或咳嗽等可诱发或加重症状，颈部常有触痛。每次发作可持续数天至数周，慢性病例可持续数周至数年。颈动脉壁间动脉瘤、颈动脉炎或动脉粥样硬化为常见病因，部分病例病因不明。

（八）癫痫

癫痫患者的头痛程度较轻，且多在发作前后出现，偏头痛则以偏侧或两侧剧烈搏动性头痛为主要症状；癫痫患者头痛时 EEG 可有癫痫波，而偏头痛患者很少出现；两者均可出现视幻觉，癫痫的视幻觉复杂，形象模糊，而偏头痛患者则以闪光、暗点、视物模糊等为主要特征；癫痫患者多有突然发生、很快终止的意识障碍，而偏头痛患者则多无意识障碍，但需注意偏头痛和癫痫可以并存。

五、治疗

（一）治疗原则

（1）积极开展患者教育，使患者知晓偏头痛是无法根治但可以有效控制的疾病，确立科学和理性的防治观念与目标；教育患者，尤其是青少年患者，保持健康的生活方式，学会寻找并注意避免各种头痛诱发因素；鼓励患者记头痛日记，对诊断和评估预防治疗效果有重要意义。

(2)要充分利用各种非药物干预手段，包括推拿、理疗、生物反馈治疗、认知行为治疗等。

(3)药物治疗包括急性发作期治疗和预防性治疗两大类，应该循证实施。

(二)急性发作期治疗

偏头痛发作期治疗的目的是快速、完全和持续地止痛及减少头痛再发，尽快恢复患者的功能。急性期治疗有效的指标：2 小时后无痛或疼痛明显改善；疗效具有可重复性，3 次发作中有 2 次有效；止痛成功后的 24 小时内无头痛再发或无须再服药。

1.镇静止痛药

应用镇静止痛药，如地西泮、复方乙酰水杨酸片、索米痛片和对乙酰氨基酚等。对轻、中度偏头痛有止痛效果，但对发作频繁、经常服用止痛剂者，效果会越来越差，还会带来许多不良反应。

2.前列腺素抑制剂

前列腺素抑制剂是一类非甾体抗炎药。布洛芬，每次 0.2 g，每天 3 次。氟芬那酸，成人每次 0.2 g，每天 3 次，不良反应有恶心、呕吐和皮疹等。

3.麦角类制剂

麦角胺是一种较强的血管收缩药，是治疗急性偏头痛的基本药物之一。下面介绍一些常用的麦角类制剂。

(1)麦角胺咖啡因：首次口服 2 片，若半小时后头痛不缓解再服 1 片，如仍不缓解，每半小时再服 1 片，一个疗程不超过 6 片。麦角类制剂不应经常无间断服用，除有不良反应外，还可引起依赖性，当服药数小时药效消失时，会出现反跳性头痛，因而需要再次服药，形成恶性循环。较大剂量的麦角类制剂可引起恶心、呕吐、腹痛和末梢血管缺血。由于麦角胺咖啡因有上述弊端，因此有学者主张要限制使用，只用于程度较重的偏头痛患者，要尽早用药，在先兆期口服效果最好。有下述情况者慎用或禁用：败血症及有感染症状者、冠心病、雷诺病和血栓闭塞性脉管炎等。孕妇禁用。

(2)麦角胺衍生物：酒石酸麦角胺、舒马普坦和双氢麦角碱是治疗偏头痛的特异性药物，均为 5-羟色胺受体拮抗剂，这些药物作用于中枢神经系统和三叉神经中受体介导的神经通路，通过阻断神经源性炎症而起到治疗偏头痛的作用。

舒马普坦具有良好的耐受性，不良反应较轻微而短暂，持续时间通常在45分钟内。舒马普坦口服剂，口服0.05 g，若2小时后头痛仍不缓解，可再服0.05 g。舒马普坦注射剂，皮下注射0.006 g。不良反应包括注射部位的疼痛、耳鸣、面红、烧灼感、热感、头昏、体重增加、颈痛及发音困难。

(3)苯甲酸利扎曲普坦：较舒马普坦吸收快，在头痛剧烈时服0.005～0.010 g，若2小时后头痛不缓解，可再服0.005 g。

(4)佐米曲普坦：一次剂量为0.002 5 g(1片)，如果症状不能缓解可在第一次用药2小时后再服1片，若症状仍不能缓解，可再服1片，但24小时内不得超过0.015 g。不良反应比较轻微，常见的有恶心、头晕、嗜睡和无力等，不宜用于儿童及65岁以上的老年人。

4.麻醉药

麻醉药对偏头痛的治疗快速而有效。如在急诊室会经常静脉注射50～100 mg哌替啶。但是麻醉药没有治疗潜在的头痛机制，而是用于改变疼痛的感觉，因此这种方法对那些反复头痛的患者来说显然不是最理想的。此外，对采用口服麻醉药(如羟考酮或氢可酮)的患者，麻醉药极大地困扰偏头痛的治疗。麻醉药渴求和(或)撤销会加剧或者加重偏头痛。因此，建议麻醉药在偏头痛中的使用仅限于严重但不频繁的患者，以及对其他药物治疗没有反应的头痛。

(三)预防性治疗

1.尽量避免偏头痛的诱发因素

尽量避免偏头痛的诱发因素，如情绪紧张、睡眠不足、心理压力、喧闹嘈杂、强烈气味等，不食用乳酪、巧克力、热狗、熏肉等，不饮用含咖啡因的饮料和红酒等。

2.预防性用药

(1)β受体阻滞剂：普萘洛尔10～20 mg，2～3次/天。

(2)抗抑郁药物：发作频繁的偏头痛合并紧张性头痛用阿米替林、丙米嗪、舍曲林和氟西汀等有效。

(3)抗癫痫药：对上述药物治疗4～6周无效的成人，丙戊酸钠可能有效，起始用量为1 200 mg/d，早晚两次服用，根据发作情况适当调整用量，也可选用卡马西平或托吡酯等。苯妥英钠对控制儿童偏头痛及其特殊类型发作十分有效。

(4)钙通道阻滞剂：氟桂利嗪5 mg，口服，每晚1次；尼莫地平20～40 mg，口服，2～3次/天。维拉帕米或尼卡地平对预防偏头痛也有效。

(5)其他药物:①美西麦角 2～6 mg/d 或苯噻啶每次 0.5 mg,3 次/天,最大剂量不超过 6 mg/d;②非甾体抗类药,如阿司匹林每次 0.6 g,2 次/天,连用 3 个月预防偏头痛有效率为 75%;③糖皮质激素,泼尼松 45 mg/d,服用 3～4 周,对一些难治病例或偏头痛持续状态有效;④降压药,可乐定 0.05 mg,3 次/天;以及抗组胺药物如盐酸赛庚啶,4～16 mg/d,分 2～4 次口服对预防某些偏头痛发作,尤其对围月经期偏头痛有效;⑤吲哚美辛,150～200 mg/d,对轻度脑损伤后反复性偏头痛、慢性阵发性偏侧头痛、用力性偏头痛、性交性头痛和经期前偏头痛等有效;⑥也可采用高压氧治疗或吸入混合气体治疗等。

六、精选案例

(一)案例摘要

肖某,女,48 岁。

主诉:右侧颞部搏动性疼痛 1 天。

现病史:患者无明显诱因出现右侧颞部搏动性疼痛。头痛评分为 5～6 分。伴恶心欲吐,无畏光、畏声,无肢体感觉运动障碍。活动时可加重,未经治疗就诊我院。急诊以头痛收入院。患者自发病以来,神志清,精神差,纳、眠差,二便调。体重未见明显变化。

既往史:头痛病史 3 年,每年发作 3 次左右,每次发作多为一侧颞部搏动性跳痛,每次发作持续时间为 6～72 小时,服用止痛类药物后可缓解,与月经周期无明显关系,多于睡眠差、劳累后诱发。颈椎间盘突出症病史 3 年。糖尿病病史 3 年,规律服用降糖药物(具体药物不详),血糖控制尚可。否认肝炎、结核等传染病史,否认输血史,否认重大外伤及手术史,否认药物及食物过敏史。预防接种史随当地。

个人史:生于原籍,无外地久居史。无吸烟、嗜酒等不良嗜好。

婚育史:适龄婚育,婚后育有 1 子,配偶及子均体健。

家族史:否认重大家族遗传病史。

体格检查:体温 36.2 ℃,脉搏 76 次/分,呼吸 19 次/分,血压 20.40/11.73 kPa (153/88 mmHg)。中年女性,发育正常,营养中等,自主体位,检查合作。全身皮肤黏膜无黄染、皮疹、出血点,无肝掌及蜘蛛痣。全身浅表淋巴结未触及肿大。头颅大小、形态正常,眼睑无水肿,两侧瞳孔等大等圆、对光反射灵敏,外耳道无流脓。胸廓对称、无畸形,呼吸运动两侧对称。语音震颤对等。双肺听诊呼吸音清,未闻及干、湿啰音。心浊音界正常,心率 76 次/分,律齐,各瓣膜听诊区未闻及杂音。腹软，未见腹壁静脉曲张，未见肠型及蠕动波，无压痛及反跳痛，肝、脾肋下未触及。肝、脾区无叩击痛，无移动性浊音。肠鸣音正常，双下肢无水肿，脊柱四肢无畸形。肛门、会阴未查。

专科情况：神志清，精神差。高级皮层功能粗测正常。神经系统体格检查未见明显异常。四肢肌力 5 级，肌张力正常。各生理反射对称（++），两侧掌颏反射（－），两侧霍夫曼征（－），两侧巴宾斯基征（－）。颈软，脑膜刺激征未引出。四肢痛温觉正常。两侧指鼻试验、跟-膝-胫试验稳准。

辅助检查：血红蛋白 109 g/L，血细胞比容 31.9%，平均红细胞体积 77.6 fL，平均红细胞血红蛋白含量 26.5 pg，血小板压积 0.286%，其余血生化基本正常。脑磁共振平扫显示脑实质 MRI 平扫未见明显异常，脑磁共振血管成像未见明显异常。

初步诊断：偏头痛；颈椎间盘突出症；2 型糖尿病。

诊疗经过：予以双氯芬酸钠、头痛宁胶囊止痛，氟桂利嗪、己酮可可碱扩张脑血管，甲氧氯普胺减轻恶心症状等对症支持治疗。

出院诊断：偏头痛，颈椎间盘突出症，2 型糖尿病。

（二）案例分析

偏头痛是临床常见的原发性头痛，表现为反复发作性的搏动性中重度头痛，常伴有恶心或呕吐、畏光和畏声等症状。偏头痛发病率高、病程长。

患者有长期反复头痛病史，每年发作 3 次左右，每次发作多为一侧颞部搏动性跳痛，每次发作持续时间为 6～72 小时，服用止痛类药物后可缓解，与月经周期无明显关系，多于睡眠差、劳累后诱发。结合患者本次发病情况，颅脑 MRI 未见明显异常，考虑诊断为无先兆偏头痛。

偏头痛急性期可给予解热镇痛类药物（如对乙酰氨基酚、双氯芬酸钠、萘普生及阿司匹林）及其复方制剂减轻头痛症状，还可以给予特异性药物（如曲普坦类、降钙素基因相关肽受体拮抗剂、选择性 5-羟色胺 1F 受体激动剂），本病例给予患者双氯芬酸钠每次 100 mg，头痛症状可明显改善，本病例患者伴有恶心症状，给予甲氧氯普胺每次 10 mg 治疗以改善恶心症状。

本患者偏头痛发作频率较低、症状较轻，急性期用药后头痛症状控制良好，暂不给予预防性用药。

第二节　丛集性头痛

丛集性头痛是一种原发性三叉自主神经性头痛，以反复发作、短暂的一侧剧烈头痛为特征，常在一天内固定时间发作，持续数周，故称丛集性头痛，多发于青壮年男性。

一、病因与发病机制

丛集性头痛的病因与发病机制尚不明确。丛集性头痛患者发作期脑静脉血中降钙素基因相关肽明显增高，提示三叉神经颈复合体参与丛集性头痛的发病，但不能解释头痛发作的昼夜节律性。丛集性头痛发作存在昼夜节律性和同侧颜面部的自主神经症状，推测可能与下丘脑的神经功能紊乱有关。功能神经影像学 MRI 和正电子发射体层仪检查证实丛集性发作期存在下丘脑后部灰质的异常激活，而下丘脑后部灰质的深部脑刺激术可缓解难治性丛集性头痛，这更支持丛集性头痛可能原发于下丘脑神经功能紊乱的假说。因此，丛集性头痛可能是由下丘脑神经功能障碍引起的头痛。

二、临床表现

临床表现为某段时期内频繁出现短暂发作性极剧烈的、难以忍受的一侧头痛。疼痛多固定位于一侧三叉神经第一支的分布区，即一侧眼球深部、眼眶及眶周、额部和颞部，可放射至鼻、颊、上颌骨、上腭、牙龈和牙齿，少数可放射至耳、枕部和颈部，甚至整个半侧头部。部分患者因此首诊于眼科、耳鼻喉科或口腔科等科室，常被误诊。发作时，5～10 分钟达疼痛高峰，多持续 15～180 分钟(平均 45 分钟)。症状既可突然停止，也可缓慢缓解。至少一次疼痛的日常发作在每天的同一个小时，同一持续时间集中发作。典型丛集性头痛患者会在一年中有 8～10 周有相对短期的偏侧疼痛的 1～2 次日常发作，通常伴随一个平均少于一年的无痛间歇期。丛集性头痛患者发作时倾向于移动、踱步、摇摆或摩擦头部来缓解；一些人在发作时甚至会变得具有攻击性。这是和偏头痛患者的极大不同，偏头痛患者发作时更安静些。

绝大多数患者头痛发作时伴有自主神经症状，头痛侧出现以下症状：流泪、结膜充血、鼻黏膜充血、鼻塞、流涕、头面部变红或苍白、头面部流汗、瞳孔缩小、上睑下垂、头面部水肿(眼睑、眶周、颊部、牙龈、上腭等)、疼痛处皮温变低(眶上区多见)、头面部皮肤痛觉过敏或异常性疼痛(疼痛处多见)等。还可有全身性症状:心动过缓、眩晕、共济失调、晕厥、血压升高、胃酸增多等。

三、诊断

(一)诊断要点

(1)至少5次发作符合标准(2)～(4)。

(2)严重或极重的一侧眼眶、眶上和(或)颞部疼痛,若不经治疗疼痛可持续15～180分钟;集中发作期间,不到半数的头痛发作程度减轻、频率减少或持续时间改变。

(3)头痛时出现下列至少1项表现于头痛侧:①结膜充血和(或)流泪;②鼻塞和(或)流涕;③眼睑水肿;④前额和面部出汗;⑤眼睑下垂和(或)瞳孔缩小;⑥不安和激越。

(4)频率为隔天1次至每天8次。

(5)不能用《国际头痛分类(第三版)》中的其他诊断更好地解释。

(二)辅助检查

神经影像学、电生理学、实验室及脑脊液检查均无助于诊断丛集性头痛。

四、鉴别诊断

(一)偏头痛

偏头痛好发于女性(60%～70%),平均发病年龄为10～20岁,发作前的先兆多为闪光性暗点,常为一侧发病,位于头的上部,头痛性质为搏动性、钻孔样,伴随畏光、畏声、恶心、呕吐等;每次持续4～72小时,发作频率为每月1～3次,常在早晨发作,妊娠期症状显著缓解;情绪紧张、奶酪、红酒、巧克力、月经可诱发。

(二)三叉神经痛

三叉神经痛发病的男女比例约为1∶2,平均发病年龄为50～60岁,常一侧发作,多位于上颌、下颌神经分布区;疼痛性质为针刺样、过电样,患者极其痛苦,持续1～2秒,每天发作几次,常在早餐就餐时发作,有面部扳机点,被刺激后易发作。

五、治疗

(一)急性期治疗

1.吸氧

吸氧常作为丛集性头痛的常规治疗。氧有收缩血管的作用,增加动脉血氧分压对颅内血管有直接作用。丛集性头痛发作时，脑内呈高灌注状态，氧可抑制这种状态，随后血管收缩。硝酸甘油诱发头痛发作后，血氧饱和度比正常值低。发作期，当低氧或硝酸甘油诱发发作时，患者的血氧饱和度较正常值低。研究表明，丛集性头痛患者的化学感受器异常，而氧可纠正这种异常。高压氧治疗丛集性头痛有效，高压氧通过降低 P 物质的免疫活性，抑制神经炎症反应而起作用。

2.麦角类制剂

麦角胺如果于发作早期口服或直肠给药，可改善头痛或缩短头痛发作时间，实验认为吸入麦角胺应用更为有效，但近年无吸入麦角胺的临床研究。双氢麦角胺肌内或静脉给药可很好地控制发作，不良反应比酒石酸麦角胺少。血压一般不受影响，患者偶尔出现腿痛。

3.舒马曲坦

目前，舒马曲坦 6 mg 皮下注射是丛集性头痛急性期最有效的治疗，给药后 15 分钟内可使症状完全或几乎完全控制，但 12 mg 舒马曲坦对头痛的缓解和发作频率未显示明显的临床效果。舒马曲坦耐受性好，无严重不良反应，长期应用的不良反应与偏头痛相似，频繁使用未增加不良反应的发生率。短期治疗，1 天内最好不超过 2 次。

(二)预防性治疗

1.麦角胺

许多临床研究推荐口服麦角胺预防丛集性头痛发作，3～4 mg/d，分 2 次或多次给药。不良反应少。治疗应持续数周或直至发作停止。

2.锂盐

锂盐可预防发作性和慢性丛集性头痛，低剂量 0.3～0.8 mg 即显示其治疗效果，大部分患者的有效剂量水平为 600～900 mg/d。锂盐有许多不良反应，震颤、多尿、腹泻等，特别是治疗超量时。因此，定期检查血药浓度很重要，应在清晨(口服给药后 12 小时)测量其浓度。治疗前及服药过程中应检查肾及甲状腺功能。

3.类固醇

泼尼松作为治疗严重丛集性头痛的一线用药，60 mg/d，持续 10 天，然后逐渐减量。泼尼松可与维拉帕米同时服用，但维拉帕米要持续应用于整个丛集期。

4.钙通道阻滞剂

去极化及血管平滑肌的收缩取决于钙离子向内流动，钙通道阻滞剂可松弛动脉平滑肌。维拉帕米可快速起效，但其临床效果最晚延迟至数周。

5.美西麦角

美西麦角是5-羟色胺受体拮抗剂，虽然自身的血管收缩作用较弱，但可加强去甲肾上腺素的缩血管作用。美西麦角短期使用适用于大部分发作性丛集性头痛，持续治疗一般不超过6个月。

6.丙戊酸钠

丙戊酸钠是慢性丛集性头痛的预防用药，其使中枢神经系统抑制性递质γ-氨基丁酸增加。丛集性头痛的生物节律紊乱，而γ-氨基丁酸可对生物节律产生影响。

7.苯噻啶

苯噻啶可降低头痛发作的频率及强度，其有效率为50%。

总之，在丛集性头痛的预防性治疗中，对于发作性丛集性头痛，主张用维拉帕米、泼尼松、酒石酸麦角胺、美西麦角、苯噻啶、碳酸锂；对于慢性丛集性头痛，推荐用药为碳酸锂、维拉帕米、美西麦角、苯噻啶。

六、精选案例

（一）病例摘要

王某，女，51岁。

主诉：头痛3天。

现病史：患者无明显诱因出现头痛，呈右侧颞部及右侧眼眶发作性胀痛不适，头痛评分为6～7分。伴右眼流泪、右侧结膜充血，伴恶心欲吐，每次持续数十分钟至2小时不等，每天发作数次。无发热咳嗽，无视物旋转，无全身出汗，无耳鸣耳胀，无言语不利及肢体麻木，无口眼歪斜，无肢体抽搐，在家口服止痛药物(具体不详)病情无好转，为求进一步治疗，就诊于我院。由门诊以头痛收入院治疗。患者发病以来，失眠、饮食差，大小便正常。

既往史：类似头痛史10余年，多于春季发病，每年发作1～2次。有高脂血症、中耳炎病史。否认糖尿病病史，无肝炎、结核病史，无药物、食物过敏史。曾因子宫肌瘤行手术切除治疗，无其他重大外伤、手术及输血史，预防接种史不详。

个人史：生于原籍，无长期外地居住史；无放射性物质及毒物接触史，无烟酒等不良嗜好。

婚育史：适龄结婚，婚后育有1女，均体健。

月经史：已绝经。

家族史：否认家族遗传病史。

体格检查：体温 36.3 ℃，脉搏 93 次/分，呼吸 23 次/分，血压 18.53/12.00 kPa（139/90 mmHg）。患者中年女性，神志清，精神差，形体适中，自主体位，体格检查合作。全身皮肤黏膜无黄染、皮疹及皮下出血点，浅表淋巴结未触及肿大。头颅无畸形，大小适中，耳鼻无异常分泌物，口唇无发绀，咽无充血，扁桃体无肿大，伸舌居中，舌体灵活。两侧瞳孔等大等圆，直径约 3 mm，瞳孔对光反射可，双眼球未见震颤。气管居中，甲状腺无肿大。胸廓对称无畸形，双肺听诊呼吸音粗，未闻及明显干、湿啰音，心音低钝，心率 93 次/分，律齐，无杂音。腹软，无压痛及反跳痛，肝、脾肋下未触及，双肾区无叩击痛。四肢肌张力可，两侧病理征阴性。双下肢无水肿，肛门及外生殖器未查。

辅助检查：颅脑 MRI＋弥散加权成像＋磁共振血管成像检查可见右侧侧脑室前角旁少许脑缺血、变性灶，脑磁共振血管成像未见明显异常。血生化检查结果如下。肝功能：谷草转氨酶 33 U/L，前白蛋白 170 mg/L，甘油三酯 2.26 mmol/L，β_2微球蛋白 2.93 mg/L。血常规：白细胞 2.98×10^9/L，中性粒细胞百分比 25.1%，淋巴细胞百分比 61.7%，单核细胞百分比 11.8%，中性粒细胞数目 0.75×10^9/L。肾功能、血脂、血糖、电解质、凝血四项未见明显异常。

初步诊断：丛集性头痛；睡眠障碍；脑缺血灶。

诊疗经过：入院后完善相关辅助检查，给予间断面罩高流量吸氧，泼尼松口服、盐酸氟桂利嗪、苯甲酸利扎曲普坦、双氯芬酸钠以止痛，泮托拉唑保护胃肠黏膜，佐匹克隆改善睡眠及对症治疗。

出院诊断：丛集性头痛；睡眠障碍；脑缺血灶。

（二）病例分析

丛集性头痛是以典型的一侧眶周、颞部剧烈疼痛，同时伴有明显的同侧脑自主神经症状，以独特的昼夜生理节律和年周期性发作为表现的原发性头痛，发作具有丛集性，是疼痛最剧烈的一种头痛。常见诱因有饮酒、天气变化、情绪、精神压力、睡眠不足、药物（如组胺、硝酸甘油）等。可有或无先兆症状。

本病例患者有反复头痛史 10 余年，多于春季发病，每年发作 1～2 次，每次发作右侧颞部及右侧眼眶呈发作性胀痛不适，疼痛剧烈，伴右眼流泪、右侧结膜充血，伴恶心欲吐，每次持续数十分钟至 2 小时不等，每天发作数次。颅脑 MRI 检查未见明显责任病灶。因此，本病符合丛集性头痛诊断。

丛集性头痛的治疗包括急性期治疗、预防性治疗和过渡性治疗。急性期治疗应用高流量吸氧、曲普坦类药物、局部麻醉剂（如利多卡因鼻腔滴注）。预防性治疗应用维拉帕米（首选药物）、类固醇激素、锂盐等药物。难治性病例应用手术或介入治疗。本病例患者在疼痛发作期给予面罩吸入氧约10分钟后，患者头痛症状减轻，同时给予口服苯甲酸利扎曲普坦缓解头痛，给予口服泼尼松40 mg，每天1次，以预防丛集性头痛再发，给予盐酸氟桂利嗪扩张脑血管、佐匹克隆改善患者睡眠，嘱患者避免饮酒、避免情绪波动以减少患者丛集性头痛的诱发。

第三节　紧张性头痛

紧张性头痛主要表现为头部紧束样或压迫性疼痛，通常为两侧头痛，起病时可能与心理应激有关，多由长期焦虑、忧郁、紧张或疲劳等因素，使头面部和颈部肌肉持续痉挛和(或)血管收缩缺血，转为慢性头痛。

一、病因与发病机制

紧张性头痛的病因与发病机制尚不清楚，目前认为周围性疼痛机制和中枢性疼痛机制与紧张性头痛的发病有关。周围性疼痛机制在紧张性头痛的发病中起到重要作用，是由于颅周肌肉或者肌筋膜结构收缩或者缺血、细胞内外钾离子转运异常等导致痛觉敏感度明显增加，引起疼痛。中枢性疼痛机制可能是引起慢性紧张性头痛的重要机制之一。中枢神经系统功能异常可能有中枢神经系统单胺能递质慢性或间断性功能障碍。

二、临床表现

紧张性头痛的部位多见为枕后部、颈项部、颞部或头顶部，一侧或两侧，有时还伴有肩部痛。头痛的程度多为轻、中度，或时轻时重，多可以忍受。头痛的性质为压迫感、沉重感、紧缩感，患者常形容“头上好像压了一块石头”或“头上好像绷了一条带子”。疼痛可呈发作性或持续性，病程短则数天至数周，长则数月至数年。一般从起床就开始头痛，以后逐渐加重，下午比上午重，晚上减轻或消失，每天如此，周而复始。当睡眠不足、生气、着急、心情不愉快或工作劳累时，头痛加重，并可伴有头晕、乏力、失眠、畏光、烦躁、恶心、呕吐等症状。

三、诊断

(一)诊断要点

(1)多为两侧头痛，以两颞部、后枕部、头顶部、全头或颈项部为主。

(2)头痛程度为轻度或中度,不影响日常生活。

(3)病程呈长年累月的持续性,很多患者的症状可追溯十几年,可整天头痛,但一天之内会逐渐加重或减轻。

(4)50%的患者可因头部摇动和服用抗组胺药而加重头痛。

(二)辅助检查

虽然紧张性头痛的诊断主要依赖于临床表现,但影像学检查(如 CT、MRI 等)可排除颅内占位性病变、脑血管病变等器质性疾病,对于诊断紧张性头痛有重要意义。

四、鉴别诊断

(一)颈椎病

颈椎病疼痛的部位和性质与紧张性头痛相似,但颈椎病常伴有眩晕、肩痛、手麻、眼花或眼胀,影像学有颈椎退行性病变等,以此与紧张性头痛鉴别。

(二)鼻源性头痛

鼻源性头痛如鼻炎、鼻窦炎等,因抗生素的广泛应用,鼻部本身症状表现可不明显,易与紧张性头痛混淆。应做鼻腔及鼻窦检查,尤其是做鼻窦 X 线或 CT 检查以明确诊断。

(三)牙源性头痛

牙源性头痛尤其是第一恒磨牙龋病,刺激牙髓神经,引起头面部痛,酷似紧张性头痛,详细询问病史,仔细检查口腔,不难鉴别。

(四)偏头痛

偏头痛属血管性头痛,常见于中青年和儿童。头痛位于一侧颞额眶部,呈搏动性跳痛,常伴恶心及呕吐。偏头痛为发作性头痛,头痛前可先有视觉障碍,如视物模糊、视野中有盲点或偏盲等先兆,也可无任何先兆即开始偏侧头痛。偏头痛一般历时数小时或数天后缓解,极少数患者持续疼痛。少数偏头痛患者可能同时存在紧张性头痛,以致两者难以区分。

(五)丛集性头痛

丛集性头痛可能属血管性疾病,并和下丘脑功能障碍有关。头痛位于一侧眶颞额部,重者波及全头部。头痛发作呈密集性,剧烈且无先兆。头痛发作迅速,并可突然停止。发作时伴有结膜充血、流泪、流涕及多汗等症状,少数出现上睑下垂。每天发作数次，并可在睡眠中发作，每次发作历时数十分钟至数小时，并可连续数天至数周，但缓解期可长达数月至数年。详细询问患者病史和观察其发作情况，不难与紧张性头痛相鉴别。

（六）三叉神经痛

三叉神经痛是面部三叉神经分布区的发作性短暂剧痛。每次疼痛仅数秒钟，每天发作数次至数十次。疼痛如刀割、烧灼或针刺样，常因洗脸、刷牙、说话、咀嚼而诱发。患者常可指出诱发疼痛的位置，称为扳机点。本病好发于中老年人。

（七）颅内占位性疾病引起的头痛

颅内占位性疾病包括颅内肿瘤、颅内转移瘤、脑脓肿及脑寄生虫病等疾病。此类头痛是由颅内压增高所致，随病程进展常伴有喷射性呕吐和眼底水肿，但早期可被误诊为紧张性头痛。对病程较短的头痛患者，除注意眼底改变外，仔细的神经系统检查极为重要。如发现病理反射等体征，常提示并非紧张性头痛，而应及时采用脑 CT 或 MRI 等检查以助鉴别。

（八）颅内慢性感染引起的头痛

颅内慢性感染包括结核性脑膜炎、真菌性脑膜炎、猪囊尾蚴病性脑膜炎及梅毒性脑膜炎等。这些脑膜炎均以头痛为早期症状，一般皆伴有发热，但部分不典型患者初期只有低热，而且脑膜刺激征阴性，易被误诊为紧张性头痛。故在询问病史时，只要近期有过感冒史或体格检查发现有可疑的病理反射，即应及时考虑腰椎穿刺检查、脑脊液检查等常规检查。必要时应同时检测血液和脑脊液中结核抗体、猪囊尾蚴病免疫试验及梅毒螺旋体血凝试验等，以助明确诊断。

五、治疗

（一）非药物治疗

目前，紧张性头痛的发病机制尚不十分清楚，可能与心理因素、中枢痛觉超敏、颅周肌肉收缩和肌筋膜炎、神经递质等多种因素有关。因此对紧张性头痛患者，首先应建立起患者对医师的信任，进行适当的心理疏导，鼓励患者建立良好的生活习惯。尽可能采用非药物治疗，如心理行为治疗、物理治疗、松弛治疗等。

1.心理行为治疗

医师需向本病患者及家人说明本病的性质，及时对患者进行心理疏导，使其解除不必要的顾虑，保持乐观向上的精神，日常生活要规律，经常参加文体活动。

这是治疗成功的前提。治疗方法还包括戒除对药物的依赖、向心理医师咨询、认知行为疗法等。心理行为治疗适合于药物滥用或过量、合并精神病的儿童和青少年紧张性头痛患者。

2.物理治疗

物理治疗能松弛紧张的骨骼肌,缓解紧张性头痛,效果肯定。常用的方法有按摩、经皮电刺激、热疗、生物信息波治疗及离子导入等。根据中医理论施行针灸治疗也有一定的疗效。

3.松弛治疗

松弛治疗要掌握一定的技巧,首先应在避光的环境里,采取舒适的斜躺姿势,开始训练。其次,坐在周围环境不太安静的地方进行训练。最后,必须每天坚持练习。以家庭为基础的训练程序有时甚至超过临床治疗效果。下面这套程序对缓解紧张性头痛有很大帮助:坐在椅子上,背靠紧椅背,双手放在膝盖上,双脚放在地板上;头靠着墙;肩放低;放松下颌,上下牙齿间留有间隙;闭眼,平静而有节律地呼吸;从头到脚感受全身在放松;每次吸气时选择一个线索词,如"放松";30 秒后,睁开眼睛,深呼吸结束。

(二)药物治疗

1.抗抑郁药物

阿米替林,开始剂量为 25 mg/d,睡前服,每 3～4 天增加 25 mg,一般治疗剂量范围为 50～250 mg/d。该药起效较慢,只有在足量用药 4 周后,才可判断该药有效或无效。不良反应有口干、便秘、心动过速、视力模糊、尿潴留、心律失常及充血性心力衰竭等症状。治疗药物也可用度洛西汀等抗抑郁药。

2.抗焦虑药

地西泮、氯氮䓬、安宁及巴比妥类药物。

3.非甾体抗炎药

布洛芬、洛索洛芬钠、双氯芬酸钠等。

4.肌肉松弛药

乙哌立松、盐酸替扎尼定等。

(三)神经阻滞治疗

1.痛点阻滞或神经阻滞

对局部压痛点可用局部麻醉药复合糖皮质激素注射,也可行枕大神经、枕小神经及星状神经节阻滞。

2.环形阻滞

对于有颅骨肌筋膜压痛者，根据压痛的面积大小，可选用骨膜下痛点阻滞、环形阻滞及十字形阻滞。所谓环形阻滞，就是围绕压痛部位的边缘，每隔 2～3 cm选一个注射点，对于面积较大者，在环形阻滞的基础上在压痛范围内行十字阻滞。

(四)预防性治疗

预防性治疗用药的原则：起始剂量小；缓慢加量(通常 1 周加 1 次剂量)至最小有效剂量；起效后维持 2～4 周；判定药物是否有效，应足量治疗至少 4～8 周；应同时治疗精神障碍等伴发疾病。

紧张性头痛最主要的预防性药物是三环类抗抑郁药。阿米替林是首选，每次 0.025 g，每天 3 次；三环类药物有米帕明，每次 0.025 g，每天 3 次。四环类药物马普替林，每次 0.025 g，每天 3 次；或米安色林，每次 0.03 g，睡前服用。现在多选用不良反应较小的新型抗抑郁药，如氟西汀，每次 0.02 g，早晨服用，或帕罗西汀，每次 0.02 g，上午服用。

六、精选案例

(一)病例摘要

赵某，男，48 岁。

主诉：头痛伴头颈部紧箍感 10 余天。

现病史：患者无明显诱因出现两侧头部持续性钝痛，伴头颈项部紧箍感，头痛评分 3～4 分，无恶心呕吐，无畏光畏声，无发热鼻塞，可咳嗽咳痰，无视物模糊，无肢体运动障碍，活动后可减轻，未经治疗就诊于我院。门诊以脑血管病收入院。患者自发病以来，神志清，精神差，纳眠可，二便调，体重未见明显变化。

既往史：无明确疾病史，有青霉素过敏史。否认肝炎、结核等传染病史，否认输血史，否认重大外伤及手术史，否认药物及食物过敏史。预防接种史随当地。

个人史：生于原籍，无长期外地久居住史。居住条件可。否认工业、毒物、粉尘、放射性物质接触史。吸烟 20 余年，偶有少量饮酒。

婚育史：适龄婚育，婚后育有 1 女，配偶患有类风湿，女儿体健。

家族史：否认家族遗传病史。

体格检查：体温 36.5 ℃，脉搏 61 次/分，呼吸 16 次/分，脉搏 13.87/8.53 kPa (104/64 mmHg)。中年男性，发育正常，营养中等，自主体位，检查合作。全身皮肤黏膜无黄染、皮疹、出血点，无肝掌及蜘蛛痣。全身浅表淋巴结未触及肿大。

头颅大小、形态正常，眼睑无水肿，两侧瞳孔等大等圆，对光反射灵敏，外耳道无流脓。胸廓对称、无畸形，呼吸运动两侧对称。语音震颤对等。双肺听诊呼吸音粗，未闻及干、湿啰音。心浊音界正常，心率61次/分，律齐，各瓣膜听诊区未闻及杂音。腹软，未见腹壁静脉曲张，未见肠型及蠕动波，无压痛及反跳痛，肝、脾肋下未触及。肝、脾区无叩击痛，无移动性浊音。肠鸣音正常。双下肢无水肿。脊柱四肢无畸形。肛门、会阴未查。

专科情况：神志清，精神差。高级皮层功能粗测正常。脑神经检查未见明显异常。四肢肌力5级。肌张力正常。各生理反射对称（++），两侧掌颏反射（－），两侧霍夫曼征（－），两侧巴宾斯基征（－）。颈软，脑膜刺激征未引出，四肢痛温觉正常。两侧指鼻试验、跟-膝-胫试验稳准。

辅助检查：颅脑+颈椎MRI示颈椎退行性变并$C_{3\sim4}$、$C_{4\sim5}$、$C_{5\sim6}$、$C_{6\sim7}$椎间盘突出，脑MRI平扫未见明显异常，脑磁共振血管成像未见明显异常，鼻窦炎。血生化检查提示红细胞3.98×10^{12}/L，血红蛋白128 g/L，血细胞比容35.4%，平均红细胞血红蛋白浓度361 g/L；其余血生化基本正常。心电图示窦性心动过缓（58次/分）伴不齐。

初步诊断：紧张性头痛。

诊疗经过：治疗予口服养血清脑颗粒活血化瘀，双氯芬酸钠止痛，倍他司汀缓解头痛。

出院诊断：紧张性头痛；颈椎间盘突出症。

（二）病例分析

紧张性头痛是最常见的原发性头痛，主要表现为两侧轻中度压迫性或紧箍样头痛，通常不伴有恶心或呕吐，日常活动后不加重。此患者既往无明确头痛史，结合临床症状、体征及颅脑MRI检查结果，考虑为偶发性紧张性头痛。

紧张性头痛的治疗包括疾病教育、非药物治疗及药物治疗。偶发性紧张性头痛很少导致失能，通常非药物治疗即可缓解头痛，频发性及慢性紧张性头痛急性期可使用单纯镇痛药和非甾体抗炎药（如对乙酰氨基酚、双氯芬酸、萘普生及阿司匹林）对症治疗，当头痛频发时，可采用预防性治疗、改善生活方式等。本病例患者虽未出现偶发性紧张性头痛，但本次发病持续10余天，时间较长，故给予双氯芬酸钠每次100 mg以止痛，并给予养血清脑颗粒以活血化瘀等治疗。

第四节 药物过度使用性头痛

药物过度使用性头痛是仅次于紧张性头痛和偏头痛的第三大常见的头痛类型,患病率为1%～2%。头痛患者在发作期过度使用急性对症药物,将促使原有头痛(如偏头痛或紧张性头痛)转为慢性,头痛往往较为严重,致残率和疾病负担较高。

一、病因与发病机制

(一)病因

所有头痛对症治疗药物如果使用不当或长期使用几乎都可能使头痛患者发生药物过度使用性头痛,主要有单纯镇痛药、复合镇痛药、曲普坦类药物、麦角胺类药物、阿片类物质或多种镇痛药物的联合应用。据不完全统计,在我国引发药物过度使用性头痛的药物以含咖啡因的镇痛药为主,所占比例最高,达91.2%。

(二)发病机制

1.脑结构和功能异常

影像学研究表明,药物过度使用性头痛患者的中枢性疼痛网络存在着结构、功能和代谢的异常。形态测量研究表明,药物过度使用性头痛患者中脑、丘脑和纹状体的灰质体积增加,而额部的灰质体积减少。当药物过度使用性头痛患者临床症状得到改善后,其灰质体积也会随之改变。另有研究表明,眶额皮质的灰质体积可以用来预测对药物过度使用的治疗效果。功能MRI研究表明,药物过度使用性头痛患者外侧痛觉系统(右侧缘上回、右侧上顶叶和下顶叶皮层)、躯体感觉皮层、下顶叶和缘上回的活动性降低,停用药物6个月后,这些影像学改变恢复至正常。PET检查表明,药物过度使用性头痛患者的两侧丘脑、额叶皮质、扣带回前部、岛叶皮质-腹侧纹状体区和右侧下顶叶的代谢减退,而小脑蚓部为高代谢状态。在药物戒断后几乎所有代谢异常的区域均可恢复正常,而眶额皮质却表现为持续性的代谢减退,这种改变在服用复方止痛药和(或)麦角胺咖啡因片的患者中更为明显。额叶眶回是大脑奖赏系统中的重要组成部分,额叶眶回的代谢减退可能使个体更容易发展为药物过度使用性头痛的患者。

2.中枢与外周炎症反应

研究表明,中枢性致敏作用在药物过度使用性头痛的病理生理机制中起着关键作用。频繁使用头痛中止性药物会耗尽中枢神经系统中的5-羟色胺。这种5-羟色胺的消耗导致大脑皮质的过度兴奋,可能导致皮质扩散抑制,同时也会使三叉神经系统过度兴奋,从而导致外周和中枢疼痛通路的敏感性增加。5-羟色胺水平的降低也会导致三叉神经节释放参与疼痛传递的降钙素基因相关肽,从而进一步促进伤害性三叉神经神经元敏化的发生。同时,通过动物实验,在药物过度使用性头痛动物模型的三叉神经节中也发现了P物质和一氧化氮合酶等血管活性和促炎介质的表达上调。

3.遗传因素

药物过度使用性头痛具有遗传易感性。有药物过度使用性头痛家族史或有物质滥用、酒精滥用家族史的个体,发生药物过度使用性头痛的风险将增加3倍。受体活性修饰蛋白1基因的单核苷酸多态性和多巴胺受体D_4基因的串联重复与药物过度使用性头痛易感性相关。此外,少数涉及药物依赖途径或多巴胺能系统的基因变异也与药物过度使用性头痛的临床特征相关。Wolfram综合征(表现为青少年糖尿病、视神经萎缩及各种神经、精神症状等)的致病基因wolframin基因的His611Arg多态性和脑源性神经营养因子基因的66位密码子多态性与头痛急性期药物使用量的增加有关,而儿茶酚-O-甲基转移酶的多态性与药物戒断后复发为药物过度使用性头痛的风险降低有关。

实验表明,参与内源性疼痛调节、药物代谢、血清素和多巴胺系统等复杂过程的基因与药物过度使用性头痛的发生发展有关。遗传学研究表明,涉及多巴胺能系统和与成瘾的神经生物学的相关基因,其多态性在药物过度使用性头痛发病中可能具有重要意义。

4.行为及心理因素

原发性头痛患者发生药物过度使用性头痛的病理生理机制可能与依赖性行为有关。许多患者服用急性止痛药物只为达到止痛目的,而不了解药物过度使用的后果。由于对于疼痛的不耐受和恐惧,或者担心错过重要的社会活动,患者常会在头痛的先兆期或头痛期开始时就服用止痛药物,以期望预防或者减缓头痛发作,导致患者对药物的过度使用。

二、临床表现

(一)临床主要特征

药物过度使用性头痛多见于30岁以上的患者,男女比约为1.0∶3.5。患者几乎每天呈持续性头痛,多为轻至中度,两侧或弥漫性疼痛,有时局限于前额或枕部，晨起症状明显，停用镇痛药后头痛加重，患者往往每天 1 次或多次服用镇痛药。

（二）伴随症状

强迫行为、焦虑、抑郁常见；注意力下降；消化系统疾病。

（三）不同药物过度使用性头痛的头痛特征

曲普坦类药物过度使用性头痛发展为偏头痛样，天天头痛；麦角胺类和镇痛药类药物过度使用性头痛发展为紧张性头痛样，天天头痛；麦角衍生物较曲普坦类药物不良反应更严重。

（四）戒药后可能会出现戒断症状

戒断症状包括戒断性头痛、恶心、呕吐、低血压、心动过速、睡眠紊乱、坐立不安、焦虑或神经过敏、癫痫和幻觉（少见，仅见于巴比妥类药物的戒断反应）；戒断反应持续时间为 2～10 天，一般来说，镇痛药＞角胺类＞曲普坦类。

三、诊断

药物过度使用性头痛的诊断主要依靠患者提供的病史及临床表现。

（1）原有头痛的患者每个月头痛发作天数≥15 天。

（2）规律过度使用急性期治疗的药物超过 3 个月：①每月使用麦角胺、曲普坦、阿片类或复合镇痛药≥10 天；②每月使用单一成分药≥15 天，或并无过度使用单一成分药物，但是合计使用麦角胺、曲普坦、阿片类或复合镇痛药最多 15 天。

（3）过度用药期间头痛进展或明显加重。

（4）不符合《国际头痛分类（第三版）》的其他诊断。

四、鉴别诊断

任何慢性头痛疾病都需与药物过度使用性头痛进行鉴别。应首先排除颅内静脉窦血栓形成、颅内压异常等其他继发性原因，并与常见的原发性头痛的慢性类型，如慢性偏头痛、慢性紧张性头痛等相鉴别，此外还需与新发每天持续性头痛、持续性偏侧头痛、精神障碍导致的头痛等特殊头痛类型相鉴别。

（一）其他继发性头痛

颅内静脉窦血栓形成、巨细胞动脉炎、特发性颅内压增高、颅内肿瘤、颅内感染等疾病也可表现为慢性头痛。如颅内静脉窦血栓形成的患者中 70%～90% 可出现全头痛，因常规头痛治疗药物无效导致患者可能存在过度服用多种急性镇痛药物的情况，进而表现为类似药物过度使用性头痛。此外，巨细胞动脉炎导致的头痛也是老年患者中常见的类型，患者多表现为一侧头痛，可伴有恶心、呕吐，患者常为缓解头痛而规律服用镇痛药物。

对于因其他因素导致慢性头痛并且存在规律过度使用急性镇痛药物的患者，可能会被误诊为药物过度使用性头痛；然而，停止药物过度使用后，这类患者的头痛通常不会减轻或消失，甚至可能持续加重。因此，针对有药物过度使用病史的患者，除相关病史采集及神经科体格检查外，实验室检验（如红细胞沉降率、C反应蛋白、D-二聚体等）、颅脑影像学检查（如CT、MR、DSA等），必要时的腰椎穿刺检查都是非常重要的。

当存在以下头痛的“红旗征”时，即使患者表现为慢性头痛且合并药物过度使用，也需谨慎诊断药物过度使用性头痛，需积极寻找病因以排除其他继发性头痛：50岁以后新发头痛；高凝状态患者出现新发头痛；肿瘤、获得性免疫缺陷综合征（简称艾滋病）或免疫力低下的患者出现新发头痛；突发、迅速达到高峰强度的剧烈头痛；与体位改变相关的头痛；伴有发热；伴有视盘水肿、神经系统局灶症状和体征；头痛性质在短时期内发生变化等。

（二）慢性偏头痛

慢性偏头痛表现为头痛每月发作时间＞15天，其中至少有8天符合偏头痛样发作，持续时间超过3个月。慢性偏头痛是药物过度使用性头痛的最常见类型，鉴别诊断时需注意询问镇痛药物的使用情况，服药频率未达到诊断标准时不能诊断为药物过度使用性头痛。当诊断合并药物过度使用性头痛后，需密切随访撤药后的疗效，动态修正药物过度使用性头痛的诊断。

（三）慢性紧张性头痛

慢性紧张性头痛常从频发性紧张性头痛进展而来，表现为头痛每月发作＞15天，头痛特点为轻到中度的两侧压迫性或紧箍样疼痛，每次持续几小时到几天或不间断，不因日常体力活动而加重，持续时间超过3个月。当镇痛药物服用频率符合药物过度使用性头痛诊断标准时，需同时诊断药物过度使用性头痛和慢性紧张性头痛，注意随访撤药后症状变化，当药物戒断后仍为慢性头痛，药物过度使用性头痛诊断可以废除。

（四）新发每天持续性头痛

新发每天持续性头痛患者起始即表现为每天持续性头痛。诊断标准：①有明确的并能准确记忆的发作起始时间，在24小时内变为持续、不缓解的疼痛；②持续时间＞3个月。当同时符合该诊断和药物过度使用性头痛诊断标准时，需注意甄别药物过度使用时间和头痛发作起始时间及两者先后顺序，只有当头痛起始时间明确早于药物过度使用时间时方可同时诊断新发每天持续性头痛和药物过度使用性头痛，否则只诊断为药物过度使用性头痛。当这两种头痛合并时，停止使用急性镇痛药物后，头痛症状改善常不明显。

（五）持续性偏侧头痛

持续性偏侧头痛患者表现为持续性固定一侧头痛，伴同侧结膜充血、流泪、鼻塞、流涕、前额和面部出汗、瞳孔缩小等自主神经症状，伴或不伴烦躁不安、躁动，这类患者可合并药物过度使用，但其特点为吲哚美辛治疗有效，需注意鉴别。

（六）源于精神障碍的头痛

源于精神障碍的头痛患者常伴随躯体化障碍、精神病性障碍等疾病背景，因此除头痛外，常伴随有躯体化障碍、妄想等特征，并且头痛与精神疾病在时间、程度上有明显相关性。精神障碍引起的头痛可能持续存在或演变为慢性头痛，其头痛特征不符合偏头痛或紧张性头痛的典型模式。

五、治疗

（一）首先确定治疗方案

(1)先停用镇痛药物，后预防治疗。

(2)停服镇痛药物的同时加用预防性药物。

(3)撤药方法：阿片类和巴比妥盐类需缓慢停药，其他药物可突然停药。

（二）撤药治疗

治疗药物过度使用性头痛首先要撤去过度使用的药物，大多数药物可以立即撤去，包括曲坦类药物、麦角类制剂、对乙酰氨基酚、阿司匹林和非甾体抗炎药等。有些药物突然停药会出现严重的撤药症状，需缓慢撤药，包括阿片类物质、巴比妥类药物，尤其是苯二氮䓬类药物。对于过度使用巴比妥类药物、院外难以停止服药及伴有严重抑郁的患者，建议住院治疗。自律性高、具有强烈撤药动机、过度使用非巴比妥类药物、过度使用单种药物、不伴有精神障碍等的患者可选择门诊治疗。撤药后至少随访 1 年，1 年后头痛仍有改善，提示撤药治疗成功。

（三）预防性治疗

预防性治疗可减少头痛发作频率，从而减少止痛药物的摄入，应该尽早施行。托吡酯和局部注射 A 型肉毒毒素治疗有效。还可考虑丙戊酸盐、加巴喷丁、唑尼沙胺、左乙拉西坦、氯硝西泮等。

(四)治疗戒断症状

常见的戒断症状包括恶心、呕吐、焦虑、睡眠障碍、戒断性头痛、低血压、心动过速等。戒断症状通常持续2～10天,平均3.5天,有时也可持续达4周。曲坦类药物最短(平均4.1天),其次是麦角类抑制剂、镇痛药。恶心、呕吐者可选用甲氧氯普胺,呕吐明显者及时补液。苯二氮䓬类用于镇静、戒断性头痛时,可参考治疗慢性、难治性头痛的药物。

1.撤药后头痛的处理

处理撤药后头痛时可选用患者未过度使用的急性期镇痛药,且避免使用短效药物,常用的药物有曲普坦类、非甾体抗炎药、类固醇激素、双氢麦角胺、神经镇痛药(如氯丙嗪)等。例如,萘普生250 mg,口服,每天3次,应用2周;或500 mg,口服,每天2次,应用2周。

2.撤药后的戒断症状处理

泼尼松60 mg,2天;泼尼松40 mg,2天;泼尼松20 mg,2天;可有效预防反跳性头痛及撤药症状。

(五)行为治疗

行为治疗包括生物反馈、松弛训练、压力管理和认知行为治疗等。

(六)治疗原发性头痛

应当有效治疗原发性头痛,如慢性偏头痛和慢性紧张性头痛等。

六、精选案例

(一)病例摘要

郑某,男,80岁。

主诉:头痛20天。

现病史:患者无明显诱因出现头痛,左侧头部胀痛不适,头痛评分5～6分,无畏光畏声,无流泪、鼻塞,伴心慌、胸闷,活动后加重,伴乏力不适,无视物旋转及双眼黑矇,无恶心呕吐,无发热咳嗽,无言语不利及肢体麻木,无口眼歪斜,无肢体抽搐,无意识不清。患者口服对乙酰氨基酚、脑清片等药物后,头痛及心慌症状未缓解。为求进一步系统治疗就诊于我院。由门诊以头痛收入院治疗。患者发病以来,饮食可,睡眠差,大小便正常。

既往史:既往反复头痛史10余年,每月发作>15天,长期口服对乙酰氨基酚、脑清片等药物控制，服药剂量逐渐加大，疗效逐渐减弱；高血压、脑梗死、冠心病病史。平时口服阿司匹林、阿托伐他汀、吲达帕胺等。否认糖尿病等慢性病史。无肝炎、结核病史及密切接触史，无其他药物、食物过敏史。无重大外伤、手术及输血史，预防接种史不详。

个人史：生于原籍，无长期外地居住史，未到过疫区，无放射性物质及毒物接触史，否认吸烟、饮酒史。

婚育史：适龄结婚，婚后育有子女，均体健。

家族史：否认家族遗传病史。

体格检查：体温 36.5 ℃，脉搏 61 次/分，呼吸 16 次/分，脉搏 19.73/9.07 kPa (148/68 mmHg)。患者老年男性，神志清，精神差，形体适中，自主体位，体格检查合作。全身皮肤黏膜无黄染、皮疹及皮下出血点，浅表淋巴结未及触及肿大。头颅无畸形，大小适中，耳鼻无异常分泌物，口唇无发绀，咽无充血，扁桃体无肿大，伸舌居中，舌体灵活。气管居中，甲状腺无肿大。颈软，无抵抗，胸廓对称，无畸形，双肺听诊呼吸音粗，未及明显干、湿啰音，心音低钝，心率 61 次/分，律齐，无杂音。腹软，无压痛及反跳痛，肝、脾肋下未触及，双肾区无叩击痛。双下肢轻度水肿，肛门及外生殖器未查。

专科情况：神志清，精神差，言语流利，两侧瞳孔等大同圆，直径约 3 mm，瞳孔对光反射可，伸舌居中，四肢肌力及肌张力可，巴宾斯基征未引出。颈软，无抵抗，脑膜刺激征阴性。

辅助检查：脑 CT 显示脑内多发腔隙性梗死灶，两侧椎基底动脉钙化；应结合临床，必要时复查或进一步检查。心脏 B 型超声显示室间隔增厚，左室舒张功能减低，老年退行性心瓣膜病(二尖瓣)，心包积液，主动脉硬化，主动脉瓣中度反流，二尖瓣、三尖瓣、主肺动脉瓣少量反流。心电图显示Ⅰ度房室传导阻滞，下壁异常 Q 波，左心室肥大，ST-T 段改变；应结合临床。血生化检查显示总蛋白 64.8 g/L，甘油三酯 0.5 mmol/L，高密度脂蛋白 2.03 mmol/L，载脂蛋白 B 0.49 g/L，葡萄糖(葡萄糖氧化酶法)6.38 mmol/L，尿酸 150 μmol/L，钠 132.4 mmol/L，氯 90.3 mmol/L，淋巴细胞百分比 17.3%，淋巴细胞数目 0.71×10^9/L，血细胞比容 38.3%，平均红细胞血红蛋白含量 34.2 pg，大血小板数目 23×10^9/L，凝血四项、心梗三项、脑利尿钠肽未见明显异常。

初步诊断：头痛；脑梗死；高血压；冠心病。

诊疗经过：予以普瑞巴林止痛，阿米替林缓解焦虑、改善睡眠，环磷腺苷葡胺改善心功能，冠心宁活血通络，甲钴胺、维生素 B_1 营养神经，阿司匹林肠溶片抗血小板聚集，阿托伐他汀稳定斑块，吲达帕胺降压，针刺疗法以通络止痛及对症治疗。

出院诊断：药物过度使用性头痛；脑梗死；高血压，冠心病，心功能不全；主动脉瓣关闭不全。

(二)病例分析

药物过度使用性头痛是一种因长期过量使用止痛药或其他治疗急性头痛药物而引发的慢性头痛。核心症状：头痛频率高，每月发病天数≥15 天，持续 3 个月以上；药物依赖，需频繁用药（如每月使用止痛药天数≥10 天），停药后头痛加重，服药后头痛可短暂缓解；头痛性质多为钝痛，晨起明显，伴随疲劳、注意力下降。

药物过度使用性头痛的常见诱因如下。非处方药：阿司匹林、布洛芬、对乙酰氨基酚（每月使用以上药物天数≥15 天）。处方药：曲普坦类药物（每月使用天数≥10 天）、阿片类物质、含咖啡因复方药（如某些感冒药）。高风险药物：阿片类物质、巴比妥类复方药更易导致药物过度使用性头痛。

本病例患者有反复头痛史 10 余年，每月发作>15 天，每次头痛发作基本为胀痛，长期反复服用对乙酰氨基酚、脑清片等药物控制，服药可缓解，但服药频率逐渐增加，药效逐渐减弱，可诊断为药物过度使用性头痛。

对于本病例患者，住院期间嘱患者停用以前“止痛”药物，患者停药后 3 天头痛症状加重，并给予普瑞巴林止痛，甲钴胺、维生素 B_1 营养神经，阿米替林缓解焦虑、改善睡眠，配合针刺疗法，患者而后头痛症状逐渐减轻，对患者进行药物过度使用性头痛的宣教，嘱患者每次头痛发作时，若头痛症状可以耐受，暂不给予“止痛”类药物治疗，避免使用可致药物依赖型头痛的药物的，逐渐减少“止痛类”药物的应用。

第四章

脑血管疾病

第一节　脑　梗　死

一、病因与发病机制

(一)大动脉粥样硬化

脑梗死患者的临床和影像学表现可能是由大动脉粥样硬化导致。患者血管影像学检查可证实存在与脑梗死神经功能缺损相对应的颅内或颅外大动脉狭窄>50%或闭塞,同时血管病变符合动脉粥样硬化改变。

(二)心源性栓塞

心源性栓塞主要为非瓣膜性心房颤动,也包括其他心脏病,如卵圆孔未闭、房间隔缺损、心肌梗死、非细菌性血栓性心内膜炎等。

(三)小血管闭塞

小血管闭塞主要是穿支动脉或其远端微动脉闭塞,常见的病理生理改变包括动脉粥样硬化、透明变性和纤维素样坏死;其他病因如遗传性脑小血管病,包括线粒体脑肌病伴高乳酸血症和卒中样发作,伴皮质下梗死和白质脑病的常染色体显性遗传性脑动脉病等。

(四)其他少见原因

1.高凝性疾病

蛋白S缺乏症和高同型半胱氨酸血症可能也会引起动脉血栓形成。无菌性疣状心内膜炎是栓塞性脑梗死的病因之一。这些疾病需要长期抗凝治疗以预防发生脑梗死。

2.镰状细胞贫血

镰状细胞贫血是儿童脑梗死的常见病因。这种血红蛋白突变的纯合子携带者会在儿童时期出现脑梗死，TCD常表现为大脑中动脉血流速度增快。大脑中动脉血流速度增快的儿童通过积极的换血疗法会极大减少脑梗死的发生，如果此疗法停止，脑梗死风险会再次增加，同时伴有大脑中动脉血流速度增快。

3.颞动脉炎

该病在老年人中相对常见，主要累及颈外动脉系统，尤其是颞动脉，伴有巨细胞、亚急性肉芽肿性炎症。眼动脉的分支睫状后动脉堵塞会导致单眼或双眼失明，糖皮质激素治疗有效。由于颈内动脉通常不会累及，所以甚少引起脑卒中。特发性巨细胞动脉炎会累及主动脉弓发出的大血管而导致颈动脉或椎动脉血栓形成。

4.药物

可卡因、安非他明等药物有拟交感作用，可能通过增高血压导致脑卒中风险增高，主要为脑出血，但也可增加脑梗死的发生风险。

二、临床表现

急性脑梗死可以导致运动障碍（如偏瘫）、语言功能障碍（包括各种类型的失语症，以及构音障碍）、感觉异常、共济失调、头痛、眼球运动障碍、视物异常、眩晕、不自主运动、癫痫和意识障碍等。急性起病的上述症状需要警惕脑梗死的可能性。反复脑梗死或者慢性期患者可以出现痴呆、精神行为异常及步态异常等症状。

与其他非血管性疾病不同的是，脑梗死的临床表现多数符合血管分布区的特点。以下分别从不同供血动脉梗死角度出发，以血管解剖综合征形式描述脑梗死的症状。

（一）大脑中动脉供血区梗死

1.皮质支梗死

完全的皮质支梗死典型表现为突发起病的偏侧面瘫及肢体瘫痪（上肢重、远端重）、偏身感觉障碍，优势半球可出现失语（混合性失语或者运动性失语）、格斯特曼综合征（左右辨别不能、手指失认、失算和书写困难），非优势半球可出现视空间障碍。此外，还可以出现对侧偏盲、象限盲或者凝视障碍等。根据受累分支的不同，上述症状可以单独或合并出现。

2.豆纹动脉梗死

豆纹动脉主要的供血区域包括内囊前肢的上半部、整个内囊和放射冠的上半部、外囊、豆状核，以及尾状核头和体的上半部分。因此，相应的穿支闭塞可以导致以下腔隙综合征的表现，如纯运动性偏瘫、偏身感觉障碍、构音障碍手笨拙综合征，少见的还有失语、偏侧忽视以及结构性失用等，后者有时与皮质支梗死不好鉴别。一般来说，出现这些症状往往提示病灶范围较大。如果病变位于尾状核，还可以出现舞蹈症等不自主运动。

（二）大脑前动脉供血区梗死

肢体瘫痪是大脑前动脉梗死最常见的症状，下肢症状突出，上肢症状相对较轻，一般不会出现面瘫。如果大脑前动脉的分支 Heubner 返动脉梗死累及尾状核头、壳核以及内囊前部时，临床症状不同于常见的大脑前动脉梗死，也可以出现面瘫和上肢瘫痪的症状。还可出现偏身感觉异常，皮质分支受累可以表现出额叶的部分症状，如无动性缄默症、精神行为异常、遗忘、病理性抓握现象及言语障碍等，后者临床上因为无肢体瘫痪等症状，急性起病时常需要与脑炎等其他疾病相鉴别。此外，大脑前动脉梗死可以累及旁中央小叶，从而导致尿失禁或尿潴留。

（三）脉络膜前动脉梗死

脉络膜前动脉梗死的起源及解剖走行和供血区域变异较大，常见供血区域包括视束、视放射、外侧膝状体、内囊后肢的后 2/3、苍白球以及大脑脚的中 1/3 部分，另外也供应侧脑室后角旁的放射冠区域。经典的临床症状三联征包括偏瘫、偏身感觉障碍和同向偏盲，但是多数患者仅表现为上述症状的一部分，临床并无特异性，以不伴失语、意识改变等与大脑中动脉梗死相鉴别。尽管不多见，有时还可以表现出皮质受累的症状。多数脉络膜前动脉梗死临床仅表现为单一的腔隙综合征。少见的症状包括偏瘫、对侧上睑下垂、眼球上下视障碍等（累及中脑）。

（四）大脑后动脉及其分支梗死

大脑后动脉及其分支梗死临床症状取决于大脑后动脉闭塞部位。大脑后动脉起始部闭塞可以累及中脑、顶叶及丘脑。临床表现为不同程度的意识改变、不自主运动、动眼神经麻痹、对侧偏瘫、偏身感觉障碍和偏盲，后者如果单独出现，似大脑中动脉梗死，需要鉴别。大脑后动脉后交通动脉发出后远端闭塞时，临床常无偏瘫（因中脑未受累），可以此为根据与近端病变相鉴别。大脑后动脉远端闭塞累及皮质时最常见的症状是对侧视野缺损，多为同向偏盲，也可为象限盲，症状轻重取决于梗死范围，因黄斑区保留，故视力常不受影响。两侧大脑后动脉梗死临床少见，表现为两侧颞枕叶症状，如皮质盲、言语障碍或认知行为异常等。

丘脑梗死临床常见，其血供主要来源于大脑后动脉。外侧丘脑梗死最常见（丘脑膝状体动脉区梗死），临床常表现为单纯对侧偏身感觉障碍，症状较轻；偏身感觉（包括深感觉）及运动障碍；症状广泛时可以同时出现异常运动，如舞蹈手足徐动症及共济失调（累及锥体外系及小脑束），但是认知和行为能力相对保留。丘脑旁中央梗死（丘脑穿动脉供血）临床表现为急性起病的意识障碍、精神异常及眼球垂直运动障碍。脉络膜后动脉梗死常见的症状是累及外侧膝状体所致的视野缺损。

（五）椎基底动脉及其分支梗死

后循环梗死的特征性临床症状包括眼球垂直运动障碍、复视、脑神经症状及交叉瘫等。急性椎基底动脉闭塞可表现为意识障碍、四肢瘫、共济失调、高热及眩晕、呕吐等，临床出现上述症状时要高度警惕危及生命的后循环梗死可能。

1.基底动脉穿支闭塞

基底动脉穿支闭塞可以出现中脑或脑桥梗死。

（1）中脑旁中央动脉梗死临床常出现动眼神经麻痹或者眼球垂直运动障碍，可表现为以下综合征：①韦伯综合征，表现为同侧动眼神经麻痹和对侧肢体的偏瘫；②克洛德综合征，表现为同侧动眼神经麻痹和对侧小脑症状；③贝内迪克特综合征，表现为同侧动眼神经麻痹和对侧不自主运动（震颤或者舞蹈症）。脑桥旁中央梗死常累及皮质脊髓束、皮质脑桥小脑束，以及皮质核束，临床表现包括构音障碍手笨拙综合征、纯运动性偏瘫、共济失调性偏瘫、凝视障碍（双眼凝视向偏瘫侧）等。

（2）脑桥梗死可出现以下综合征：①米亚尔-居布勒综合征，表现为同侧展神经和面神经瘫痪，对侧偏瘫；②福维尔综合征，表现为同侧凝视麻痹、周围性面瘫和对侧偏瘫。针尖样瞳孔是脑桥病变的特征性体征。

2.基底动脉尖综合征

基底动脉尖综合征临床症状与累及部位（包括中脑、小脑上部、丘脑、颞叶内侧及枕叶）有关，可表现为眼球垂直运动障碍及瞳孔异常、动眼神经麻痹、核间性眼肌瘫痪、意识水平下降、病变对侧偏盲或者皮质盲以及严重的记忆障碍。临床上急性出现上述部分症状时，需要高度警惕基底动脉尖综合征的可能性，及时诊断有利于及时治疗。

3.小脑及其供血动脉梗死

小脑上动脉梗死常同时合并脑干受累，常见症状包括同侧辨距不良、同侧霍纳综合征、对侧偏身痛温觉减退及对侧滑车神经麻痹；小脑前下动脉供应脑桥背侧、小脑和小脑中脚等，其发生梗死时可表现为眩晕、呕吐、耳鸣和构音障碍，查体可发现同侧面瘫、听力减退、三叉神经病变、感觉障碍、霍纳综合征、辨距不良和对侧躯干肢体痛温觉减退。小脑后下动脉闭塞综合征临床最常见表现为眩晕、呕吐和眼球震颤（前庭神经核）、交叉性感觉障碍（三叉神经脊束核及交叉过来的脊髓丘脑束）、同侧霍纳综合征（下行的交感神经纤维受累）、饮水呛咳、吞咽困难和声音嘶哑、同侧小脑性共济失调。

三、诊断

（一）诊断要点

脑梗死的诊断主要依据临床表现和影像检查。急性起病，迅速达高峰的局灶性神经功能缺损，后者符合血管分布特征，头部 CT 或 MRI 检查未见出血改变，或者出现典型的低密度责任病灶，排除其他疾病，基本可以诊断为脑梗死。头部 MRI 检查＋弥散加权成像检查对于早期脑梗死的诊断具有特异性，即弥散加权成像检查显示病灶处高信号，相应的表观弥散系数值降低的影像特征。因此，临床表现不典型或疑诊后循环脑梗死时，及时行弥散加权成像检查非常必要。

需要分析梗死灶类型，如皮质梗死或区域性梗死、分水岭梗死和穿支动脉区梗死，并关注受累血管分布，并最终做出脑梗死的病因诊断。梗死灶还应区分为单一或多发性梗死。头部 CT 检查对皮质微小梗死灶，以及某些分水岭梗死灶不敏感。因此，头部 CT 检查仅发现穿支动脉区梗死灶，未必表示其他部位没有梗死灶，因为梗死灶类型和分布对于判断造成梗死灶的源头及最终的病因诊断很重要，需关注受累血管分布是否仅限于前循环、后循环或前后循环均累及。受累血管分布差异，也往往对提示病变源头具有价值。

（二）辅助检查

1.脑病变检查

颅脑 CT 检查是疑似脑卒中患者首选的影像学检查方法。颅脑 CT 检查，在起病 24～48 小时可发现低密度软化区。在脑梗死的检查中，MRI 检查更具优越性，但是单光子发射 CT 不仅能更早地发现脑梗死，还能定量检测脑血流量和反映组织的病理生理。

2.血管病变检查

颅内、外血管病变检查有助于了解脑梗死的发病机制及病因，指导选择治疗方案。常用检查包括颈动脉双功能超声检查、TCD、磁共振血管成像、计算机体层成像血管造影(computed tomography angiography，CTA)和DSA等。颈动脉双功能超声对发现颅外颈部血管病变，特别是狭窄和斑块很有帮助；TCD可检查颅内血流、微栓子及监测治疗效果，但其受操作技术水平和骨窗的影响较大。磁共振血管成像和CTA可提供有关血管闭塞或狭窄的信息，以DSA为参考标准，磁共振血管成像发现椎动脉及颅外动脉狭窄的敏感度和特异度为70%～100%。磁共振血管成像可显示颅内大血管近端闭塞或狭窄，但对远端或分支显示不清。DSA的准确性最高，仍是当前血管病变检查的金标准，但主要缺点是有创伤性。

3.实验室及影像检查选择

对疑似脑卒中患者应进行常规实验室检查，以便排除类卒中或其他病因。

(1)所有患者都应做的检查：平扫脑CT或MRI检查、血糖、血脂、肝功能、肾功能、电解质、心电图和心肌缺血标志物、血常规(包括血小板计数、凝血酶原时间、国际标准化比值和活化部分凝血活酶时间)、血氧饱和度、胸部X线检查。

(2)部分患者必要时可选择的检查：毒理学筛选、血液酒精水平、妊娠试验、动脉血气分析(若怀疑缺氧)、腰椎穿刺(怀疑蛛网膜下腔出血而CT未显示或怀疑脑梗死继发于感染性疾病)、EEG(怀疑癫痫发作)、超声心动图(心脏附壁血栓、心房黏液瘤和二尖瓣脱垂)等。

四、鉴别诊断

(一)脑出血

与脑梗死相比，脑出血起病更急，数分钟或数小时内出现神经系统局灶定位症状和体征，常有头痛、呕吐等颅内压增高症状及不同程度的意识障碍，血压明显增高。但是，大面积脑梗死和脑出血、轻型脑出血与一般脑血栓形成症状相似。可行头颅CT以鉴别。

(二)脑栓塞

脑栓塞起病急骤，数秒钟或数分钟内症状达到高峰，患者常有心脏病史，特别是心房纤颤、细菌性心内膜炎、心肌梗死或其他栓子来源时，应考虑脑栓塞。

(三)颅内占位性病变

颅内占位性病变，如硬脑膜下血肿、颅内肿瘤、脑脓肿等起病也较快，出现偏瘫等症状及体征，需与脑梗死相鉴别。可行头颅 CT 或 MRI 检查进行鉴别。

五、治疗

（一）急性期的治疗

1.一般支持治疗

一般支持治疗的主要目的是尽量维持患者的内环境稳定，为脑梗死的特异性治疗创造条件。常规的一般治疗包括纠正低氧血症、及时处理心脏病变、积极控制感染和体温升高（>38 ℃时给予降温）、重视营养支持等。脑梗死早期的高血压处理仍没有定论，普遍认为急骤降压有可能加重脑梗死。作为溶栓前准备，应使收缩压<24.0 kPa（180 mmHg）、舒张压<13.33 kPa（100 mmHg）。血压持续升高，收缩压≥26.67 kPa（200 mmHg）或舒张压≥14.67 kPa（110 mmHg），或伴有严重心功能不全、主动脉夹层、高血压脑病者，可予以谨慎降压治疗，并严密观察血压变化，必要时可静脉使用短效药物，如拉贝洛尔、尼卡地平等。约 40%的患者存在脑梗死后高血糖，预后不良。在血糖>11.1 mmol/L 时，给予胰岛素治疗。低血糖可直接导致脑缺血损伤和水肿加重，同样对预后不利。因此，血糖<2.8 mmol/L时，给予 10%～20%葡萄糖口服或注射治疗。

2.溶栓治疗

（1）静脉溶栓治疗：在发病时间内，通过静脉注射溶栓药物溶解血栓。常用的溶栓药物包括阿替普酶、尿激酶等。这种方法相对简单，但需要在专业医师的指导下进行。

（2）动脉溶栓治疗：通过导管直接将溶栓药物注入阻塞的血管内部。这种方法需要手术技术支持，且操作相对复杂。

（3）机械取栓治疗：通过导管将取栓器送到阻塞血管处，将血栓取出。这种方法同样需要专业的手术技术。

3.抗血小板治疗

脑梗死后 48 小时内口服阿司匹林（150～300 mg/d）能减少复发，但会轻度增加症状性颅内出血的风险。对不能耐受阿司匹林者，可考虑选用氯吡格雷等抗血小板治疗。

4.恶性大面积脑梗死的减压治疗

严重脑水肿和颅内压增高是急性重症脑梗死的常见并发症。对于发病 48 小时内、60 岁以下的恶性大脑中动脉梗死伴严重颅内压增高患者，外科减压治疗可以降低病死率和致残率。对压迫脑干的大面积小脑梗死患者，也可考虑积极外科干预。

5.其他治疗

抗凝治疗不能降低脑梗死病死率和致残率，但对于严重偏瘫的患者，抗凝治疗可以用于防治下肢静脉血栓形成和肺栓塞。有关降纤、扩容、神经保护、中医药的脑梗死治疗研究正在进行，但目前还没有足够的证据使这些治疗方法广泛应用于临床。

(二)脑梗死的二级预防

脑梗死的二级预防即脑梗死复发的预防，应该从急性期就开始实施。脑梗死二级预防的关键在于对脑梗死病因的诊断及危险因素的认识，针对不同病因，对不同复发风险的患者进行分层，制订出具有针对性的个体化治疗方案。

1.危险因素控制

危险因素控制主要包括以下几项。

(1)对于高血压患者，在参考高龄、基础血压、平时用药、可耐受性的情况下，降压目标一般应该达到≤18.67/12.00 kPa(140/90 mmHg)，理想应达到≤17.33/10.67 kPa(130/80 mmHg)。

(2)糖尿病血糖控制的靶目标为糖化血红蛋白<6.5%，但对于高危2型糖尿病患者要注意血糖不能降得过低，以免增加病死率。

(3)胆固醇水平升高或动脉粥样硬化性患者，应使用他汀类药物，目标为低密度脂蛋白胆固醇水平降至2.07mmol/L以下或低密度脂蛋白胆固醇下降幅度达到30%～40%。

(4)戒烟、限酒、增加体育活动、改善生活方式。

2.大动脉粥样硬化型脑梗死患者的非药物治疗

大动脉粥样硬化型脑梗死是复发率最高的分型。尽管高危因素的药物控制可以降低该类脑梗死的复发率，但是部分内科治疗无效的患者需要考虑介入或者外科干预治疗。

(1)有症状性颈动脉狭窄70%～99%的患者，可考虑行颈动脉内膜切除术，术后继续抗血小板治疗。

(2)对于无条件做颈动脉内膜切除术、有颈动脉内膜切除术禁忌或手术不能到达、颈动脉内膜切除术后早期再狭窄、放射治疗后狭窄可考虑行颈动脉支架置入术。颈动脉支架置入术前给予氯吡格雷和阿司匹林联用，持续至术后至少1个月。

3.心源性脑栓塞的抗栓治疗

心源性脑栓塞所致脑梗死的二级预防基础是抗凝，从传统的口服华法林到凝血酶抑制剂，依从性好的患者可以将脑梗死复发的概率降低 2/3。华法林的目标剂量是维持国际标准化比值在 2.0～3.0，而凝血酶抑制剂则不必检查国际标准化比值。对于不能接受抗凝治疗的患者，可以使用抗血小板治疗。

4.非心源性脑梗死的抗栓治疗

对于非心源性脑梗死的患者，大多数情况均给予抗血小板药物进行二级预防。药物的选择以单药治疗为主，氯吡格雷（75 mg/d）、阿司匹林（50～325 mg/d）都可以作为首选药物；有证据表明，氯吡格雷优于阿司匹林，尤其对于高危患者获益更显著，但是会大幅度增加治疗费用。长期应用双重抗血小板药物（>3 个月），可能会增加出血风险，但对于有急性冠状动脉疾病（如不稳定型心绞痛、无 Q 波心肌梗死）或近期有颈动脉支架成形术的患者，可以联合应用氯吡格雷和阿司匹林。

5.其他特殊情况

一些脑梗死具有非常常见的病因，此类患者需要根据具体病因进行处理。动脉夹层患者发生脑梗死后，可以选择抗凝治疗或抗血小板治疗。常用抗凝治疗的方法：静脉应用肝素维持活化部分凝血酶时间 50～70 秒或低分子肝素治疗；随后改为口服华法林抗凝治疗（国际标准化比值为 2.0～3.0），通常使用 3～6 个月。药物规范治疗后仍有复发的患者可以考虑血管内治疗或者外科手术治疗。不明原因的脑梗死或短暂性脑缺血发作合并卵圆孔未闭的患者，多使用抗血小板治疗。如果合并存在下肢静脉血栓形成、房间隔瘤或抗凝治疗的其他指征，如心房颤动、高凝状态，可以采用华法林治疗（目标国际标准化比值为 2.0～3.0）。

伴有高同型半胱氨酸血症（空腹血浆水平>16 mmol/L）的患者，每天给予维生素 B_6、维生素 B_{12} 和叶酸口服，可以降低同型半胱氨酸水平。尽管降低同型半胱氨酸水平在一级预防中的证据较充分，其是否可以降低复发仍需进一步研究。

六、精选案例

（一）案例一

1.案例摘要

毕某，女，80 岁。

主诉：言语不能伴右侧肢体无力 3 小时。

现病史：患者无明显诱因出现言语不能、不能沟通、听不懂旁人说话，右上肢肌张力高，体格检查不配合，右下肢活动差，无恶心、呕吐，无抽搐汗出，无意识不清，无耳鸣。伤害严重程度评分为 5 分，为求系统治疗，就诊于我院门诊，门诊以脑血管病收入院。患者平车入室，神志欠清，精神差，言语不能，右侧肢体活动差。

既往史：脑梗死、脑萎缩、高血压病史，有时不能认人，不规律服药，血压控制不详；发现右侧大脑中动脉远端分支畸形 4 年。否认冠心病、糖尿病病史，否认肝炎、结核等传染病史，否认输血史，否认重大外伤及手术史，否认药物及食物过敏史。预防接种史随当地。

个人史：生于原籍，无长期外地居住史，居住条件良好；无疫区旅居史。无放射性物质及毒物接触史，无烟酒等不良嗜好。

婚育史：适龄婚育，育有 3 女 1 子，体健。

月经史：已绝经。

家族史：否认家族遗传病史。

体格检查：体温 36.7 ℃，脉搏 88 次/分，呼吸 19 次/分，血压 19.33/10.40 kPa（145/78 mmHg）。患者老年女性，神志欠清，精神差，形体适中，自主体位，体格检查不合作。全身皮肤黏膜无黄染、皮疹及皮下出血点，浅表淋巴结未及触及肿大。头颅无畸形，大小适中，耳鼻无异常分泌物，口唇无发绀，咽无充血，扁桃体无肿大，伸舌不配合。气管居中，甲状腺无肿大。胸廓对称，无畸形，双肺听诊呼吸音粗，未及明显干、湿啰音，心音低钝，心率 88 次/分，律齐，无杂音。腹软，无压痛及反跳痛，肝、脾肋下未触及，双肾区无叩击痛。双下肢无水肿，肛门及外生殖器未查。

专科情况：神志欠清，精神差，言语不能，体格检查不合作。两侧瞳孔等大等圆，直径约 3 mm，直接对光反射及间接对光反射存在。双眼睑无下垂，眼球向各方向活动灵活，无复视及眼球震颤。角膜反射正常，两侧额纹对称，双耳听力未知。伸舌不能。右上肢肌张力高，肌力体格检查不配合，余肢体肌张力可，右下肢肌力 2+级，左侧肢体肌力 5 级，右侧巴宾斯基征（+），左侧巴宾斯基征（－）。颈软，无抵抗，脑膜刺激征阴性。

辅助检查：颅脑 CT 提示脑内多发腔隙性梗死灶、脑萎缩；结合病史，不排除右侧顶叶动静脉畸形伴钙化，建议结合临床，必要时复查或进一步检查。指尖血糖 11.7 mmol/L。血生化检查显示凝血酶时间 9.6 秒，肌红蛋白 60.79 ng/mL，高敏肌钙蛋白 0.02 ng/mL，红细胞 3.74×10^{12}/L，血红蛋白 111 g/L，平均红细胞血红蛋白浓度 315 g/L，脑利尿钠肽、电解质未见异常，糖化血红蛋白 6.3%，白蛋白（溴甲酚绿法）39.6 g/L，白球比 1.13，前白蛋白 161 mg/L，总胆固醇 5.38 mmol/L，高密度脂蛋白 1.77 mmol/L，载脂蛋白 B 1.15 g/L，葡萄糖（葡萄糖氧化酶法）7.38 mmol/L，同型半胱氨酸 21.7 μmol/L；甲状腺功能三项未见异常。复查颅脑 CT 提示颅内多发脑梗灶；右侧顶叶血管畸形可考虑；老年脑改变；脑白质疏松；颅内段椎动脉钙化；附见鼻窦炎，鼻甲肥大；请结合临床复查或进一步检查。

初步诊断：急性脑梗死；高血压；脑萎缩；脑动静脉畸形。

诊疗经过：入院后予以神经内科一级护理，心电监护、吸氧，监测生命体征。予阿替普酶溶栓，瑞舒伐他汀调脂稳斑，肌苷注射液促进细胞代谢，丹参注射液活血化瘀，泮托拉唑保护胃黏膜，适当补液维持血容量，增加脑灌注，四黄散贴敷预防静脉炎，给予调节电解质平衡、纠正贫血治疗及对症治疗。

出院诊断：急性脑梗死；高血压；脑萎缩；脑动静脉畸形；电解质紊乱，低钾血症。

2.案例分析

脑梗死是脑卒中最常见的类型，占我国新发脑卒中的 69.6%～72.8%。易复发、致残，急性脑梗死再灌注治疗的早期目标是恢复缺血区域的血流灌注，静脉溶栓是有效恢复脑血流的措施，越早治疗，有效性、安全性越高。

阿替普酶是一种重组组织型纤溶酶原激活物，常用于治疗时间窗为发病 4.5 小时以内的脑梗死。

患者既往有脑梗死、脑萎缩、高血压病史，4 年前发现右侧大脑中动脉远端分支畸形。患者发病 3 小时，颅脑 CT 未见出血，在溶栓时间窗内，排除溶栓禁忌证，给予阿替普酶静脉溶栓治疗，溶栓后患者言语不利症状好转，右侧肢体肌力较前恢复，伤害严重程度评分为 1 分，予以心电监护、吸氧，监测生命体征。瑞舒伐他汀调脂稳斑，肌苷注射液促进细胞代谢，丹参注射液活血化瘀，泮托拉唑保护胃黏膜，适当补液维持血容量，增加脑灌注及对症治疗。

（二）案例二

1.案例摘要

石某，女，84 岁。

主诉：言语不利伴左侧肢体力弱 40 分钟。

现病史：患者无诱因出现左侧肢体力弱，上肢可抬举，下肢可轻微抬起，言语不利，左侧口角低垂，眼球向右凝视，伤害严重程度分值评分 7 分，无头晕，无胸闷感，无胸痛，无头痛、发热，无饮水呛咳、吞咽呛咳，无抽搐汗出，无意识不清，无耳鸣。急叫救护车送入我院。颅脑CT示颅内多发脑梗灶；脑白质疏松、脑萎缩；颅内段椎动脉钙化；附见鼻窦炎并局部囊肿形成。行颅脑CT后呕吐1次，呕吐物为胃内容物，无鲜红色及咖啡色样物质。急诊以急性脑血管病收入院。患者自发病以来，神志清，精神差，未进饮食，睡眠可，大小便正常，体重较前无明显变化。

既往史：既往高血压病史20余年，脑梗死病史8年，未遗留后遗症；左下肢血栓病史3年余，未复查；发现心房颤动、频发房性期前收缩2月余。否认冠心病、糖尿病病史，否认肝炎、结核等传染病史。否认输血史，否认重大外伤及手术史。有头孢菌素过敏史。预防接种史随当地。

个人史：出生并居住本地，居住及工作条件可，无工业毒物、粉尘、放射性物质接触史。生活规律，无不良嗜好。

婚育史：适龄结婚，育有3子2女。

月经史：已绝经。

家族史：否认家族传染病及遗传病史。

体格检查：体温36.7 ℃，脉搏102次/分，呼吸19次/分，血压21.64/14.93 kPa (161/112 mmHg)。患者老年女性，神志清，精神差，形体适中，自主体位，体格检查合作。全身皮肤黏膜无黄染、皮疹及皮下出血点，浅表淋巴结未触及肿大。头颅无畸形，大小适中，耳鼻无异常分泌物，口唇无发绀，咽无充血，扁桃体无肿大，伸舌不能。气管居中，甲状腺无肿大。胸廓对称，无畸形，双肺听诊呼吸音粗，未闻及明显干、湿啰音，心音低钝，心率130次/分，律不齐，无杂音。腹软，无压痛及反跳痛，肝、脾肋下未触及，双肾区无叩击痛。双下肢无水肿，肛门及外生殖器未查。

专科情况：神志清，精神差，言语欠清晰，体格检查合作。两侧瞳孔等大等圆，直径约3 mm，直接对光反射及间接对光反射存在。双眼睑无下垂，眼球向右凝视，无复视、眼球震颤。角膜反射正常，两侧额纹对称，左侧鼻唇沟变浅，双耳听力正常。伸舌不能。四肢肌张力正常，左侧肢体肌力3级，其余肌力5级，两侧巴宾斯基征未引出。

辅助检查：颅脑CT示颅内多发脑梗灶；脑白质疏松、脑萎缩；颅内段椎动脉钙化；附见鼻窦炎并局部囊肿形成。心电图示快速型心房颤动，ST-T段改变。随机指尖血糖6.4 mmol/L。葡萄糖(葡萄糖氧化酶法)6.34 mmol/L，D-二聚体1.2 g/L，血常规、电解质、C反应蛋白测定无异常。颅脑MRI+弥散加权成像示脑内多发缺血、梗死、软化灶，右侧颞额叶急性期脑梗死；脑白质疏松；老年性脑改变;鼻窦炎并左侧上颌窦囊肿形成,鼻甲肥大。血生化检查示总蛋白 63.3 g/L,白蛋白(溴甲酚绿法)36.1 g/L,碱性磷酸酶 159 U/L,前白蛋白 165 mg/L,脂蛋白 512 mg/L,纤维蛋白原 1.47 g/L,凝血酶时间 25.11 秒,D-二聚体 3.99 g/L,中性粒细胞百分比 81.9%,淋巴细胞百分比 11.9%,嗜酸性粒细胞百分比 0.3%,淋巴细胞数目 0.81×10^{9}/L,红细胞 3.47×10^{12}/L,血红蛋白 111 g/L,血细胞比容 33.1%,肾功能、血脂、血糖、电解质、血同型半胱氨酸测定无异常。

初步诊断:脑梗死;高血压(3 级,极高危);心律失常(快速型心房颤动、房性期前收缩)。

诊疗经过:入院予以神经内科一级护理,心电监护、吸氧,监测生命体征。予阿替普酶溶栓,胺碘酮控制心室率,疏血通活血化瘀,丁苯酞改善侧支循环,泮托拉唑保护胃黏膜,瑞舒伐他汀钙片调脂稳斑,肌苷注射液改善细胞代谢,四黄散贴敷预防静脉炎及其他对症治疗。

出院诊断:脑梗死;高血压(3 级,极高危);心律失常(快速型心房颤动、房性期前收缩)。

2.案例分析

急性脑梗死是脑卒中最常见的类型,占我国新发脑卒中的 69.6%~72.8%。易复发、致残,急性脑梗死再灌注治疗的早期目标是恢复缺血区域的血流灌注,静脉溶栓是有效恢复脑血流的措施,越早治疗,有效性、安全性越高。阿替普酶是一种重组组织型纤溶酶原激活物,常用于治疗时间窗为发病 4.5 小时以内的脑梗死。

患者有心房颤动病史,平素未服用抗凝药物,此次发病考虑心房颤动导致的脑动脉栓塞并发症可能,患者发病 40 分钟,颅脑 CT 未见出血,在溶栓时间窗内,排除溶栓禁忌证,给予阿替普酶静脉溶栓治疗,考虑患者高龄,家属商议后不考虑脑动脉取栓术。溶栓后患者言语不利症状好转,左侧肢体肌力较前恢复,伤害严重程度评分为 4 分。患者发病时心室率较快,给予胺碘酮控制心室率。心电监护、吸氧,监测生命体征,疏血通活血化瘀,丁苯酞改善侧支循环,泮托拉唑保护胃黏膜,瑞舒伐他汀钙片调脂稳斑,肌苷注射液改善细胞代谢等治疗。

第二节 脑 出 血

一、病因与发病机制

(一)病因

脑出血的原因较多,最常见的是高血压,其他病因包括脑动脉粥样硬化、血液病(白血病、再生障碍性贫血、血小板减少性紫癜、血友病、红细胞增多症和镰状细胞病等),以及动脉瘤、动静脉畸形、烟雾病、脑动脉炎、硬膜静脉窦血栓形成、夹层动脉瘤、脑梗死继发脑出血、抗凝或溶栓治疗等。脑淀粉样血管病是脑出血的罕见病因,本病在老年患者(平均年龄 70 岁)中最为常见,典型病变为多灶性脑叶出血。偶见原发性或转移性脑肿瘤性出血。伴发出血的肿瘤包括胶质母细胞瘤、黑色素瘤、绒毛膜癌、肾细胞癌及支气管类癌等。

(二)发病机制

1.原发性脑损伤

(1)高血压性脑出血:研究发现,颅内压升高可能导致脑疝综合征,动脉受压迫进而缺血。颅内动脉具有中层肌细胞、外层结缔组织少、外弹力层缺失等缺点,长期血压升高可使内膜基质肿胀和脂质沉淀,血管脆性增加,血管壁张力丧失并伴有纤维素样坏死和玻璃样变性。在此基础上,血压突然升高容易导致血管破裂出血,引发一系列神经功能障碍。更有学者认为,高血压脑出血破入脑室患者易出现早期脑血管痉挛,进一步导致迟发型脑缺血,因此调控血压对于脑血管疾病的预防相当关键。

(2)脑淀粉样血管病相关性脑出血:脑淀粉样血管病指 β-淀粉样蛋白沉积于脑皮质和软脑膜的中小血管的中膜与外膜,导致以反复多发性脑出血为主要表现的脑小血管病,一般不伴有全身系统淀粉样变性。据相关研究,部分脑淀粉样血管病似乎是一种蛋白质消除失败的血管病变,这种功能障碍是一个前馈过程,可能导致血管 β-淀粉样蛋白积累恶化,激活血管损伤通路和血管生理损伤。有研究认为,脑血管 β-淀粉样蛋白主要来源于大脑,通过血管周围引流途径转运至血管壁,并与细胞外成分相互作用,在血管基膜上聚合成原纤维。血管周围引流通路受损导致 β-淀粉样蛋白清除率降低,血管周围微小出血灶可能发展为有临床症状的脑叶出血，因此，β-淀粉样蛋白的产生与清除之间的不平衡在一定程度上加剧了淀粉样蛋白在脑血管的聚集，增加了脑出血的风险。

2.继发性脑损伤

(1)氧化应激：研究发现，氧化应激可导致动脉硬化，造成血管痉挛等，这与脑出血发病密切相关。大脑是机体代谢最旺盛的器官，脑组织对于氧的需求占全身耗氧量的20%左右，神经细胞耗氧需求量大，但抗氧化水平易受多种因素影响，故机体易受氧化应激影响。一般机体内的抗氧化物质(超氧化物歧化酶、谷胱甘肽过氧化物酶、维生素C等)能够及时有效地清除大脑内氧化代谢产生的多余自由基，从而对脑组织产生保护作用。病理情况下，大脑活性氧化物与抗氧化之间的平衡被打破，大量氧化代谢产物自由基蓄积，引发氧化应激并产生一系列化合物，其中一些有毒性和生物活性(超氧阴离子、羟基自由基、一氧化氮和脂质自由基)，这些化合物弥散到血肿周围的白质中，可能引起或促成脑出血后的病理后遗症。研究发现，氧化应激与蛛网膜下腔出血伴血肿的关系密切。血管组织产生的超氧化物及其与一氧化氮的相互作用在血管病理生理中起重要作用。

(2)炎症反应：脑出血时组织中白细胞介素和肿瘤坏死因子-α水平升高，导致小胶质细胞活化和炎症细胞浸润。这说明脑出血与炎症反应密切相关。有学者研究发现，Toll样受体4通过核因子κB途径增加促炎细胞因子的产生，在脑出血的炎症触发中发挥关键作用。Toll样受体4在中枢神经系统中分布广泛，尤其是在小胶质细胞中表达最丰富，这些相关因子的表达对于脑细胞神经损伤十分严重，因此通过调控相关因子来进一步改善脑部功能甚是关键。

(3)细胞凋亡：脑出血的重要机制之一。细胞内钙离子浓度升高、内源性核酸内切酶活性增高，进而促进细胞自然死亡。有学者研究发现，外泌体在细胞通讯中发挥重要作用，小分子核糖核酸(ribonucleic acid，RNA)是参与许多生物过程的关键基因调控因子，已被证实可加重或减轻脑出血所致的脑损伤。细胞凋亡主要是由线粒体外膜渗透启动，通过从细胞质转移到线粒体外膜促进细胞凋亡。该家族的一个主要成员*Bcl-2*基因抑制凋亡途径，*Bax*/*Bcl-2*比例的增加促进细胞凋亡。胱天蛋白酶-3是胱天蛋白酶家族成员，是神经细胞凋亡的关键介导因子。此外，研究表明，导致坏死的刺激(如谷氨酸、凝血酶和活性氧)也被认为是凋亡诱导因子。因此，细胞凋亡是神经递质、线粒体功能损伤、炎症反应等的共同结果。

(4)脑水肿：脑出血患者在数小时内进展为血肿周围水肿，导致继发性损伤，表现为血脑屏障完整性受损和邻近组织破坏。有学者研究发现，自然杀伤细胞是脑出血早期阶段的主要免疫细胞亚群，其数量超过其他类型浸润免疫细胞，然而在脑出血后，自然杀伤细胞亚群具有较高的细胞毒性或强烈的趋化因子产生特征，与周围的自然杀伤细胞相区别。因此，在脑出血后，自然杀伤细胞通过对大脑内皮细胞的细胞毒性和中性粒细胞的补充，加重局灶性炎症，从而加剧血脑屏障破坏和脑水肿。脑水肿的形成对脑细胞的损伤是不可逆的，防治脑水肿对于保护脑组织至关重要。

(5)线粒体受损：线粒体具有维持细胞形态和为机体提供能量的功能。线粒体功能障碍会进一步加重神经并发症。研究发现，钙的失调可以归因于线粒体钙超载或不能吸收钙，线粒体钙超载已被证明是缺血发作后再灌注损伤的标志之一。有学者研究表明，亚铁离子超载是脑出血后线粒体损伤、神经元调节性坏死，以及神经功能损伤的关键原因，亚铁离子超载会进一步引起线粒体羟自由基增加，进而导致脑出血。

二、临床表现

(一)基底节区脑出血

基底节区脑出血占脑出血的60%～70%，常见于壳核、丘脑和尾状核头等部位，是最常见的脑出血类型，主要由豆纹动脉破裂所致。壳核出血临床症状常表现为病灶对侧偏瘫、眼球向病灶侧同向偏视。尾状核出血相对少见，此部位血肿常破入脑室或邻近的内囊和下丘脑，临床表现与蛛网膜下腔出血相似，多仅有头痛、呕吐、脑膜刺激征或精神行为异常而无明显瘫痪。当病灶很大时，临床表现与壳核出血相似。丘脑出血导致对侧肢体显著感觉异常或轻偏瘫，网状激活系统受累时可出现意识水平下降或嗜睡，部分患者还可出现精神行为异常或失语。

(二)丘脑出血

丘脑出血临床表现似壳核出血，患者可有意识障碍、反应迟钝，主侧出血可有丘脑性失语，表现为音量较小、语调低，可有语音性错语、找词困难、复述保留相对较好，听理解、阅读理解有障碍，书写大多数有障碍，还可出现双眼垂直运动障碍、双眼球同向上或向下凝视、瞳孔缩小等症状。如血肿阻塞第三脑室，可出现颅内压增高症状和脑积水体征。

(三)脑桥出血

脑桥出血约占脑出血的10%，是原发性脑干出血最常见的位置。病情多数危重，出血量>5 mL即可出现昏迷、四肢瘫、呼吸衰竭等，还可出现应激性溃疡、中枢性高热，多数患者在发病后48小时内死亡，是极为凶险的一类脑出血。发病后患者很快进入昏迷状态。出血常先从一侧脑桥开始，表现为出血侧面瘫和对侧肢体弛缓性瘫痪(交叉性瘫痪)。头和双眼转向非出血侧，呈凝视瘫肢状。出血扩大并波及两侧脑桥，则出现两侧面瘫和四肢瘫痪。后者多为弛缓性，少数为痉挛性或呈去大脑强直，两侧病理征阳性，眼球自主活动消失，瞳孔小且呈针尖样，瞳孔对光反射迟钝或消失。此征见于1/3的患者，为脑桥出血特征性症状，是脑桥内交感神经纤维受损所致。持续高热(体温≥39 ℃)乃由出血阻断丘脑下部对体温的调节所致。由于脑干呼吸中枢受影响，常出现不规则呼吸和呼吸困难。双瞳孔散大、对光反应消失，呼吸不规则，脉搏和血压异常，体温不断上升或突然下降，均提示病情危重。

(四)小脑出血

小脑出血约占脑出血的10%，常表现为突发的眩晕，呕吐，枕、颈或前额疼痛，步态不稳。体格检查常可见眼球震颤、病侧共济失调，但无肢体瘫痪等，出血量较大时可导致脑干及第四脑室受压，引发脑脊液回流受阻，导致意识障碍甚至脑疝。

(五)脑室出血

脑室出血占脑出血的3%～5%，脑室内出血与蛛网膜下腔出血一样，表现为头痛、呕吐、颈部僵硬及意识障碍等症状。见于上述脑实质出血，如壳核或丘脑出血可破入侧脑室，量大时可充满整个脑室和蛛网膜下腔。小脑或脑桥出血可破入第四脑室，量大时可逆流入幕上脑室系统。脑室出血者病情多危重，意识常在发病后1～2小时内进入昏迷，出现四肢抽搐或瘫痪，两侧病理征阳性，可有脑膜刺激征、多汗、呕吐、去脑强直等临床表现。呼吸深沉并带鼾声，后转为不规则的呼吸。脉搏由缓慢有力转为细速和不规则。血压不稳定(如血压下降)伴体温升高，多提示预后不良。

三、诊断

(一)诊断要点

脑出血多发生于50岁以上伴有高血压的患者，尤其是60～70岁年龄段更多见。近年来，50岁以下的患者有增加的趋势，性别差异不大，一年四季皆可发病，寒冷或气温骤变时节发病较多，通常是在情绪激动、精神紧张、剧烈活动、用力过度、咳嗽、排便等情况下引起血压升高而发病，也可在安静无活动状态下发病；多发生于体型肥胖、面色潮红、颈短肩宽的患者，部分患者可有家族遗传史。起病常较突然，出血前多数无前驱症状，出血后临床表现与出血的部位、出血量、出血速度及代偿能力有很大的关系，表现为患者突然或逐渐意识障碍加深和血压持续升高。

(二)辅助检查

1.颅脑 CT 检查

颅脑 CT 检查是诊断和鉴别诊断脑出血的一种准确可靠的工具，在高清晰度的 CT 图像上，脑出血的诊断率几乎可达 100%。它不仅为脑出血的定性、定位与定量诊断提供了可靠依据，而且可以直观反映血肿的形态、扩展方向、破入脑室的程度及其所致的脑水肿、脑结构移位情况等。因此，CT 检查既是有效的诊断方法，也是制订治疗方案、观察疗效、判断预后的重要依据。对疑有脑出血的患者，应首选 CT 检查，并应尽早进行，必要时还应多次检查，观察血肿的动态变化。脑出血依据病期不同，CT 表现也不同。

2.颅脑 MRI 检查

急性期对幕上及小脑出血时，颅脑 MRI 检查不如 CT 检查；对脑干出血，颅脑 MRI 检查优于 CT 检查。病程 4～5 周后 CT 检查不能辨认脑出血时，MRI 检查仍可明确分辨，故可区别陈旧性出血和脑梗死，可显示血管畸形的流空效应。磁共振血管成像检查较 CT 检查更易发现脑血管畸形、动脉瘤及肿瘤等出血原因。

脑出血后，MRI 检查主要显示的是血肿和血肿周围组织水肿演变过程中所形成的影像，它实际上反映了出血区红细胞的溶解和血红蛋白分子的化学变化过程。在 MRI 图像上，血肿信号的强弱受红细胞铁离子的影响。出血后，红细胞内所含血红蛋白历经氧合血红蛋白、还原血红蛋白、高铁血红蛋白、含铁血红素的变化过程。血红蛋白变化过程中不同阶段的物质所含铁离子的数量和不成对电子的数量都不同，它们在构成这些物质的分子中的分布不同，因而所产生的顺磁性效应也不同。

脑出血后不同时期血肿根据氧合血红蛋白、还原血红蛋白、高铁血红蛋白、含铁血黄素的含量变化，在 MRI 上出现不同的信号改变。超急性期(＜24 小时)血肿的主要成分为氧合血红蛋白，含少量还原血红蛋白，T_1 加权像呈等信号，T_2 加权像呈稍低信号；急性期(1～7 天)，主要成分为还原血红蛋白，含少量氧合血红蛋白，T_1 加权像呈等信号，T_2 加权像呈低信号，血肿中心更低信号；亚急性期(1～4 周),主要成分为高铁血红蛋白,血肿中心有少量还原血红蛋白,示高信号,中心稍低信号;慢性期(>1 月),血肿周边主要为含铁血黄素,T_1加权像示低信号,T_2加权像示血肿中心高信号,周边低信号。

3.DSA 检查

脑出血患者一般不需要进行 DSA 检查,除非临床上怀疑有血管畸形、血管炎或烟雾病而需外科手术或血管介入治疗时才考虑进行。DSA 可清楚显示异常血管和造影剂外漏的破裂血管及部位。

4.腰椎穿刺

在 CT 检查广泛应用后,已无须采用腰椎穿刺诊断脑出血,以免诱发脑疝形成,如需排除颅内感染和蛛网膜下腔出血,可谨慎进行腰椎穿刺。

四、鉴别诊断

(一)血栓形成性脑梗死

血栓形成性脑梗死具有以下特点:常见病因为动脉粥样硬化;多在安静时发病;起病较缓慢;多无头痛及呕吐;意识清楚;血压正常或偏高;无脑膜刺激征。典型病例根据上述特点可与脑出血鉴别,但大面积脑梗死因有明显头痛、呕吐、昏迷,临床表现与壳核-内囊出血相似,而小量出血因无头痛、呕吐、脑膜刺激征及意识障碍,难与一般脑梗死鉴别,需靠颅脑 CT 检查才能确定,脑梗死 CT 检查表现为脑内低密度灶。

(二)高血压脑病

高血压脑病表现为一过性头痛、呕吐、抽搐或意识障碍,无明确神经系统局灶体征,以血压明显增高和眼底变化为主要表现,脑脊液检查正常。一旦血压降下来,症状可以缓解。头颅 CT 检查无出血灶可以鉴别。

(三)蛛网膜下腔出血

蛛网膜下腔出血和脑出血均为急性起病的头痛、呕吐,脑膜刺激征阳性。但蛛网膜下腔出血患者一般无偏瘫,头颅 CT 检查表现为不同部位的出血灶;脑出血患者的头颅 CT 及血管造影未见血管瘤或血管畸形的征象。本病还需要注意与糖尿病昏迷、肝性脑病、尿毒症、急性酒精中毒、低血糖、药物中毒、一氧化碳中毒等相鉴别。

(四)病毒性脑炎

病毒性脑炎患者病前多有上呼吸道感染或腹泻史,以精神异常为首发症状,神经系统体征广泛，不能用某一局部病变解释，EEG 可见弥漫性慢波，部分患者脑脊液可见细胞计数、蛋白质含量增高。

（五）外伤性颅内出血

外伤性颅内出血可发生于受冲击处颅骨下或与冲击直接相对的部位（对冲伤），最常见的部位是额极和颞极。外伤史可提供诊断线索。外伤性颅内出血的 CT 检查表现可延迟至伤后 24 小时显影，MRI 检查可早期发现异常。

五、治疗

（一）一般治疗

（1）绝对卧床休息，一经确诊尽量避免搬动，起病 24 小时内原则上以就地抢救为宜，尤其对昏迷较重、有脑疝形成者更要注意。

（2）保持呼吸道通畅，给氧，防止并发症。对神志不清的患者应及时清除口腔和鼻腔的分泌物或呕吐物，头偏向一侧或采取侧卧位。必要时，行气管插管或气管切开术。

（3）保持水、电解质平衡及营养支持。急性期最初 24～48 小时应予禁食，并适当静脉输液，每天控制在 1 500～2 000 mL；48 小时后，如果意识好转，且吞咽无碍者可试进流质，少量多餐，否则应鼻饲维持营养。

（4）保持功能体位，防止肢体畸形。

（二）控制脑水肿，降低颅内压

高血压脑出血急性期患者的死亡原因主要是脑水肿引起的脑疝所致。因此，及时应用脱水药物，控制脑水肿是抢救患者的关键。

1.常用的脱水药物

20%甘露醇，每次 125～250 mL 静脉注射或静脉滴注，每天 4 次。为防止心脏负荷过重，可给呋塞米 40 mg 静脉注射，每天 2～4 次，但呋塞米对减轻脑水肿的效果有限，且易引起电解质紊乱。对血压偏低的患者，继续应用脱水药会引起循环液的进一步减少，血压更难维持，会加重脑缺氧，使脑水肿进一步加重。

2.甘油果糖和复方甘油注射液

甘油果糖和复方甘油注射液是一种高渗性降颅压、治疗脑水肿的药物，甘露醇治疗脑水肿疗效快、效果好，但剂量大、用药时间长，可能引起心、肾功能损害和电解质紊乱，另一缺点是可能出现反跳现象。甘油果糖和复方甘油注射液可以弥补甘露醇的以上缺点。但甘油果糖静脉注射或静脉滴注过快都会引起血尿。因此，对严重的急性脑水肿，特别是脑疝患者，甘油果糖不能立即取得效果。脑出血急性期颅内高压症状明显时，甘露醇与甘油果糖同时或交替用药：20%甘露醇 125～250 mL 静脉注射或静脉滴注，每天 4 次；甘油果糖 500 mL 静脉滴注，每天 2 次。这样可以维持恒定降颅压的作用，以及减少甘露醇的用量。如果有心、肾功能障碍和血压偏低的患者，不能用甘露醇，那就只能应用甘油果糖和复方甘油注射液。

3.10%血清白蛋白

10%血清白蛋白每次 50 mL 静脉滴注，每天 1 次。

4.七叶皂苷钠

七叶皂苷钠有抗渗出、消水肿、增加静脉张力、改善微循环和促进脑功能恢复的作用，有报道称其对脑出血和颅内血肿有治疗效果。

(三)控制血压

高血压脑出血患者血压很高且有波动，对止血是不利的，有促使再出血和血肿破入脑室的危险，因此适当降低血压是非常重要的措施。脑出血患者不要急于降血压，因为脑出血后的血压升高是对颅内压升高的一种反射性自我调节，应先降低颅内压，再根据血压情况决定是否进行降血压治疗。

血压≥26.67/14.67 kPa(200/110 mmHg)时，在降颅压的同时可慎重平稳降血压治疗，使血压维持在略高于发病前水平或 24.0/14.0 kPa(180/105 mmHg)左右；收缩压在 22.67～26.67 kPa(170～200 mmHg)或舒张压在 13.33～14.67 kPa(100～110 mmHg)时，暂时可不必使用降压药，先脱水降颅压，并严密观察血压情况，必要时再用降压药。血压降低幅度不宜过大，否则可能造成低灌注。收缩压＜22.0 kPa(165 mmHg)或舒张压＜12.67 kPa(95 mmHg)时，不须降血压治疗。

对低血压的处理要首先分析原因，区别情况加以处理。引起低血压的原因：①脱水过量、补液不足；②大量呕吐失水或伴有应激性溃疡导致失血；③并发严重的感染；④心力衰竭、心律失常；⑤降压药、镇静剂及血管扩张药使用过量；⑥呼吸不畅合并酸中毒；⑦脑疝晚期等，在针对病因处理的同时，可静脉滴注多巴胺、间羟胺等，将血压提升并维持在 20.0/12.0 kPa(150/90 mmHg)左右为宜。脑出血恢复期应积极控制血压，尽量将血压控制在正常范围内。

(四)应用止血药

各种止血药主要阻止实质性毛细血管出血和渗出，对高血压脑出血患者的动脉破裂一般无效。但对非高血压脑出血，有凝血功能异常，或应用溶栓药物后并发的脑出血，特别是中青年患者，可应用止血药。例如，6-氨基己酸每次 12 g，加入 5%葡萄糖或者生理盐水 500 mL 中，静脉滴注，连用 10～14 天，应用此药物前必须监测凝血功能。

（五）预防及治疗并发症

1.感染

此病早期或病情较轻时通常不使用抗生素，老年患者合并意识障碍易并发肺部感染，尿潴留或导尿易合并尿路感染，可根据痰培养和尿培养、药物敏感试验等选用抗生素治疗；保持气道通畅，加强口腔和呼吸道护理，痰多不易咳出时应及时行气管切开术，尿潴留时，可留置尿管并定时冲洗膀胱。

2.应激性溃疡

应激性溃疡可引起消化道出血，可用 H_2受体拮抗剂预防，如西咪替丁 0.2～0.4 g/d，静脉滴注；雷尼替丁 150 mg 口服，每天 2 次；奥美拉唑镁每天 20 mg；若发生上消化道出血可用去甲肾上腺素 4～8 mg，加冰盐水 80～100 mL 口服，每天 4～6 次；云南白药 0.5 g 口服，每天 4 次；内科治疗无效时可在胃镜直视下止血，需注意呕血引起窒息，并补液或输血维持血容量。

3.稀释性低钠血症

10%的脑出血患者可发生稀释性低钠血症，每天可补钠 9～12 g；宜缓慢纠正，以免导致脑桥中央髓鞘溶解。

4.癫痫发作

癫痫发作常见全面强直-阵挛性发作或局灶性发作，可用地西泮 10～20 mg，静脉缓慢推注。

5.中枢性高热

中枢性高热宜物理降温。

六、精选案例

（一）案例摘要

陈某，男，67 岁。

主诉：头晕头痛伴步态不稳 40 分钟。

现病史：患者在家吃饭时出现头晕头痛伴步态不稳，恶心，未呕吐，无憋喘，无发热，无肢体抽搐，无二便失禁，在家未行特殊处置，家人急呼救护车来我院就诊。行颅脑 CT 见小脑区血肿破入脑室系统。脑内多发腔隙性梗死灶，脑萎缩。门诊为进一步治疗以脑血管病收入急诊重症医学病房，患者发病以来，头晕、头痛,伴步态不稳,恶心,未呕吐,无肢体抽搐,无二便失禁。

既往史:高血压病史 5 年,口服硝苯地平,未系统监测血压。脑梗死病史 5 年,口服阿司匹林。5 年前患出血热,于外院治疗。否认糖尿病及冠心病病史,否认肝炎、结核等传染病史。否认重大外伤及手术史,否认输血史,否认输液、药物及食物过敏史,预防接种史随当地。

个人史:生长于当地,否认疫区居留史,否认工业毒物、粉尘、放射性物质接触史,否认烟酒史。

婚育史:适龄结婚,婚后育有子女,均体健。

家族史:配偶及子女均体健,否认家族中有遗传病史及传染病史。

体格检查:体温 36.3 ℃,脉搏 57 次/分,呼吸 19 次/分,血压 22.93/12.13 kPa (172/91 mmHg)。患者意识清,精神差,对答切题,语言謇涩,体格检查合作,全身皮肤及黏膜无黄染,结膜无充血水肿,两侧瞳孔等大等圆,两侧直径 4 mm,对光反射均迟钝,听诊双肺呼吸音粗,可闻及少量湿啰音,心音可,律齐,心率 57 次/分,各瓣膜未闻及明显杂音,腹软,无压痛及反跳痛,肝、脾肋下未触及,双下肢无明显水肿,两侧肢体肌力尚可,两侧巴宾斯基征阳性。

辅助检查:颅脑 CT 示小脑区血肿破入脑室系统。脑内多发腔隙性梗死灶,脑萎缩。请结合临床,必要时复查。

初步诊断:小脑出血;高血压;脑梗死;低钾血症;心动过缓。

诊疗经过:完善相关辅助检查。复查颅脑 CT 示小脑区血肿破入脑室系统,病变较前未见增大;脑内多发腔隙性梗死灶、脑萎缩。颅脑 CT 诊断意见:结合病史,小脑区血肿破入脑室系统治疗后复查(血肿吸收期);颅内多发脑梗灶、软化灶;老年脑改变;脑白质疏松;附见鼻窦炎,鼻甲肥大。颅脑 MRI+弥散加权成像+磁共振血管成像示左侧小脑出血(亚急性晚期);脑多发缺血、梗死、软化灶;脑白质疏松,脑萎缩;部分空蝶鞍;磁共振血管成像示脑动脉硬化。急诊重症医学病房给予氨甲环酸止血,泮托拉唑预防应激性溃疡,胞磷胆碱钠注射液改善脑代谢,乌拉地尔、缬沙坦氢氯噻嗪控制血压,高渗盐脱水降颅内压,行腰椎穿刺数次加速脑脊液循环。补充水电解质及相应对症治疗。

出院诊断:小脑出血;高血压;脑梗死;心律不齐。

(二)案例分析

脑出血是脑内血管破裂,导致血液在脑实质内聚集。在我国,脑出血发病率高,发病凶险。常见病因包括高血压、动脉瘤、血管畸形、外伤等,其中高血压是最常见原因。CT 是首选诊断检查方法。

患者有长期高血压病史，可导致脑脉硬化，平素血压未予以监控，本次于活动时发病，患者活动时可出现血压突然升高造成脑血管破裂出血，患者小脑出血破入脑室且住院期间未出现脑室梗阻，故给予保守治疗，本病患者发病 40 分钟入院，入院确诊脑出血后，立即给予氨甲环酸止血，早期应用氨甲环酸有助于限制血肿体积扩大和降低早期病死率。

血压的控制：对于收缩压 20.00～29.33 kPa(150～220 mmHg)的患者，在没有降压禁忌证情况下，数小时内应将血压降至 17.33～18.67 kPa(130～140 mmHg)；对于收缩压＞29.33 kPa(220 mmHg)的患者，收缩压目标值为 21.33 kPa(160 mmHg)，在降压过程中应严密观察血压，每隔 5～15 分钟进行 1 次血压监测。本患者入院血压 22.66 kPa(170 mmHg)，患者在心电监护下给予泵入乌拉地尔，降低血压，通过调节乌拉地尔泵入速度方便调整血压降低幅度，逐渐过渡到给予口服降压药来维持血压平稳，给予腰椎穿刺测脑脊液压力＞2.55 kPa(260 mmH_2O)，予以间断腰椎穿刺释放血性脑脊液，降低颅内压，加速脑脊液循环，减少脑积水的概率。患者住院期间给予高渗盐水以脱水降颅内压，给予盐酸氨溴索雾化，按时翻身拍背等来维护心肺功能，同时予以气压泵治疗以预防下肢静脉血栓等。

第三节　蛛网膜下腔出血

人脑的表面被覆三层膜，由内及外依次是软脑膜、蛛网膜、硬脑膜。蛛网膜与软脑膜之间的腔隙叫蛛网膜下腔，正常由无色透明的脑脊液充盈。当脑血管发生破裂时，血液流入蛛网膜下腔，即为蛛网膜下腔出血，是脑底部或脑表面的病变血管破裂，血液直接流入蛛网膜下腔引起的一种临床综合征。约占急性脑卒中的 10%，是一种非常严重的常见疾病。

一、病因与发病机制

(一)病因

1.颅内动脉瘤

研究证实，Ⅰ型胶原蛋白 α_2 链基因和弹力蛋白基因是先天性动脉瘤最大的候补基因。颅内动脉瘤好发于威利斯环及其主要分支的血管分叉处，其中位于前循环颈内动脉系统者约占85%，位于后循环基底动脉系统者约占15%。血管壁的最大压力来自沿血流方向上的血管分叉处的尖部。随着年龄增长，在血压增高、动脉瘤增大，更由于血流涡流冲击和各种危险因素的综合因素作用下，出血的可能性也随之增大。颅内动脉瘤体积的大小与有无蛛网膜下腔出血相关，直径＜3 mm的动脉瘤，蛛网膜下腔出血的风险小；直径＞5 mm的动脉瘤，蛛网膜下腔出血的风险高；对于未破裂的动脉瘤，每年发生动脉瘤破裂出血的危险性为1%～2%；曾经破裂过的动脉瘤有更高的再出血率。

2.脑血管畸形

脑血管畸形以动静脉畸形最常见，且90%以上位于小脑幕上。脑血管畸形是胚胎发育异常形成的畸形血管团，血管壁薄，在有危险因素的条件下易诱发出血。

3.高血压、动脉粥样硬化

长期高血压、动脉粥样硬化可导致脑血管弯曲多，侧支循环代偿性增加，管径粗细不均；此外，脑内动脉缺乏外弹力层。在血压增高、血流涡流冲击等因素影响下，管壁薄弱的部分逐渐向外膨胀形成囊状动脉瘤，极易破裂出血。

4.其他病因

动脉炎或颅内炎症可引起血管破裂出血；肿瘤可直接侵袭血管导致出血。脑底异常血管网形成后可并发动脉瘤，一旦破裂出血可导致脑实质内出血或蛛网膜下腔出血。

(二)发病机制

动脉瘤是动脉壁因局部病变(可因薄弱或结构破坏)而向外膨出，形成永久性的局限性扩张。动脉瘤的形成可能是由动脉壁先天性肌层缺陷或后天获得性内弹力层变性或两者联合作用所致。因此，动脉瘤的发生一定程度上有遗传倾向和家族聚集性。在蛛网膜下腔出血患者的一级亲属中，约4%患有动脉瘤。但颅内动脉瘤不完全是先天异常造成的，相当一部分是后天发展而来的。随着年龄增长，动脉壁的弹性逐渐减弱，在血流冲击等因素下向外突出，形成动脉瘤。

无论是动脉瘤破裂、动静脉畸形病变血管破裂，还是血压突然增高使血管破裂等其他情况，均可导致血液流入脑蛛网膜下腔，通过围绕在脑和脊髓周围的脑脊液迅速扩散，刺激脑膜，引起头痛和颈项强直等脑膜刺激征。血液进入蛛网膜下腔后还会使颅腔内容物增加、压力增高，并继发脑血管痉挛。后者因出血后血凝块和围绕血管壁的纤维素的牵引(机械因素)，血管壁平滑肌细胞间形成的神经肌肉接头产生广泛缺血性损害和水肿。另外，大量积血或凝血块沉积于颅底，部分凝集的红细胞还可堵塞蛛网膜绒毛间的小沟，使脑脊液回流被阻，进而可发生急性交通性脑积水或蛛网膜粘连，使颅内压急骤升高，进一步减少了脑血流量，加重了脑水肿，甚至导致脑疝形成。以上均可使患者病情稳定好转后，再次出现意识障碍或出现局限性神经症状。后交通动脉瘤的扩张、出血可压迫邻近动眼神经，产生不同程度的动眼神经麻痹(表现为眼球活动障碍)；也可能因血液刺激下丘脑，引起血糖升高、发热等内分泌和自主神经功能紊乱。

二、临床表现

蛛网膜下腔出血的临床表现差异较大，轻者可没有明显临床症状和体征，重者可突然昏迷甚至死亡。该病起病突然(数秒或数分钟内发生)，多数患者发病前有明显诱因(剧烈运动、过度疲劳、用力排便、情绪激动等)，一般症状具体如下。

(一)头痛

动脉瘤性蛛网膜下腔出血的典型表现是突发异常剧烈的全头痛，且头痛不能缓解或呈进行性加重，多伴发一过性意识障碍和恶心、呕吐。约 1/3 的动脉瘤性蛛网膜下腔出血患者发病前数天或数周有轻微头痛的表现，这是小量前驱(信号性)出血或动脉瘤受牵拉所致。动脉瘤性蛛网膜下腔出血的头痛可持续数天不变，2 周后逐渐减轻，如头痛再次加重，常提示动脉瘤再次出血。但动静脉畸形破裂所致蛛网膜下腔出血的头痛常不严重。局部头痛常可提示破裂的部位。

(二)脑膜刺激征

蛛网膜下腔出血患者会出现颈项强直、克尼格征和布鲁津斯基征等脑膜刺激征，以颈项强直最多见，而老年、衰弱患者或小量出血者，可无明显脑膜刺激征。脑膜刺激征常于发病后数小时出现，3～4 周消失。

(三)眼部症状

20％的蛛网膜下腔出血患者眼底可见玻璃体下片状出血，发病 1 小时内即可出现，是急性颅内压增高和眼静脉回流受阻所致，对诊断蛛网膜下腔出血有提示作用。此外，眼球活动障碍也可提示动脉瘤发生位置。

(四)精神症状

约 25％的蛛网膜下腔出血患者可出现精神症状，如欣快、谵妄和幻觉等，常于起病后 2～3 周内自行消失。

(五)其他症状

部分蛛网膜下腔出血患者可以出现脑心综合征、消化道出血、急性肺水肿和局限性神经功能缺损症状等。

三、诊断

(一)诊断要点

(1)蛛网膜下腔出血是经常被误诊的临床急症。若患者突发剧烈头痛,应高度怀疑蛛网膜下腔出血。

(2)怀疑蛛网膜下腔出血的患者需行 CT 检查,而当 CT 检查结果为阴性时,应行腰椎穿刺检查。

(3)蛛网膜下腔出血患者必须行脑血管造影,以明确有无动脉瘤及其解剖特点。

(4)当常规血管成像不能及时进行时,可以考虑非侵入性血管成像技术(磁共振血管成像或 CT 血管造影)。这些非侵入性技术对于检测最大直径>5 mm 的动脉瘤非常敏感,但是对于最大直径<5 mm 的动脉瘤则敏感性依然较低。20%～25%的蛛网膜下腔出血患者于造影后仍未找出原因,约 1 周后再行造影,可查出 1%～2%的患者有以前未能发现的动脉瘤。但如此低的再检出率是否值得行第 2 次造影,尚存争议。

(二)辅助检查

1.CT 检查

CT 检查诊断急性蛛网膜下腔出血的准确率几近 100%,显示脑沟与脑池密度增高。颈内动脉瘤破裂出血以大脑外侧裂最为多见。大脑中动脉瘤破裂血液积聚于患侧外侧裂,也可流向环池、大脑纵裂池。基底动脉瘤破裂后,血液主要聚积于脚间池与环池附近。出血后第一周内 CT 显示最清晰,1～2 周出血则逐渐被吸收。另外,CT 检查可见脑(室)内血肿、脑积水、脑梗死和脑水肿。加强 CT 检查还可显示脑血管畸形和直径>1.0 cm 的动脉瘤。Fisher 分级根据 CT 的出血量分为四级,见表 4-1。对于考虑为脑动脉瘤的自发性蛛网膜下腔出血,应进行 CTA 检查,如果 CTA 检查为阴性则要进行 DSA 检查,目前越来越多的研究证明,高排数的 CTA 与 DSA 的准确性相差无几。

表 4-1 Fisher 分级

级别	CT 表现	血管痉挛危险性
Ⅰ级	CT 未见出血	低
Ⅱ级	弥散性出血，尚未形成血块	低
Ⅲ级	较厚积血（有血凝块），垂直面上厚度＞1 mm（大脑纵裂，岛池，环池）或者水平面上（侧裂池，高脚间池）的面积＞5 mm×3 mm	高
Ⅳ级	脑内血肿或脑室内积血，但基地池内无或有少量弥散性出血	高

2.MRI 检查

因为 CT 检查对于疑似蛛网膜下腔出血诊断的实用性及可操作性较高，所以很少有关于急性期使用 MRI 检查的研究。MRI 的操作不如 CT 方便，并且患者如果不接受麻醉，无法接受 MRI 检查，这都限制了 MRI 检查在蛛网膜下腔出血中的应用。MRI 在显示急性期蛛网膜下腔出血时不如 CT 敏感，但是血管畸形，尤其是海绵状血管瘤通常在 MRI 上显示清晰，为边界清晰的混杂信号。然而，在发病最初的数小时及数天内，质子像及液体抑制反转恢复序列像与 CT 检查对蛛网膜下腔出血一样敏感。并且，在蛛网膜下腔出血发病数天至 40 天时，MRI 检查发现血液的阳性率要优于 CT 检查，此时液体抑制反转恢复序列像及 T_1 像为最敏感的检查技术。

3.CTA 检查

CTA 检查对动脉瘤的敏感性为 77%～100%，而特异性为 79%～100%。其敏感性和特异性均取决于动脉瘤的部位和大小、放射科医师的经验、图像的重建质量等因素。当动脉瘤直径≥5 mm 时，CTA 的敏感性高达 95%～100%；若动脉瘤直径＜5 mm，CTA 的敏感性为 64%～83%。血管迂曲也会降低 CTA 的特异性，特别是在大脑中动脉的分叉处，前交通动脉瘤及小脑下后动脉瘤易被误认为动脉瘤。操作者经验越丰富，CTA 检测动脉瘤的准确性就越高。磁共振血管成像、CTA 联合检查与传统的血管造影检查具有相同的效果。DSA 检查是目前诊断的金标准。

4.脑脊液检查

对于临床疑似蛛网膜下腔出血，但是 CT 扫描显示阴性的患者，且在病情允许时，行脑脊液检查。腰椎穿刺最好于发病 12 小时后进行，以便与穿刺伤相鉴别。穿刺伤常表现为不均一的血性脑脊液，或发病 12 小时后腰椎穿刺呈血性但没有黄变。蛛网膜下腔出血的脑脊液特点为呈均匀一致的血性，脑脊液黄变可发生于出血后 6 小时，12 小时后更为明显；压力高；初期红白细胞比例为 700∶1，与外周血相似；数天后白细胞计数可增加；蛋白含量可增加，糖和氯化物含量无明显变化；发现含铁血黄素、红细胞或胆红素结晶的细胞也提示发生蛛网膜下腔出血。若无再出血，红细胞和黄变现象多于 2～3 周消失。

5.TCD 检查

TCD 检查是一项监测脑血流动力学的良好手段。蛛网膜下腔出血患者的 TCD 检查可发现颅内血管起始段血流速度增快，包括颈内动脉、大脑中动脉、大脑前动脉、大脑后动脉、椎动脉，以及基底动脉。动脉管腔的减小可引起血流速度的增快。事实上，几乎所有蛛网膜下腔出血患者发病后，脑底部的血管都会出现血流速度增快，并且增快的程度和水平与血管痉挛所致临床表现的恶化及迟发型脑缺血有关。血流速度＞120 cm/s 与造影显示的轻中度血管痉挛有关，血流速度＞200 cm/s 时，提示可能有严重血管痉挛。但是，有些患者的血流速度超过 200 cm/s，也没有出现血管痉挛症状。因此，经颅超声多普勒检查的假阳性率也较高。有学者认为只有在大脑中动脉血流速度较低（＜120 cm/s）或极高（＞200 cm/s）时，阴性预测值为 94%，阳性预测值为 87%（相对于血管造影或症状性血管痉挛来说）。他们认为中等程度的血流速度增高预测价值较小，不易区分。

6.实验室检查

血常规、凝血功能、肝功能及免疫学检查有助于寻找出血的其他原因。

四、鉴别诊断

（一）脑出血

脑出血患者深昏迷时与蛛网膜下腔出血不易鉴别，脑出血多有高血压，伴有偏瘫、失语等局灶性神经功能缺损的症状和体征。在临床上，原发性脑室出血与重症蛛网膜下腔出血难以鉴别，小脑出血、尾状核头部出血等因无明显肢体瘫痪，易与蛛网膜下腔出血混淆，神经功能检查、头颅 CT 和 DSA 检查可资鉴别。

（二）颅内感染

各种类型的脑膜炎如结核性、真菌性、细菌性和病毒性脑膜炎等，虽有头痛、呕吐和脑膜刺激征，但常先有发热，发病不如蛛网膜下腔出血急骤，脑脊液检查提示感染而非出血、头部 CT 无蛛网膜下腔出血表现等特点可以供鉴别。

（三）瘤卒中或颅内转移瘤

约有 1.5%脑肿瘤患者可发生瘤卒中，形成瘤内或瘤旁血肿合并蛛网膜下腔出血，癌瘤颅内转移、脑膜癌病或中枢神经系统白血病有时可为血性脑脊液，可根据详细的病史、脑脊液检查及头部 CT 进行鉴别。

(四)偏头痛

偏头痛患者可有剧烈头痛和呕吐，多长期反复发作，体格检查无脑膜刺激征，CT 检查及脑脊液检查均无异常发现。

五、治疗

(一)紧急评估和术前处理

对蛛网膜下腔出血患者应首先进行评估，以维持气道通畅、呼吸和循环功能。若患者出现意识障碍、呼吸困难，应行气管插管。同时，要特别注意维持患者的血氧浓度，监测心脏情况，并避免血压波动。在气管插管后，还应放置经鼻或经口胃管，以避免误吸。调整合适的氧气浓度、避免过度换气及定期复查血气。要对患者进行详细的体检及记录病史，同时需格外关注蛛网膜下腔出血的危险因素。对年轻或有药物滥用史的患者，必须要检测是否中毒。入院时，一定要记录可影响患者预后的危险因素，如年龄、高血压病史、发病至接诊的时间，以及接诊时血压等。目前，有多种评价量表可对蛛网膜下腔出血患者进行评价，包括 Hunt-Hess 分级、Fisher 分级、格拉斯哥昏迷评分以及世界神经外科学会联合会分级。

(二)预防再出血

1.卧床休息

患者应卧床休息 4～6 周，保持大小便通畅，避免剧烈咳嗽和用力排便。由于卧床不起，进食少，患者常出现便秘，因此应给予缓泻剂，并嘱进食通便食物及水果；有呼吸道感染及咳嗽者，应给予抗生素和止咳剂。

2.镇静止痛

为消除患者紧张、烦躁、激动情绪和头痛，应根据病情使用镇静剂和止痛剂，以减少患者痛苦，使其保持安静，避免血压增高和发生再出血。头痛剧烈、躁动不安和血压高者，可应用人工冬眠配合头部降温疗法。

3.脱水疗法降颅压

蛛网膜下腔出血可引起脑水肿及颅内压升高，严重者出现脑疝，应积极实施脱水疗法，可用 20%甘露醇、呋塞米、白蛋白等。药物脱水效果不佳并有脑疝可能时，可行颞下减压术和脑室引流，以挽救患者生命。

(1)甘露醇:降颅压最有效和最常用的方法,每次剂量按 0.5～1.0 g/kg 计算,在 15～30 分钟内用 20%甘露醇溶液,静脉注射或快速静脉滴注。重症患者每次用药 250 mL,6 小时/次;轻症及老年患者每次用药 125 mL,6～12 小时/次;当再出血量大,突然引起一侧瞳孔散大、呼吸障碍等脑疝表现者,立即给予 250 mL 甘露醇,快速静脉推注,如用药后情况未见改善,可重复使用。

(2)呋塞米:成人一次用量为 20～40 mg,用 5%或 10%葡萄糖溶液稀释后静脉注射,6～12 小时/次。

(3)甘油果糖:成人一次用量为 250～500 mL,一天 1～2 次,静脉滴注,每次 500 mL,需滴注 2～3 小时,250 mL 需滴注 1.0～1.5 小时。

4.抗纤溶治疗

蛛网膜下腔出血发生后,立即给予抗纤溶治疗并早期处理动脉瘤,对预防低血容量和治疗血管痉挛有良好的效果。在早期治疗蛛网膜下腔出血时,如果对患者采用抗纤溶治疗的同时,联合预防性抗血管痉挛治疗,则既可降低再出血率,又能够防止脑梗死的发生。

(1)6-氨基己酸:常为首选药物,首次用药 12～24 g 加于 5%葡萄糖溶液 1 000 mL中,24 小时静脉滴注;以后每天用药 12 g,连用2～3 周。

(2)氨甲苯酸(抗血纤溶芳酸,对氨甲基苯甲酸):400 mg 加于 5%葡萄糖溶液或生理盐水 500 mL 中,静脉滴注,每天 2 次,连用 2～3 周。

5.脑血管痉挛的防治

尼莫地平可降低蛛网膜下腔出血所致的各种严重并发症的风险。用法:尼莫地平 60～120 mg/d,分 3～4 次口服,连用 3 周;或尼莫地平 10 mg/d 加入 5%葡萄糖溶液 500 mL 中缓慢静脉滴注,连用 10 天。其他口服药物,以及静脉注射钙通道阻滞剂的疗效尚不明确。在早期处理破裂动脉瘤时,应立即行抗脑血管痉挛治疗。对于大部分患者,应维持正常的循环血容量,尤其是避免高血容量,可能有益。对症状性脑血管痉挛可以行高血压、高血容量及血液稀释治疗,即 3H 治疗。根据不同的临床情况,在 3H 治疗的同时或治疗后,可行血管成形术和(或)选择性动脉扩张治疗,也可用其替代 3H 治疗。

6.脑积水的治疗

蛛网膜下腔出血患者中发生急性脑积水的概率为 15%～87%,而发生慢性分流依赖性脑积水的概率为 8.9%～48.0%。对蛛网膜下腔出血后出现急性脑室扩大并伴有意识障碍的患者,可行脑室穿刺术或腰大池引流术。多项研究报道,腰大池引流术治疗蛛网膜下腔出血后的急性脑积水是安全且有效的。但在出现脑内血肿等明确造成颅内高压的情况下，需要权衡两种方式的利弊并准确选择。如果怀疑为非交通性脑积水，则更倾向于使用脑室外引流术。而对蛛网膜下腔出血后合并慢性症状性脑积水的患者，目前已明确即使采用缓慢退管(24 小时)的方式拔除脑室外引流，也不能减少需进一步行脑室分流术的机会，因此仅推荐使用永久性脑脊液分流术。

六、精选案例

(一)案例摘要

奚某，女，70 岁。

主诉：患者意识不清 20 分钟。

现病史：患者 20 分钟前无明显诱因出现头痛欲裂，伴恶心呕吐，呕吐物为胃内容物，无咖啡样变，遂即意识不清，呼之不应，不省人事，无四肢抽搐，无大小便失禁，无寒战发热，无胸闷憋喘，无叹息样呼吸，无大汗淋漓，家人急拨救护车，送至我院，急诊行颅脑 CT 见蛛网膜下腔出血；颅内多发脑梗死，部分软化灶；脑萎缩。为进一步治疗，急诊以蛛网膜下腔出血收入重症医学科病房。患者自发病以来，意识不清，呼吸均匀，呕吐 1 次，大小便未解。

既往史：高血压 10 余年，最高收缩压 1.77 kPa(180 mmHg)，脑干梗死病史 1 年，平素口服阿司匹林、瑞舒伐他汀、盐酸地尔硫䓬、单硝酸异山梨酯、加巴喷丁，否认食物、药物过敏史，否认手术外伤史，否认伤寒、结核等传染病史。

个人史：出生并居住于本地，居住及工作条件可，无工业毒物、粉尘、放射性物质接触史。生活规律，无不良嗜好。

婚育史：适龄结婚，3 子 2 女，均体健。

月经史：已绝经。

家族史：无家族遗传病史。

体格检查：体温 36.2 ℃，脉搏 67 次/分，呼吸 17 次/分，血压 1.60/0.96 kPa(163/98 mmHg)。患者老年女性，昏迷状态，营养中等，体格检查不合作，全身皮肤及黏膜无黄染及出血点，浅表淋巴结未触及肿大，头颅大小形态正常，口唇无发绀，耳鼻无异常分泌物，颈强直，甲状腺无肿大，气管居中，胸廓对称，双肺呼吸音粗，未闻闻及明显干、湿啰音，心音低钝，律齐，心率 67 次/分，各瓣膜听诊区未闻及明显杂音，腹软，肝、脾肋下未触及，双下肢无水肿，两侧巴宾斯基征阳性。格拉斯哥昏迷评分 6 分(睁眼反应 1 分，语言反应 1 分，肢体运动 4 分)。

辅助检查：颅脑 CT 见蛛网膜下腔出血；颅内多发脑梗死，部分软化灶；脑萎缩。心电图示心房颤动、非特异性 T 波异常。血气分析示酸碱度 7.37，二氧化碳分压 6.13 kPa(46 mmHg)，氧分压 11.33 kPa(85 mmHg)，钠离子 141 mmol/L，钾离子 2.7 mmol/L，钙离子 1.08 mmol/L，血细胞比容 42%，血糖 9.5 mmol/L，乳酸 1.2 nmol/L，血红蛋白 143 g/L，血氧饱和度 96.0%，总二氧化碳 28.0 mmol/L，细胞外液剩余碱 1.3 mmol/L，全血剩余碱 0.8 mmol/L，中性钙离子 1.07 mmol/L，实际碳酸氢盐 26.6 mmol/L，标准碳酸氢盐 25.5 mmol/L，体温 37.0 ℃。

初步诊断：蛛网膜下腔出血；电解质紊乱（低钾血症）；心房颤动；非特异性 T 波异常。

诊疗经过：患者入院后予以急诊重症监护、吸痰、暂禁饮食、胃肠减压、波动式气垫床防压疮、振动排痰，记每小时尿量、24 小时出入量；行实验室检查，协助治疗，予以止血、控压、预防脑血管痉挛、镇痛、化痰、预防应激性溃疡、补充能量及电解质等综合治疗。在全身麻醉下行介入脑血管造影检查，脑血管造影检查确诊为右侧后交通动脉瘤，遂在支架辅助下行后交通动脉瘤栓塞术，术后积极降颅内压、预防脑血管痉挛、抗感染、抗凝、腰椎穿刺释放血性脑脊液等综合治疗。

出院诊断：右侧后交通动脉瘤破裂伴蛛网膜下腔出血（右侧后交通动脉瘤栓塞术后）；脑梗死；支气管炎；肺气肿；肺炎；胸腔积液；心房颤动；非特异性 T 波异常。

（二）案例分析

蛛网膜下腔出血是指脑底部或脑表面血管破裂后，血液流入蛛网膜下腔引起相应临床症状的一种脑卒中，分为自发性和外伤性，本病例为自发性蛛网膜下腔出血。

颅内动脉瘤是蛛网膜下腔出血最常见的病因（85%），其他病因包括非动脉瘤性中脑周围出血、脑动静脉畸形、烟雾病、硬脑膜动静脉瘘、夹层动脉瘤、血管炎、颅内静脉血栓形成、结缔组织病、颅内动脉瘤、血液病、凝血功能障碍性疾病等。本病例经脑血管造影术发现右侧后交通动脉瘤破裂致蛛网膜下腔出血。蛛网膜下腔出血的危险因素有动脉瘤、高血压、吸烟、酗酒等。

头痛是蛛网膜下腔出血最突出的症状，突发且迅速达到顶峰的剧烈头痛，常伴恶心呕吐、意识障碍、局灶性神经功能缺损、癫痫、脑膜刺激征等症状。

脑 CT 为首选辅助检查，DSA 为蛛网膜下腔出血病因诊断的金标准。本病例颅脑 CT 见蛛网膜下腔出血；颅内多发脑梗死，部分软化灶；脑萎缩。DSA 可见右侧后交通动脉瘤破裂出血，由此可见本病例为颅内动脉瘤破裂出血导致的蛛网膜下腔出血。此外，行腰椎穿刺可见均匀淡红色脑脊液。本病诊断明确。因动脉瘤再出血率高、致死率高，故立即给予脑血管造影术，术中可见右侧后交通动脉瘤形成，标记并测量，大小约 5.4 mm×4.9 mm，瘤颈宽 4.7 mm，头端指向前下方并可见子囊形成，瘤颈较宽。右侧后交通动脉瘤破裂诊断明确，再次跟家属沟通相关的造影结果后，家属同意进行栓塞治疗，故予以右侧后交通动脉瘤行经导管支架辅助下栓塞术。再次造影见右侧大脑后交通动脉段动脉瘤。给予肝素 3 000 U 静脉推注，塑形微导管，在微导丝辅助下将微导管先送至远端，再回撤，“倒车入库”留置于动脉瘤瘤颈，经微导丝将支架导管置入大脑中动脉，经支架微导管置入支架，缓慢半释放支架，沿栓塞微导管送入 5.0 mm×15.0 cm 弹簧圈，成篮后，再次造影提示弹簧圈在位，成篮满意，解脱弹簧圈，并经胃管给予符合量的阿司匹林及氯吡格雷。继续沿微导管相继送入 4.0 mm×10.0 cm、2.0 mm×6.0 cm、2.0 mm×4.0 cm 弹簧圈，完全释放支架。再行造影示动脉瘤体栓塞致密，后交通动脉、大脑中动脉、大脑前动脉及分支远端血流通畅、显影良好，撤出输送系统。

本病的并发症有脑积水、脑血管痉挛、迟发性脑梗死、继发性癫痫、其他非神经系统并发症。本例患者术后行颅脑 CT，显示两侧侧裂池、鞍上池、环池及部分脑沟内见高密度铸型，脑室系统扩张，脑积水形成，为促进患者康复，予以腰椎穿刺引流防治脑积水，促进血水吸收，早期使用尼莫地平能有效减少蛛网膜下腔出血引发的不良结局，改善预后。

给予生命支持治疗，保护心肺功能，防治感染，给予阿司匹林肠溶片及氯吡格雷片预防支架血栓形成，坎地氢噻片降压及对症治疗。

经过上述治疗后，患者神志清，精神状态稍差，言语交流切题，遵嘱配合，活动正常。监测的体温正常，血压平稳，进食正常，未有恶心、呕吐，诉头痛明显减轻，四肢主动伸屈活动可，肌力无进行性减退，行走迟缓，小便时有控制不佳的情况。腰椎穿刺释放脑脊液，见其清亮，稍有发黄，未再见血性液体，脑脊液检查未见明显异常，复查颅脑 CT 可见出血吸收，脑室系统未见明显的进行性扩张。患者病情好转并出院。

第四节　血管性痴呆

血管性痴呆是指由脑血管病变引起的脑损害所致的痴呆，是临床上常见的痴呆类型，居老年期痴呆类型的第二位，其患病率仅次于阿尔茨海默病。血管性痴呆主要表现为执行功能、定向力、近记忆力、计算力、语言、视觉空间技能、情感、人格和抽象判断力等认知功能受损，并常伴有神经系统定位损害的症状和体征。

一、病因与发病机制

(一)病因

1.高血压

高血压会加速动脉粥样硬化和血管内膜增生，从而阻塞动脉，引发脑组织缺血缺氧，诱发血管性痴呆；高血压患者患脑血管疾病的风险较一般患者更高，更易引起脑出血，从而导致血管性痴呆。

2.高血糖状态

糖尿病患者最常见的并发症是微小血管病变，高血糖状态可对人体造成代谢性的应激反应，并且血液中较高的胰岛素含量易引起血管病变；另外，高同型半胱氨酸水平可以改变血管结构和功能，诱发血管性痴呆。

3.高脂血症

高脂血症作为引起动脉粥样硬化的危险因素之一，能够进行性损害心脑血管功能。研究表明，当患者血清脂质水平降低后，其认知水平能得到明显改善。

4.抑郁状态

抑郁状态影响患者的身心健康，损害患者肢体功能和神经功能。研究发现，改善患者抑郁情况，其认知功能在不同程度上得到了提高，但对痴呆并不能起到治疗作用。

5.其他因素

血管性痴呆患者年龄与脑脊液中炎症因子水平、认知功能分别呈正相关和负相关。吸烟、过度饮酒均会引起不同程度的认知功能下降，但针对戒烟后认知功能是否会恢复、适量饮酒是否能够降低患病风险的问题，并没有详细的研究可以给出答案。

(二)发病机制

1.脑血管损害

(1)多发性脑梗死：皮质或皮质下的多发梗死灶达到一定的脑容量时可诱发认知障碍。研究证明，＞70％的血管性痴呆患者脑损害体积＞50 mL，常在60～80 mL，而当脑容量＞100 mL时，绝大多数患者均进展为血管性痴呆。

(2)脑分水岭梗死：由于心律失常、低血压、休克等血流动力学改变或颈动脉硬化、狭窄闭塞等导致循环急性或慢性灌注不足，引起两支动脉边缘地带的脑组织发生梗死性改变所致。

(3)腔隙性脑梗死：血管性痴呆的最主要原因。腔隙性脑梗死是指直径为3～15 mm的粟粒状软化或小的空腔，有不止一种病理构成，常见为小的梗死，少见的也包括痊愈和重吸收的小量出血。腔隙性脑梗死早期多无明显症状，临床上易被忽视，但当腔隙性脑梗死脑容量达到一定数量时，常可引发认知功能障碍。

(4)关键部位脑梗死：梗死部位发生于丘脑、海马、尾状核、角回等关键组织，此类组织与认知功能密切相关，故尽管影像学检查可见梗死灶范围不大，但初次梗死就可引起明显的认知功能障碍。

2.脑白质损伤

小血管导致的脑白质损伤与血管性认知障碍的关系最密切。脑白质损害的病理形态特征包括脱髓鞘、轴突丢失和腔隙性脑梗死，发病机制主要为低灌注和脑血流紊乱引起脑内大动脉的粥样硬化，同时伴有穿支动脉的微血管病理变化，包括小动脉增厚的纤维样变和玻璃样变导致迂曲等引起脑白质出血或缺血性损伤，从而引起脑白质受损，引发认知功能障碍。

3.神经系统生化机制

(1)胆碱能系统：主要影响胆碱能突触(记忆突触的主要部分)，从而参与大脑的记忆形成和储存。乙酰胆碱作为胆碱能系统的神经递质，存在于胆碱能神经元囊泡中，与学习记忆关系密切。海马体作为脑内胆碱能神经元集中分布的区域之一，参与构成人类的基本认知，N-甲基-D-天冬氨酸受体参与形成海马CA3-CA1突触的长时程增强，N-甲基-D-天冬氨酸受体2A是N-甲基-D-天冬氨酸受体重要的调节亚基，通过免疫印迹分析发现血管性痴呆小鼠海马N-甲基-D-天冬氨酸受体2A蛋白表达水平显著降低。

(2)氨基酸受体的兴奋毒性：兴奋性氨基酸受体激活后引起的神经元细胞凋亡，中枢兴奋性氨基酸中最主要的是谷氨酸。研究表明，脑缺血、缺氧后谷氨酸再摄取受阻，大量作用于突触后膜，导致钙离子内流，细胞内钙超载，轻则引起海马CA3区长时程增强效应，突触间传导障碍，记忆障碍；重则介导一系列钙离子依赖的生化反应，导致神经细胞凋亡，引发血管性痴呆。

(3)氧自由基：脑缺血再灌注的急性期，产生大量的自由基并攻击富含脂质的脑细胞，破坏并降解磷脂导致其变性失能，增加细胞膜的通透性，从而引起细胞毒性水肿、神经递质释放等连锁反应，最终导致细胞坏死，使脑梗死范围进一步扩大。

(4)单胺类神经递质:脑内的各种单胺类神经递质,如多巴胺、去甲肾上腺素、5-羟色胺和5-羟吲哚乙酸等,在记忆的形成和保持中起重要作用。当大脑缺血缺氧时,脑内单胺类神经递质释放及调节紊乱,导致记忆障碍,诱发痴呆。

(5)一氧化氮:少量一氧化氮对神经细胞有保护作用,可以调节脑血流及承担信使及递质作用,但当脑组织缺血、缺氧时,一氧化氮大量增多,参与过氧化反应,并生成过硝酸盐,产生神经毒性而损伤磷脂、核酸,破坏神经细胞。

(6)炎性机制:脑缺血会诱发脑部组织产生炎症反应,而炎症反应使脑血管进一步损伤,二者互为因果。脑缺血发生后,肿瘤坏死因子-α、白细胞介素-1β被释放,由于肿瘤坏死因子-α具有神经毒性,会促进血管内皮释放其他炎症因子,而炎症因子能够使血管内皮增厚,加重脑部缺血情况。长此以往,脑部缺血情况会更加严重,脑部神经元没有足够营养,受到损伤会引起认知功能障碍。脑缺血再灌注时,内皮细胞和神经元被激活,释放大量的炎症因子(主要是肿瘤坏死因子-α和白细胞介素-1β),促使白细胞聚集在受损脑组织处,引起脑血管再阻塞,导致无复流现象;同时,白细胞尚可产生蛋白酶和效应因子,直接损害神经元,两方面结果,加重脑组织的损伤。

二、临床表现

根据病因、累及的血管、病变脑组织的部位、神经影像学和病理学特征,可将血管性痴呆分为多种类型,根据起病的形式分为以下几种主要的类型。

(一)急性血管性痴呆

1.多发梗死性痴呆

多发梗死性痴呆患者常有高血压、动脉硬化、反复多次缺血性脑血管事件发作的病史。典型病程为突然(数天至数周)发作、阶梯式加重和波动性的认知功能障碍,每次发作后遗留或多或少的神经与精神症状,最终发展为全面和严重的智力衰退。典型临床表现为一侧的感觉和运动功能障碍,突发的认知功能损害,失语、失认、失用、视空间或结构障碍。早期可出现记忆力障碍但较轻,多伴有一定程度的执行功能受损,如缺乏目的性、缺乏主动性、缺乏计划性、组织能力减退和抽象思维能力差等。

2.关键部位梗死性痴呆

关键部位梗死性痴呆是指由单个脑梗死灶累及与认知功能密切相关的皮层、皮层下功能部位所导致的痴呆综合征。大脑后动脉梗死累及颞叶的下内侧、枕叶、丘脑,表现为遗忘、视觉障碍,左侧病变表现为经皮质感觉性失语,右侧病变表现为空间定向能力障碍。大脑前动脉梗死影响额叶内侧部,表现为淡漠和执行功能障碍。大脑前、中、后动脉深穿支病变可累及丘脑和基底节而出现痴呆,表现为注意力、始动性、执行功能和记忆受损,垂直凝视麻痹,内直肌麻痹,会聚不能,构音障碍和轻偏瘫;内囊膝部受累,表现为认知功能突然改变,注意力波动,精神错乱、意志力丧失、执行功能障碍等。

3.分水岭梗死性痴呆

分水岭梗死性痴呆属于低灌注性血管性痴呆。影像学检查在本病的诊断中有重要作用,表现为经皮质失语、记忆减退、失用症和视空间障碍等。

4.出血性痴呆

出血性痴呆为脑实质内出血、蛛网膜下腔出血后引起的痴呆。丘脑出血可导致认知功能障碍和痴呆,硬膜下血肿也可以导致痴呆,常见于老年人,部分患者缓慢出现认知障碍。

(二)亚急性或慢性血管性痴呆

1.皮质下血管性痴呆

皮质下血管性痴呆与小血管病变有关,以腔隙性脑梗死、局灶和弥散的缺血性脑白质病变和不完全性缺血性损伤为特征。皮质下血管性痴呆多发生于前额皮质下区域,皮质下综合征是其主要的临床表现,如纯运动性偏瘫、构音障碍、异常步态、抑郁和情绪不稳、执行功能缺失明显等。影像学检查常表现为多灶腔和广泛的脑白质损害,而临床仅表现为持续时间较长的短暂性脑缺血发作或反复发作的短暂性脑缺血发作,不遗留神经症状或仅有轻微的局灶表现,如漂浮感、反射不对称、异常步态等。

2.伴皮质下梗死和白质脑病的常染色体显性遗传性脑动脉病

伴皮质下梗死和白质脑病的常染色体显性遗传性脑动脉病是一种遗传性小动脉血管病,晚期发展为血管性痴呆。

三、诊断

(一)诊断要点

(1)患者有确定的痴呆症状,神经心理学检查证实的认知和非认知障碍,行为改变,显著的社会功能下降。

(2)患者有确定的脑血管病及其相应的症状和体征,以及脑血管病史、脑血管病后遗症状、脑影像改变。

(3)确定患者的痴呆与脑血管病相关,通过病史、临床表现以及各项辅助检查,证实有与痴呆发病有关的脑血管病依据。

(4)痴呆多发生在患脑血管病后3～6个月以内,痴呆症状持续一定的时间,可突然发生或缓慢进展,病程呈波动性或阶梯样加重。

(5)排除其他痴呆的病因。

(二)辅助检查

1.神经心理测验

神经心理测验常用简明精神状态检查量表、长谷川痴呆量表、布莱斯德痴呆评定量表、日常生活能力评定量表、痴呆行为评定量表等确定痴呆及其程度。哈金斯基缺血指数量表>7分支持血管性痴呆的诊断。

2.神经影像学检查

不同类型血管性痴呆有不同的影像学特点。多发性脑梗死性痴呆患者脑部MRI T_2加权像示多个皮质—皮质下梗死;关键部位梗死性痴呆患者脑部MRI T_2加权像示独立梗死灶;皮质下血管性痴呆患者脑部反转恢复脉冲序列MRI检查示腔隙性脑梗死和缺血性脑白质病变。

四、鉴别诊断

(一)阿尔茨海默病

阿尔茨海默病和血管性痴呆都是老年期常见的痴呆病因,血管性痴呆常有脑血管病史,认知功能恶化并有明显的阶段性,且与脑血管病在时间上有明确的相关性。而阿尔茨海默病发病隐匿,进展缓慢,一般无明确的脑血管病史,以记忆损害为核心症状,早期一般无局灶性神经系统体征。哈金斯基缺血指数量表有助于鉴别两者,其操作方便、可信度较高,哈金斯基缺血指数>7分时血管性痴呆的可能性较大;哈金斯基缺血指数<4分时阿尔茨海默病的可能性较大。但是,脑小血管病所致的血管性痴呆发病隐匿,进展缓慢,神经系统体征不明显,与阿尔茨海默病鉴别困难,根据脑血管病的病史和神经影像学改变可帮助诊断。

(二)额颞叶痴呆

额颞叶痴呆是以额颞叶萎缩为特征的一组神经变性疾病,临床上以行为、人格改变为早期症状,而记忆、视空间症状不明显,或以进行性语言障碍为特征。CT或MRI表现:脑萎缩主要局限于额叶和颞叶、颞肌萎缩,对称或不对称性额颞叶萎缩,侧脑室可扩大,部分患者可见尾状核头部萎缩。

(三)正常颅压性脑积水

血管性痴呆患者出现脑萎缩或脑室扩大时,常需与正常颅压性脑积水相鉴别。后者以进行性智能减退、步态异常和尿失禁为三大主征,发病较为隐匿,无其他脑卒中史(排除蛛网膜下腔出血);影像学表现为脑室扩大,腰椎穿刺压力正常,且脑脊液放液试验对正常颅压性脑积水的步态常有明显改善作用。

(四)皮克病

皮克病患者早期即有明显的人格改变和社会行为障碍、语言功能受损,出现记忆等认知功能障碍相对较晚。CT 或 MRI 结果显示主要是显著的额叶和(或)颞叶萎缩。

(五)路易体痴呆

路易体痴呆患者会出现波动性的认知障碍、反复生动的视幻觉、锥体外系症状,但影像学表现为无梗死灶,神经系统检查无定位体征。

(六)帕金森病痴呆

帕金森病痴呆患者早期出现锥体外系受累症状,如静止性震颤、肌强直等,以注意力、计算力、视空间、记忆力等受损为主,一般无脑卒中病史。

五、治疗

(一)全程性治疗与干预

全程性治疗与干预需要贯穿血管性痴呆治疗的全过程,主要包括四方面的治疗措施。

1.脑血管病的治疗

根据病情,需要长期服用阿司匹林等抗血小板药,防止脑卒中复发。

2.处理危险因素

控制血压、降低血脂、纠正高血糖等代谢紊乱,戒烟、戒酒。

3.适度的有氧锻炼

锻炼不但促进肢体功能的康复,而且有氧锻炼可以改善脑循环,刺激脑细胞的代谢,从而促进脑认知功能的恢复。

4.个体化认知康复措施

根据患者痴呆和认知功能损伤的表现与特点,开展必要的记忆训练、多感觉刺激等治疗,对提高患者生活质量、减轻照料者负担有显著的作用。

（二）阶段性干预

阶段性干预措施主要根据患者疾病的发展进程中出现的相关合并症状而采取的阶段性治疗，主要包括改善认知功能、控制异常的精神行为症状、改善情绪三个方面。

1.改善认知功能

改善认知功能是血管性痴呆治疗的重要方面。目前，尚无经过美国食品药品监督管理局批准的用于血管性痴呆认知功能障碍的有效治疗药物。但是，根据其发病机制和阿尔茨海默病的治疗经验，在血管性痴呆早期可以试用胆碱酯酶抑制药（盐酸多奈哌齐、重酒石酸卡巴拉汀、石杉碱甲、加兰他敏），晚期可试用兴奋性氨基酸受体拮抗剂（盐酸美金刚）。服药方法如下。

（1）盐酸多奈哌齐：5 mg/d，睡前服用 1 次，以减少胃肠道不适等症状。但失眠的患者则建议白天服药。如果需要，建议最初 4～6 周剂量为 5 mg/d，然后加量至 10 mg/d，以减少不良反应的发生。

（2）重酒石酸卡巴拉汀：推荐起始剂量是每天 2 次，每次 1.5 mg，前 4 周为剂量调整期，根据患者耐受性确定患者能耐受的最高剂量，每剂量水平治疗至少应持续 2 周，推荐的最大剂量是 2 次/天，每次 6 mg。维持服药期间不需调整剂量。重酒石酸卡巴拉汀应当每天随早餐和晚餐一起服用，并整粒吞服。治疗期间因不良反应停药，在重新服药时应将用药量减至前一个低剂量水平，甚至比前一个低剂量更低的水平。

（3）石杉碱甲：通常每天 2 次，每次 100～200 mg，但每天服用量不宜超过 450 mg。

（4）美金刚：使用强调个体化及低剂量开始。一般推荐第 1 周每天早上服用 5 mg；第 2 周每天服用 2 次，每次服用 5 mg；第 3 周每天早上服用 10 mg，每天晚上服用 5 mg；第 4 周每天服用 2 次，每次服用 10 mg。此后维持治疗 6～16 周。其次，部分研究显示，钙通道阻滞剂（尼莫地平）、麦角类制剂（甲磺酸二氢麦角碱片、甲磺酸二氢麦角碱缓释胶囊等），以及银杏叶制剂在改善脑循环的同时，对脑功能的康复也同样有效，但是对认知功能的康复尚缺乏循证医学的证据支持。临床常用方法如下。①尼莫地平，每次 20～40 mg，每天 3 次，口服，但脑水肿、严重颅内压增高、低血压、心功能不全、严重肝功能障碍、严重肾功能障碍、常规服用抗癫痫药物者须慎用或忌用。②甲磺酸二氢麦角碱，每次 1 mg，口服，每天 2～3 次；或甲磺酸二氢麦角碱缓释胶囊，每次 2.5 mg，口服，每天 1～2 次。严重低血压、心动过缓患者忌用本品。③银杏叶制剂，1～2 片/次，每天3 次。④吡拉西坦、茴拉西坦、奥拉西坦等药物长期作为促智药应用于临床，可改善因脑组织缺氧、缺血、外伤等各种原因所致的记忆力减退。常用剂量：吡拉西坦每次0.4～0.8 g，口服，每天 3 次；茴拉西坦每次 0.2 g，口服，每天 3 次；奥拉西坦每次 0.8 g，口服，每天 2～3 次。

2.控制异常的精神行为症状

血管性痴呆患者在病程中的某个阶段可能会出现精神行为异常，表现为幻觉、妄想、激越、夜间兴奋、躁动不安等。此时首先应该认真观察和分析患者精神行为异常的原因，由于痴呆患者适应能力减退、语言交流困难，任何环境的变化以及身体上的不适均会引起行为上的异常反应。在明确问题的原因后，首先需要采取有针对性的非药物治疗。当患者出现急性精神症状（在数小时或数天内急性发作），伴有严重的慢性精神症状，或存在攻击性行为且其行为对自身及他人构成威胁时，可考虑采用抗精神病药物进行干预治疗。

对于严重的急性患者，可以临时给予氟哌啶醇 2～5 mg，肌内注射。对于慢性发作的严重患者，可给予非经典的抗精神病药物治疗，如奥氮平 1.25～2.5 mg/d，如需要可逐渐加量至 5 mg/d；或喹硫平，初始剂量为 12.5 mg，睡前服用，每 3～5 天加量 1 次，直至达到期望的疗效；或利培酮，初始剂量为 0.25 mg/d，逐渐加量直至达到期望的疗效。使用过程中要定期评估，如症状好转可逐渐减量，直至停药。如果病情反复，可以再次使用。

3.改善情绪

卒中后抑郁是脑血管病后常见的并发症。血管性痴呆患者往往合并有兴趣减退、情绪低落、强哭强笑及许多躯体症状。卒中后抑郁不但影响患者的生活质量，而且影响患者功能康复和二级预防的效果。例如，情绪障碍的患者不配合功能锻炼，对脑血管病各种危险因素的控制不积极、不主动，甚至有行为萎缩，喜爱卧床，担心自己的疾病会进一步加重，对周围环境及照料者百般挑剔等表现。

目前，许多抗抑郁药物可用于痴呆患者精神行为障碍的对症治疗，对老年人来说都是安全、有效的，可根据患者的具体情况选用。有抑郁症状的患者首选 5-羟色胺选择性再摄取抑制剂，老年人应用盐酸舍曲林、西酞普兰最安全，常规是每天早饭后服用 1 片；有焦虑症状的患者首选苯二氮䓬类，可临时给药，注意避免可能引起的过度镇静、认知功能恶化、谵妄和跌倒等不良反应，如劳拉西泮 0.125～0.500 mg，每晚 1 次；对于睡眠障碍的患者可试用短效的酒石酸唑吡坦片 5 mg，睡前服用；睡眠障碍伴轻度焦虑、抑郁也可给予盐酸曲唑酮 50 mg，睡前服用。

六、精选案例

(一)案例一

1.案例摘要

张某,男,88岁。

主诉:反应迟钝伴行走不能1年,加重3天。

现病史:患者无诱因出现反应迟钝、言语不利,行走不能,口角流涎,咳嗽咳痰,无头胀头晕,无恶心呕吐,无胸闷胸痛,无晕厥抽搐,无口吐白沫,无尿便失禁。近3天家属觉上述症状加重,未在当地诊疗,就诊于我院,门诊以血管性痴呆收入院。患者自发病以来,神志清,精神差,纳眠尚可,小便频多,淋沥不尽,大便秘结。

既往史:高血压病史20余年,规律服用硝苯地平缓释片治疗,血压控制可;脑梗死病史2年余,遗留言语不利、需借助“小推车”缓慢行走的后遗症;前列腺增生病史2年;痴呆病史1年。现规律服用阿司匹林肠溶片、阿托伐他汀、脑栓通胶囊、非那雄胺、盐酸坦索罗辛缓释胶囊等药物。否认肝炎、结核等传染病史,否认输血史,否认重大外伤及手术史,否认药物及食物过敏史。预防接种史随当地。

个人史:生于原籍,无长期外地久居史。居住条件可。否认工业、毒物、粉尘、放射性物质接触史。无烟酒嗜好。

婚育史:适龄婚育,婚后育有子女,均体健。

家族史:否认家族遗传病史。

体格检查:体温36.7 ℃,脉搏71次/分,呼吸18次/分,血压18.40/8.53 kPa(138/64 mmHg)。老年患者,发育正常,营养中等,自主体位,检查合作。全身皮肤黏膜无黄染、皮疹、出血点,无肝掌及蜘蛛痣。全身浅表淋巴结未触及肿大。头颅大小、形态正常,眼睑无水肿,两侧瞳孔等大等圆,瞳孔对光反射灵敏,外耳道无流脓。胸廓对称、无畸形,呼吸运动两侧对称。语音震颤对等。双肺听诊呼吸音粗,未闻及干、湿啰音。心浊音界正常,律齐,各瓣膜听诊区未闻及杂音。腹软,未见腹壁静脉曲张,未见肠型及蠕动波,无压痛及反跳痛,肝、脾肋下未触及。肝、脾区无叩击痛,无移动性浊音。肠鸣音正常,双下肢无水肿。脊柱四肢无畸形。肛门、会阴未查。

专科情况:神志清,精神差,双瞳孔等大等圆,直径约3 mm,瞳孔对光反射存在,无眼球震颤。记忆力、计算力下降,伸舌居中,四肢肌力体格检查不配合,两侧病理征(+),脑膜刺激征未引出。

辅助检查:颅脑+胸部CT示颅内多发脑梗灶,两侧额叶、右颞叶软化灶;脑白质疏松,脑萎缩;颅内段椎动脉钙化;支气管炎、肺气肿并双肺下叶炎症;心影增大,心包少量积液,两侧胸腔积液,心力衰竭可能;主动脉及冠状动脉多发钙化;心腔密度减低,考虑贫血可能;两侧多发肋骨形态不规整、部分骨折并骨痂形成;T_{12}椎体楔形变。

初步诊断:血管性痴呆;脑梗死;脑白质病变;高血压;前列腺增生;肺部感染,胸腔积液;心力衰竭。

诊疗经过:阿司匹林肠溶片抗血小板聚集,阿托伐他汀调脂稳斑,氢溴酸加兰他敏改善认知功能,盐酸坦索罗辛缓释胶囊、非那雄胺片改善前列腺增生;胞磷胆碱钠片营养脑细胞,硝苯地平缓释片控制血压,静脉滴注罂粟碱注射液改善脑供血,倍他司汀注射液改善血液循环,苦碟子注射液活血化瘀,泮托拉唑钠肠溶片保护胃黏膜及对症治疗。

出院诊断:血管性痴呆;脑梗死;脑白质病变;高血压;前列腺增生;肺部感染,胸腔积液;心力衰竭。

2.案例分析

血管性痴呆是以脑血管病变为主的痴呆综合征。以认知损害、精神行为症状和生活能力下降为主要特征,同时具备支持临床症状的脑血管病证据。

患者以脑血管病变为基础,存在认知功能损害(反应迟钝等)、影像学证据(多发脑梗死、脑萎缩、脑白质病变)及脑血管病与认知障碍的因果关系,符合血管性痴呆的诊断。患者脑梗死病史及脑CT结果支持脑血管性病因,其病程呈阶梯式进展(反应迟钝1年,加重3天),符合血管性痴呆的病程特点。

药物治疗:氢溴酸加兰他敏作为抗胆碱酯酶药,可透过血脑屏障,改善神经肌肉传导,并具有一定的中枢拟胆碱作用。本患者给予应用氢溴酸加兰他敏1 mL肌内注射,每天1次,用药后患者反应迟钝的症状减轻。

长期随访:每3～6个月评估认知功能(认知部分量表)、日常生活能力(日常生活活动能力量表)及影像学变化(MRI监测白质病变进展)。筛查抑郁、焦虑等精神行为症状,必要时予选择性5-羟色胺再摄取抑制药干预。

(二)案例二

1.案例摘要

张某,女,60岁。

主诉:记忆力下降10余天。

现病史：患者无明显诱因出现记忆力下降，反应较前无明显变化，无口角流涎，无头痛、发热，并出现幻视、幻听，夜晚较明显，无言语不清，无恶心、呕吐，无视物黑矇、视物模糊，无饮水呛咳、吞咽呛咳，无抽搐汗出，无意识不清，无耳鸣。在家未给予治疗，就诊于我院，门诊以脑梗死、糖尿病、痴呆收入院。患者自发病以来，神志清，精神差，饮食睡眠可，大小便正常，体重较前无明显变化。

既往史：脑梗死病史 6 年，高血压病史 2 年，糖尿病史 2 年，平素口服阿司匹林、格列美脲、盐酸二甲双胍、羟苯磺酸钙、胞磷胆碱等药物。否认冠心病史，无肝炎、结核病史及密切接触史，无药物、食物过敏史。无重大外伤、手术及输血史，预防接种史不详。

个人史：生于原籍，无长期外地居住史，无境外旅居史。无放射性物质及毒物接触史，无烟酒等不良嗜好。

婚育史：适龄结婚，育有子女，均体健。

月经史：已绝经。

家族史：否认家族性遗传病。

体格检查：体温 36.4 ℃，脉搏 86 次/分，呼吸 21 次/分，血压 24.67/13.73 kPa（185/103 mmHg）。患者老年女性，神志清，精神差，形体适中，自主体位，体格检查合作。全身皮肤黏膜无黄染、皮疹及皮下出血点，浅表淋巴结未触及肿大。头颅无畸形，大小适中，耳鼻无异常分泌物，口唇无发绀，咽无充血，扁桃体无肿大，伸舌居中，舌体灵活。气管居中，甲状腺无肿大。胸廓对称，无畸形，双肺听诊呼吸音粗，未闻及明显干、湿啰音，心音低钝，心率 86 次/分，律齐，无杂音。腹软，无压痛及反跳痛，肝、脾肋下未触及，双肾区无叩击痛。双下肢无水肿，肛门及外生殖器未查。

专科情况：神志清，精神差，言语清晰，体格检查合作。两侧瞳孔等大等圆，直径约 3 mm，直接对光反射及间接对光反射存在。双眼睑无下垂，眼球向各方向活动灵活，无复视及眼球震颤。角膜反射正常，两侧面部浅感觉无异常，咀嚼有力。两侧额纹对称，双耳听力正常。饮水无呛咳，吞咽无困难，咽反射存在。伸舌居中，无舌肌萎缩及震颤。四肢肌张力可，四肢肌力 5 级，两侧病理征未引出。

辅助检查：颅脑 MRI 示多发性脑缺血、梗死灶、脑萎缩；符合脑动脉硬化磁共振血管成像表现；鼻窦炎、鼻甲肥大。心电图大致正常。实验室检查示糖化血红蛋白 9%，总蛋白 63 g/L，葡萄糖（葡萄糖氧化酶法）13.23 mmol/L，氯 98.9 mmol/L，碳酸氢盐 29.9 mmol/L，其余检查未见异常。

初步诊断：血管性痴呆；脑梗死；高血压(3 级，极高危)；糖尿病。

诊疗经过：阿司匹林肠溶片抗血小板聚集，阿托伐他汀调脂稳斑，氢溴酸加兰他敏改善认知功能，胞磷胆碱钠片营养脑细胞，坎地氢噻片控制血压，静脉滴注刺五加补益肝肾，肌苷注射液促进细胞代谢，盐酸二甲双胍缓释片、格列美脲降糖及对症治疗。

出院诊断：血管性痴呆；脑梗死；高血压(3 级，极高危)；糖尿病。

2.案例分析

血管性痴呆是以脑血管病变为主的痴呆综合征。以认知损害、精神行为症状和生活能力下降为主要特征，同时具备支持临床症状的脑血管病证据。

本病例为老年女性，急性起病，以快速进展的认知功能损害(记忆力下降、幻视/幻听)为核心表现，结合脑血管病基础(多发脑梗死、脑动脉硬化)及代谢紊乱(高血压、糖尿病)，符合血管性痴呆的诊断。患者短期内出现精神行为症状，需警惕混合型痴呆(如合并路易体痴呆或阿尔茨海默病)，但影像学以血管性病变为主，暂以血管性痴呆为主要诊断。

鉴别诊断方面需排除以下疾病。①路易体痴呆：幻视是路易体痴呆核心症状，但患者缺乏帕金森综合征及波动性认知障碍，且影像学以血管病变为主，不支持。②阿尔茨海默病：阿尔茨海默病早期以记忆损害为主，MRI 多显示海马萎缩，本例无典型改变。③代谢性脑病：严重高血糖(13.23 mmol/L)可能诱发意识模糊，但患者无酮症酸中毒或高渗状态，且认知损害持续存在，不支持急性代谢病因。

治疗：氢溴酸加兰他敏、抗胆碱酶药可透过血脑屏障，改善神经肌肉传导，并具有一定的中枢拟胆碱作用。本患者给予氢溴酸加兰他敏1 mL，肌内注射，每天 1 次，用药 3 天后，患者幻听、幻视、谵妄症状明显减轻，用药 7 天后，患者记忆力下降症状减轻，幻听、幻视、谵妄症状消失。

预后与综合管理：强化抗血小板(阿司匹林＋氯吡格雷双抗短期应用)与他汀治疗(低密度脂蛋白胆固醇目标＜1.8 mmol/L)。筛查颈动脉斑块及下肢动脉硬化，必要时介入治疗。认知训练、光照疗法改善昼夜节律紊乱；小剂量喹硫平(12.5～25 mg/d)控制幻视/幻听，避免应用典型抗精神病药而加重认知损害。内分泌科调整降糖方案，营养科制订糖尿病饮食，康复科介入认知康复。

第五章

周围神经病

第一节　三叉神经痛

三叉神经痛是被国际头痛协会正式认定为一种反复发作的一侧短暂电击样疼痛的慢性神经病理性疾病，是颌面部头痛的常见病因之一。该病多发生于女性，以 37～67 岁为高发期。由于三叉神经痛具有复发性和不可预测性，其发病率难以精确预测，患者发病时精神状态会逐渐衰弱，身心健康受到严重影响。

一、病因与发病机制

（一）病因

1.局部刺激

三叉神经所支配的组织器官发生了炎性病灶（如鼻窦炎、牙源性炎症等）或外伤性病灶的长期慢性刺激，致使神经发炎、纤维化，半月神经节中毒的综合作用，使分布在三叉神经上的滋养血管发生功能障碍、痉挛。

2.局部压迫

任何一段神经受到各种原因的压迫或牵拉都会引起神经痛。

（二）发病机制

1.血管压迫学说

硬化、迂曲或走行异常的小血管压迫三叉神经根部，主要受压部位为神经根进、出部。该部分为三叉神经的中枢与周围髓鞘移行区，长度为 0.5～1.0 cm，由于无施万细胞所形成的髓鞘的包裹，此区对搏动及跨越性压迫较敏感。

神经根进、出部以外的神经根长期受压，也可引起神经的脱髓鞘病变，最终导致神经的电位活动异常(损伤性或异位放电)。神经冲动传导异常的可能机制包括双向传导;传导速度减慢;中枢产生总和现象;相邻神经纤维之间形成"伪突触",出现短路现象,导致其他非伤害性感觉刺激(如温觉、压觉、触觉等)形成一系列的神经冲动,传至中枢引起痛觉增长,脑组织萎缩、下移,使其表面的血管相对延长、迂曲,从而与神经根接触;动脉硬化退变、扩张加重压迫的程度(可用于解释三叉神经痛多见于中、老年人)。

三叉神经痛常见的责任血管有小脑上动脉、小脑前下动脉、基底动脉。小脑上动脉于脑桥上缘由基底动脉末端发出,距离大脑后动脉根部1～2 mm,有时与之共干;小脑上动脉与大脑后动脉伴行,绕大脑脚后行至小脑的上表面,两者之间有动眼神经穿过;小脑上动脉可形成一向尾侧延伸的血管袢,与三叉神经根部接触,主要压迫神经根的上方或上内侧。小脑前下动脉自基底动脉下部发出,也可来源于椎动脉上部,位于三叉神经的下方,向后外方走行,越过展神经、面神经、前庭蜗神经的腹侧面,在绒球外上方形成血管袢,并于袢上发出迷路动脉;一般小脑前下动脉从下方压迫三叉神经,也可与小脑上动脉一起对三叉神经形成夹持压迫。随年龄增长及血流动力学的影响,基底动脉可向两侧弯曲而压迫三叉神经根,一般多弯向较细小的椎动脉一侧。

三叉神经痛较为少见的责任血管有小脑后下动脉、变异血管(如永存三叉动脉)、脑桥横静脉、外侧静脉及基底静脉丛等。

关于压迫部位,早期有研究者认为,只有动脉压迫三叉神经根的神经根进出部,才引起三叉神经痛;其后又有许多研究者指出,血管压迫三叉神经根进出部以外的部位也可引起疼痛。多支血管在不同部位压迫三叉神经,可能是显微血管减压术后复发的原因之一。不仅是动脉的搏动性压迫,静脉压迫及其他机械性压迫,如蛛网膜增厚粘连、硬脑膜及岩尖等的压迫均可促使三叉神经痛的发作。这些观点丰富并发展了血管压迫学说。

关于压迫程度,根据手术中所见,可将三叉神经受血管压迫分为3级。Ⅰ级,血管与神经根密切接触,但没有在神经根上形成明显可见的压痕;Ⅱ级,神经根被血管推移和(或)神经根扭曲;Ⅲ级,血管在神经根上形成明显的压痕。

2.三叉神经骨性压迫学说

有学者提出,三叉神经第二支与第三支分别从卵圆孔与圆孔出颅,而人体右侧卵圆孔与圆孔相对左侧更加狭小,能够解释右侧三叉神经痛更为多见的现象。这提示三叉神经周围的特殊骨性结构可能是三叉神经痛的病因之一。有学者提出,非血管性三叉神经痛患者的岩骨嵴角度更锐利,且三叉神经根进入脑干的相对位置更低,提示岩骨嵴的解剖形态或由外伤导致的三叉神经周围骨性结构的改变可能诱发三叉神经痛。

3.三叉神经节点燃效应学说

三叉神经节点燃效应学说认为,三叉神经受损导致一部分神经元处于敏感待激发状态,更易受到外界刺激,使周围的感觉神经元产生强烈放电,当超过阈值时,即产生剧烈疼痛。近年来随着技术的发展,经皮半月神经节射频电疗法成为有效的治疗方法之一,选择性破坏半月神经节后无髓鞘纤维,疗效显著。

4.中枢神经系统病变学说

中枢神经系统病变学说认为,三叉神经脊束核或者脑干的异常放电会诱发三叉神经痛。有学者提出,中枢神经系统产生的阵发性兴奋灶会将非正常冲动传递到外周神经,而三叉神经周围支的非正常传入冲动能够激活脑干网状结构、边缘系统和大脑皮质,从而产生疼痛的感觉,这与癫痫的发病机制类似。经研究,卡马西平等抗癫痫药对于原发性三叉神经痛疗效显著。这进一步证实了中枢神经系统病变学说的可靠性。

5.免疫学说

研究发现,巨噬细胞、肥大细胞、T 细胞和血管内皮细胞对三叉神经脱髓鞘改变有影响。

6.神经肽学说

研究表明,机体内 P 物质、降钙素基因相关肽、阿片样肽等肽类在脑干区有着传递信息的作用。在三叉神经痛发作时,降钙素基因相关肽以及 P 物质的含量会增高,而单胺类神经递质的活性降低,嘌呤、内源性阿片样肽系统功能紊乱。三叉神经痛患者血浆疼痛物质与微炎症反应及疼痛程度均有密切关系。

7.离子通道学说

研究发现,钠通道阻滞剂在三叉神经痛中的显著临床效果表明电压门控钠离子通道的异常表达亦是经典型和特发性三叉神经痛的重要病理生理变化。

二、临床表现

(1)40 岁以上起病多见,女性较多,95%以上为一侧发病,右侧稍多于左侧(右侧与左侧三叉神经痛的发病比例为 4∶3)。疼痛局限于三叉神经一支或多支分布区,第一支和第三支分布区同时受累极为罕见。

(2)反复发作的突发的三叉神经分布区内出现短暂的、极为剧烈的疼痛,通常为电击样,也可为刺痛、锐痛、刀割样痛、表皮灼痛等。每次发作持续数秒至

2 分钟。严重者可在发作后仍有数分钟的较模糊的钝痛。疼痛可在数小时内连续发作，构成一个发作群。睡眠中发作的三叉神经痛较为罕见。

(3)轻触某些区域，如唇、下颌、鼻翼、面颊、眼睑等，可诱发疼痛，这些区域称为扳机点，扳机点通常位于面部的中线附近部位。洗脸、刷牙、剃须、进食、抽烟、打哈欠、说话、风拂面等均可诱发，也可无诱因而发作。

(4)发作间期完全无症状，可为数天至数月，甚至为数年。

(5)发作常常逐渐加重，疼痛愈来愈剧烈，发作愈来愈频繁，自行痊愈者极少。患者害怕再次发作，常因此而惧怕洗脸、进食，甚至说话，情绪常低落。

三、诊断

(一)诊断要点

根据典型的临床表现，诊断三叉神经痛并不困难。但是要注意寻找可能的病因，并与其他头面部发作性疼痛性疾病相鉴别。对于起病年龄轻、发作持续时间长于 2 分钟、发作非常频繁、累及两侧、伴有神经功能缺损体征(如面部感觉减退或过敏、角膜反射减弱或消失、咀嚼肌乏力等)、神经电生理检测异常或无扳机点者，尤其要警惕继发性三叉神经痛或其他头面部疼痛性疾病。颅脑 MRI 检查对于诊断症状性三叉神经痛有非常重要的价值。常见的症状性三叉神经痛病因有血管压迫、肿瘤、血管畸形、脱髓鞘疾病(如多发性硬化)、颅脑外伤、牙科手术、感染等。请耳鼻喉科和口腔科协助排查病因很重要。

(二)辅助检查

任何三叉神经痛患者都应该行颅脑 MRI 检查，这有助于发现三叉神经痛的病因，尤其是 3D-CISS、3D-FISP、3D-MPR、3D-TOF、3D-FLASH 等序列检查对于评判三叉神经与周围血管的关系有重要价值。约 15%的三叉神经痛患者通过颅脑 MRI 检查可发现病因。荟萃分析显示，MRI 检查对于确诊血管压迫病因有一定价值，其敏感性约为 77%，特异性约为 71%，欲行显微血管减压术之前必须做此检查。通过肌电图进行三叉神经反射测试也有重要价值，荟萃分析显示其对于鉴别特发性与症状性的敏感性约为 94%，特异性约为 87%。三叉神经诱发电位对于鉴别特发性与症状性及评估预后也有一定意义，其鉴别特发性与症状性的敏感性约为 84%，但是其特异性较低，仅约为 64%。

四、鉴别诊断

(一)继发性三叉神经痛

继发性三叉神经痛多为持续性,一般无扳机点;常伴三叉神经麻痹症状,如面部感觉减退、角膜反射迟钝等,这取决于具体病因,包括多发性硬化、延髓空洞症、颅底肿瘤、三叉神经系统的腔隙性脑梗死或炎症等。

(二)牙痛

三叉神经痛易被误诊为牙痛,甚至有时拔牙后仍有疼痛才确诊。牙痛常为持续性钝痛,多局限于牙龈部,可因冷、热食物加剧,口腔检查和X线检查有助鉴别。

(三)鼻窦炎

鼻窦炎为局限性持续性钝痛,局部压痛,并伴脓涕及感染征象,鼻腔检查和X线检查有助鉴别。

(四)偏头痛

偏头痛是周期性、轻重不等的头痛(多为一侧),有时患者表现为前额部头痛。此病发作前可有先兆,如同侧眼看到闪光暗点或视力减退。头痛发作时可持续数小时至数天,常伴恶心、呕吐、畏光、畏声等症状。

(五)舌咽神经痛

舌咽神经痛较少见,多见于年轻妇女。舌咽神经痛是舌咽神经分布区的阵发性疼痛,疼痛性质与三叉神经痛相似,每次持续数秒至1分钟,疼痛位于扁桃体、舌根、咽部及耳道深部。吞咽、讲话、打哈欠和咳嗽等常可诱发。

(六)蝶腭神经痛

蝶腭神经痛较少见,疼痛呈剧烈烧灼样、刀割样或钻样,位于鼻根后方、颧部、上颌、上腭及牙龈部,常累及同侧眼眶,疼痛向额、颞、枕部放射,可伴患侧鼻黏膜充血、鼻塞、流泪。每天发作数次至数十次,每次持续数分钟到数小时,无扳机点。

五、治疗

(一)药物治疗

三叉神经痛的首选治疗是药物治疗,当药物治疗效果不佳或患者难以耐受药物的不良反应时,才考虑外科手术治疗。三叉神经痛的发病机制可能是三叉神经元感觉性癫痫样放电，抗癫痫药治疗通常有效。首选卡马西平、奥卡西平、加巴喷丁、普瑞巴林或巴氯芬。后四种药物的安全性要优于卡马西平。起始剂量要小，逐渐缓慢加量，加量时密切注意不良反应，老年患者或联合用药时尤应如此。当一种药物增加到最高剂量时，仍无法有效控制症状，或患者无法耐受药物时，可考虑换用另一种首选药物。若单用多种药物均无理想疗效时，可尝试联合用药。

1.卡马西平

卡马西平治疗三叉神经痛的疗效最佳。达到合适剂量的初次治疗，70%～80%患者可获得有效缓解。初始剂量常为100 mg，每天2次或3次；通常可逐渐加量至200 mg，每天3次；最大日剂量可达1 200 mg。常见的不良反应有头晕、嗜睡、步态不稳、恶心、呕吐和口干等。严重不良反应较少见，有中性粒细胞计数减少、血小板计数减少，甚至引起再生障碍性贫血、肝功能损害，偶见严重的可危及生命的皮肤反应，即史-约综合征和中毒性表皮坏死松解症。患者若长期服药，应定期监测血常规和肝功能。患者若出现皮疹，应立即停止用药。

2.奥卡西平

奥卡西平与卡马西平疗效相当，且不良反应较卡马西平少。卡马西平无效者换用奥卡西平后，常可获得不同程度缓解。但是其价格明显较卡马西平高。初始剂量常为每次150 mg，每天2次；通常可逐渐加量至600 mg，每天2次；最大日剂量可达2 400 mg。常见的不良反应有嗜睡、头晕、头痛、恶心、呕吐、共济失调和眼球震颤等。少见的不良反应有低钠血症、皮疹和血细胞计数减少等。

3.加巴喷丁

加巴喷丁的疗效可能较卡马西平和奥卡西平略差，但不良反应较少。初始剂量常为每次100 mg，每天3次；通常可逐渐加量至300 mg，每天3次；最大日剂量可达1 800 mg。常见不良反应有嗜睡、眩晕、步态不稳、疲劳感、恶心、呕吐和头痛等。

4.普瑞巴林

普瑞巴林是治疗病理性神经痛和癫痫的药物。有研究显示，将普瑞巴林用于治疗三叉神经痛时，25%患者可完全缓解，49%患者缓解程度超过50%，但是其价格高昂。初始剂量常为75 mg，每天2次；通常可逐渐加量至300 mg，每天2次；最大日剂量可达1 200 mg。不良反应通常轻微，常见不良反应有头晕、嗜睡、头痛、体重增加、视物模糊、口干、便秘和疲劳感等。

5.巴氯芬

巴氯芬是一种能激活 γ-氨基丁酸受体的骨骼肌松弛药。有小样本随机对照试验显示，治疗三叉神经痛有效率达 70%。初始剂量常为每次 5 mg，每天 3 次；通常可逐渐加量至 20 mg，每天 3 次；最大日剂量可达 80 mg。常见不良反应有嗜睡、头晕、乏力、疲劳感、头痛和失眠等。首选药物疗效不理想或难以耐受时，可换用另一种首选药物；还可选用拉莫三嗪、氯硝西泮、托吡酯、丙戊酸钠、度洛西汀、文拉法辛、阿米替林、去甲替林、替扎尼定等作为次选药物，或联合用药。

此外，还可配合使用甲钴胺、维生素 B_1、改善微血管循环药物（地巴唑、尼麦角林）等，但对三叉神经分支的各种周围神经阻滞，此疗法效果尚不确切。

（二）封闭治疗

三叉神经封闭治疗是注药于神经分支或半月神经节上，使之破坏以阻断其传导作用，使注射区面部感觉消失，从而获得止痛效果。封闭治疗一般用于服药无效或不适宜手术治疗者。外周支封闭是在缺医少药地区可用 1% 普鲁卡因或丁卡因，按三叉神经通路封闭各外周支局部。封闭半月神经节一般用纯乙醇注射于疼痛的神经支或其分支。本方法操作简易安全，缺点是疗效不持久，近年来逐渐被神经射频治疗所代替。本方法有引起出血、角膜炎、失明等严重并发症的可能。

六、精选案例

（一）案例摘要

何某，男，75 岁。

主诉：左侧面部疼痛 5 年余。

现病史：5 年前患者无明显诱因出现左侧颜面部区域疼痛，呈电灼样、针刺样疼痛，疼痛初发时持续数秒后可缓解，疼痛尚可耐受，触摸、咀嚼时可引发疼痛，疼痛时不伴有头胀、头晕，无恶心、呕吐，无视物模糊，无听力障碍，无鼻塞、流脓涕，无耳鸣，无口角流涎及口角抽动，口服卡马西平治疗后疼痛可缓解。近 2 年来感疼痛较前加重且频繁发作，张口、进食、说话、触摸均可诱发疼痛，加量服用卡马西平后疼痛也无明显的缓解，且伴有头晕等不适感觉，惧怕进食、洗脸，吞咽唾液时常有呛咳发生，吞咽食物未有明显的呛咳，严重影响日常生活。于 2 个月前就诊于他院，行颅脑 MRI＋磁共振血管成像检查提示两侧额叶皮层下多发缺血变性灶，右侧颈内动脉 C_4 段略突出，两侧额窦、筛窦炎，所见 $C_{3\sim4}$、$C_{4\sim5}$ 椎间盘突出，确诊为左侧三叉神经痛。今为求进一步手术治疗来我院。门诊以左侧三叉神经痛收入院。患者入院以来神志清，精神可，言语交流正常、切题，无畏寒、发热，无胸闷、憋喘，自诉有轻微咳嗽，无咳痰，无四肢无力，平素二便正常，行走正常，体重较前无减轻。

既往史：既往体健。否认高血压、脑梗死、冠心病及糖尿病病史。否认肝炎、结核等传染病史，有肩袖损伤及手术史手术，否认输血史，否认药物、食物过敏史。预防接种随当地。

个人史：生于本地，居住条件可，无外地久居史，生活规律，无不良嗜好。无疫区居留史，无工业毒物、粉尘、放射性物质接触史。

婚育史：适龄结婚，育有 2 子。

家族史：家人体健，否认家族中有重大遗传病史。

体格检查：体温 36.6 ℃，脉搏 76 次/分，呼吸 17 次/分，血压 17.60/8.53 kPa (132/64 mmHg)。患者老年女性，神志清，精神可，发育正常，营养良好，自主体位，体格检查合作。全身皮肤、黏膜无黄染，浅表淋巴结未触及肿大。头部无畸形，五官端正，两侧瞳孔等大等圆，直径约 3 mm，瞳孔对光反射灵敏，额纹、鼻唇沟对称，眼裂正常，眼睑无下垂，张口无明显受限，左侧颧弓区域、口角区域叩击痛明显，颞部、面颊部、下颌区域扳机点存在，伸舌居中；颈软，无抵抗，四肢无畸形，自主活动，肌力、肌张力正常。胸部无畸形，胸廓无挤压痛，呼吸动度对称，双肺听诊呼吸音清。心前区无隆起，心率 76 次/分，律齐，各瓣膜听诊区未闻及杂音。腹平软，无压痛、反跳痛，肝、脾肋下未触及，移动性浊音(－)。肠鸣音正常。肛门、直肠及外生殖器无异常。两侧巴宾斯基征阴性。生理反射正常存在，病理反射未引出。

辅助检查：颅脑 MRI＋磁共振血管成像检查提示两侧额叶皮层下多发缺血变性灶，右侧颈内动脉 C_4 段略突出，两侧额窦、筛窦炎，所见 $C_{3\sim4}$、$C_{4\sim5}$ 椎间盘突出。

初步诊断：左侧三叉神经痛；右侧颈内动脉小突起；颈椎病；脑缺血性病变。

诊疗经过：完善术前准备，手术时经乙状窦后入路耳后小切口，显微镜下行左侧三叉神经显微血管减压术；术后转入重症医学科病房继续治疗。入室后予以重症监护护理常规，持续导尿，波动式气垫床防压疮，双下肢气压泵治疗等；药物给予盐酸氨溴索化痰，泮托拉唑保护胃黏膜，头孢曲松钠预防术后感染，胞磷胆碱钠营养神经，补充电解质及营养支持对症治疗。后转归脑外科继续对症和支持治疗。

出院诊断：左侧三叉神经痛(左侧三叉神经微血管减压术后)；右侧颈内动脉

小突起；颈椎病；脑缺血性病变。

(二)案例分析

三叉神经痛是指局限在三叉神经支配区内的一种反复发作的短暂性阵发性剧痛。按病因分为原发性三叉神经痛和继发性三叉神经痛。

本病例患者因“左侧面部疼痛5年余”入院，左侧三叉神经痛诊断明确，病史相对较长，反复发作，疼痛剧烈，早期口服卡马西平有效，随着病史的延长，患者加大卡马西平药物剂量，疗效差，不良反应明显，目前疼痛明显，严重影响患者日常生活，且患者无明显的绝对手术禁忌证，可行三叉神经的显微血管减压术，探查三叉神经根区，电灼并切开神经根及根部粘连的蛛网膜，见三叉神经小脑上动脉压迫，分离血管攀状压迫，电灼岩静脉的细小分支，梳理神经后植入涤纶毡片减压。术后出现的头晕及左侧颜面部的麻木较前缓解，未再出现左侧颜面部区域疼痛症状，无声音嘶哑、饮水呛咳、吞咽困难等症状，神志清，精神可，纳眠欠佳，二便调，监测的体温、血压均在正常范围内，体格检查可见左侧耳后刀口愈合良好，无渗血、渗液，无红肿等感染征象。

第二节　特发性面神经麻痹

特发性面神经麻痹是常见的脑神经单神经病变，为面瘫最常见的原因。该病病因未明，可能与病毒感染或炎症反应等有关。临床特征为急性起病，多在3天左右达到高峰，表现为一侧周围性面瘫，无其他可识别的继发原因。该病具有自限性，但早期合理的治疗可以加快面瘫的恢复，减少并发症。

一、病因与发病机制

(一)病毒学假说

目前有报道证明特发性面神经麻痹与病毒感染有关，部分特发性面神经麻痹患者会出现与病毒感染相似的前驱症状，如受凉、精神欠佳、纳差等自身免疫力下降的表现，这提示特发性面神经麻痹可能与病毒感染有关。目前研究的与特发性面神经麻痹相关的病毒包括疱疹病毒、巨细胞病毒、EB病毒、流行性腮腺炎病毒、风疹病毒和人类免疫缺陷病毒等。在一定条件下，病毒可潜伏于宿主体内，在适当条件下可被重新激活，从而引起相应疾病。人类疱疹病毒是嗜神经病毒，原发感染宿主后可被转运至外周感觉神经节，并终身潜伏于周围感觉神经节内。当机体免疫力降低时，潜伏的病毒可复活，引起神经和皮肤黏膜的病变，导致可逆性神经失用，最终发生神经轴突变性。已有证据表明，引起莱姆病的伯氏疏螺旋体和引起拉姆齐·亨特综合征的疱疹病毒能诱发特发性面神经麻痹。此外，水痘-带状疱疹病毒很有可能也是导致小部分特发性面神经麻痹的病原体，研究表明，从特发性面神经麻痹患者的外周血中能分离出水痘-带状疱疹病毒的核酸，同时在部分患者的耳部分泌物中也能分离出同一类型的核酸。

（二）免疫学假说

特发性面神经麻痹可能是一种自身免疫性脱髓鞘性脑神经炎，吉兰-巴雷综合征和特发性面神经麻痹以淋巴细胞致敏同 P21 蛋白之间的相似性表明，特发性面神经麻痹可能是吉兰-巴雷综合征的变种。近来有研究表明，病毒感染可能会导致周围神经髓鞘产生自身免疫反应，造成面部神经的髓鞘脱失。特发性面神经麻痹、吉兰-巴雷综合征、病毒感染或潜伏的病毒再激活可能会引起周围神经髓鞘成分的自身免疫反应，导致脑神经脱髓鞘改变，特别是面神经。

（三）氧化应激

氧化应激是体内氧化与抗氧化作用失衡的一种状态，与许多炎性疾病及免疫性疾病相关。研究发现，糖尿病患者和孕妇为特发性面神经麻痹的高发人群，通过对特发性面神经麻痹患者进行血清学检查发现，特发性面神经麻痹患者血清中存在氧化应激状态，因此认为特发性面神经麻痹的发病机制可能与氧化应激反应有关。

（四）其他

导致特发性面神经麻痹的其他危险因素，还包括妊娠。在一项妊娠期妇女的研究中，0.17%的妊娠妇女患有特发性面神经麻痹。另外，肥胖、高血压及长期高血压、重度子痫前期、糖尿病、上呼吸道疾病也是一种危险因素，高血压可能是增加特发性面神经麻痹的独立危险因素。

二、临床表现

（1）任何年龄均可发病，但以 20～40 岁最为多见，男性略多于女性。特发性面神经麻痹通常呈急性起病，症状可于数小时或 1～3 天内达到高峰。

（2）特发性面神经麻痹多数为一侧性，两侧者多见于吉兰-巴雷综合征。

(3)部分患者在起病前几天有同侧耳后、耳内、乳突区的轻度疼痛,数天即消失,或压迫面神经可产生不适感。多数患者往往于清晨洗面、漱口时突然发现一侧面颊动作不灵、口角歪斜。部分患者常主诉患侧面部僵硬感或麻木感,可出现病侧面部表情肌完全瘫痪,病侧的眼轮匝肌反射减弱或消失,眼睑震颤明显减弱,面部感觉检查完全正常。

(4)若面神经在茎乳突孔以上受损而影响鼓索神经时,尚有患侧舌前 2/3 味觉丧失。若在发出镫骨肌分支以上处受损,则尚有患侧舌前 2/3 味觉丧失和听觉过敏。膝状神经节病变患者除有周围性面瘫、听觉过敏和舌前 2/3 的味觉障碍外,还有患侧乳突部疼痛、耳郭和外耳道感觉减退,以及外耳道或鼓膜出现疱疹,构成所谓拉姆齐·亨特综合征。

(5)特发性面神经麻痹:如未恢复或未完全恢复时,常可产生瘫痪肌的挛缩、面肌痉挛或联带运动,成为特发性面神经麻痹的后遗症。特发性面神经麻痹恢复后,个别病例(约占 2.7%)可复发。据报道,复发间隔时间最长者可达 20 年。

三、诊断

(一)诊断要点

(1)特发性面神经麻痹常急性起病,通常在 3 天左右达高峰。

(2)特发性面神经麻痹常见一侧的周围性面瘫,伴或不伴有耳后疼痛、听觉过敏、舌前 2/3 味觉减退、唾液或泪液分泌异常。

(3)排除继发病因:诊断特发性面神经麻痹时需要注意以下方面。①主要依据临床病史及体格检查进行诊断,这是排除其他继发原因的重要方法。②应特别注意临床症状出现的缓急。③注意寻找是否有其他部位的神经系统病变(特别是桥小脑角区和脑干),如复视、眩晕、共济失调、听力下降、锥体束征、肢体或面部感觉减退;是否有耳科疾病,如外耳道、头面颊部皮肤有无疱疹、溃疡、感染、外伤及占位性病变等;注意有无发热、头痛和呕吐。④需要询问既往史,如脑卒中、外伤、糖尿病、结缔组织病、颅底或面部肿瘤以及是否有特殊感染史或接触史。

(二)辅助检查

(1)对于特发性面神经麻痹的患者不建议进行常规化验、神经电生理检查和影像学检查。

(2)判断预后时,在某种情况下,神经电生理检查可提供帮助,如运动神经传导检查可见患侧面神经肌肉动作电位波幅降低,发病 1～2 周,肌电图可见异常的自发电位。面肌瘫痪比较轻的患者通常恢复较好,一般不需要进行电生理检查；面肌完全瘫痪者可根据需要行神经电生理检查，发病后1～2周进行测定，可能对预后的判断有一定的指导意义。若面神经传导测定显示复合肌肉动作电位波幅不到对侧10%、针极肌电图检查不出现自主收缩的电信号时，则近半数患者恢复不佳。

四、鉴别诊断

（一）吉兰-巴雷综合征

吉兰-巴雷综合征多为两侧周围性面瘫，伴对称性四肢弛缓性瘫痪，脑脊液出现蛋白-细胞分离现象。

（二）耳源性面神经麻痹

耳源性面神经麻痹常继发于中耳炎、迷路炎及乳突炎等，或由腮腺炎、颌面部肿瘤、颌下淋巴结炎等引起，常有明显原发病症状。

（三）神经莱姆病

神经莱姆病为一侧或两侧面神经麻痹，常伴发热、皮肤游走性红斑，可累及其他脑神经。

五、治疗

（一）药物治疗

1.糖皮质激素治疗

对于所有无禁忌证的患者（16岁以上），急性期应尽早口服糖皮质激素，可促进神经损伤恢复和改善预后。通常选择口服泼尼松龙或泼尼松，剂量为30～60 mg/d，连续服用5天，之后在5天内逐步减量至停用。发病3天后口服糖皮质激素是否能获益尚不明确。儿童特发性面神经麻痹恢复通常较好，糖皮质激素是否获益尚不明确；对于面肌瘫痪严重的患者，可根据情况进行选择。

2.抗病毒治疗

急性期的患者，可根据情况尽早联合使用糖皮质激素和抗病毒药物，可能会有获益，尤其是面肌无力严重或者完全瘫痪者，但是不建议单用抗病毒药物治疗。可以选择伐昔洛韦或阿昔洛韦，伐昔洛韦剂量为每次0.5～1.0 g，每天口服2～3次；阿昔洛韦剂量为每次0.2～0.4 g，每天口服3～5次；疗程均为7～10天。

3.神经营养治疗

临床上常给予B族维生素，如维生素B_{12}和甲钴胺等。

(二)眼部保护

当患者眼睑闭合不全时,应重视眼部的保护。因眼睑闭合不全,动作缓慢或瞬目无力,异物容易进入眼中;泪液分泌减少,容易增加角膜损伤及感染的风险,必要时请眼科协助处理。可根据情况选择滴眼液以防眼部干燥,在睡眠中眼睑闭合不拢时应使用眼罩保护。

(三)神经康复治疗

特发性面神经麻痹患者应尽早开始神经康复治疗。

六、精选案例

(一)案例一

1.案例摘要

尹某,男,23岁。

主诉:口眼歪斜2天。

现病史:患者无明显诱因出现左侧口眼歪斜,左眼睑闭合无力。左侧鼻唇沟变浅,伴左侧耳后疼痛、舌尖麻木。伴左侧后枕部跳痛不适,无心慌出汗,无双眼黑矇,无言语不利及肢体活动障碍,无意识不清,无肢体抽搐。在外未行诊疗,病情进行性加重,为求系统治疗,今来我院住院治疗。门诊以特发性面神经麻痹收入院。患者自发病以来,神志清,精神可,饮食可,睡眠差,二便调。

既往史:有特发性面神经麻痹病史2年。否认有高血压、冠心病、糖尿病等慢性病史。否认肝炎、结核病史及密切接触史,否认其他药物、食物过敏史,否认重大外伤、手术及输血史,预防接种史不详。

个人史:生于原籍,无长期外地居住史,未到过疫区,无放射性物质及毒物接触史,吸烟史5年,约30支/天,少量饮酒。

婚育史:未婚育。

家族史:否认家族遗传病史。

体格检查:体温36.5 ℃,脉搏76次/分,呼吸18次/分,血压19.06/11.47 kPa(143/86 mmHg)。患者青年男性,神志清,精神差,形体适中,自主体位,体格检查合作。全身皮肤黏膜无黄染、皮疹及皮下出血点,浅表淋巴结未及触及肿大。头颅无畸形,大小适中,耳鼻无异常分泌物,口唇无发绀,咽无充血,扁桃体无肿大,伸舌居中,舌体灵活。气管居中,甲状腺无肿大。颈软,无抵抗,胸廓对称,无畸形,双肺听诊呼吸音粗,未及明显干、湿啰音,心音低钝,心率76次/分,律齐,无杂音。腹软，无压痛及反跳痛，肝、脾肋下未触及，双肾区无叩击痛。双下肢无水肿，肛门及外生殖器未查。

专科情况：神志清，精神可。高级皮层功能粗测正常。左眼睑闭合不全，左侧额纹变浅，左侧鼻唇沟变浅。余脑神经检查未见明显异常。四肢肌力 5 级，肌张力正常。各生理反射对称（＋＋），两侧掌颏反射（＋），两侧霍夫曼征（－），两侧巴宾斯基征（－）。四肢痛、温觉正常。颈软，脑膜刺激征未引出。两侧指鼻试验、跟-膝-胫试验稳准。

辅助检查：颅脑 MRI＋弥散加权成像＋磁共振血管成像检查可见脑 MRI、磁共振血管成像平扫未见明显异常；鼻窦少许炎症，蝶窦囊肿。血生化检查可见丙氨酸转氨酶 63 U/L，尿酸 468 μmol/L，乙型肝炎表面抗原 0.004 IU/mL，丙型肝炎抗体 0.078 S/CO，梅毒螺旋体抗体 0.035 S/CO，人类免疫缺陷病毒抗体 0.183 S/CO，血常规、C 反应蛋白、电解质、血脂、血糖未见明显异常。心电图显示 T 波改变。

初步诊断：特发性面神经麻痹。

诊疗经过：予以甲泼尼龙琥珀酸钠、甘露醇减轻神经水肿，氢溴酸加兰他敏改善神经肌肉传导；维生素 B_1、甲钴胺营养神经，加法莫替丁保护胃黏膜，预防急性胃黏膜病变，碳酸钙预防钙流失；阿昔洛韦抗病毒，给予电针、电子生物反馈疗法、隔物灸等针灸治疗以促进神经功能恢复。

出院诊断：特发性面神经麻痹。

2.案例分析

特发性面神经麻痹是指下运动神经元（面神经核或核以下周围神经）损伤导致一侧或两侧面部表情肌瘫痪，引起病侧不能蹙眉、闭目、漏齿、鼓颊的一种疾病。常见病因为病毒感染、局部缺血、炎症、冷刺激、神经性和自身免疫病、创伤或医源性、肿瘤性病变及全身性疾病。

本病例为青年男性患者，急性起病，以左侧周围性面神经麻痹为主要临床表现，结合病史、体征及辅助检查，符合特发性面神经麻痹的典型特征。患者表现为左侧额纹变浅、鼻唇沟变浅、眼睑闭合不全等周围性面神经麻痹三联征，伴同侧耳后疼痛及舌前 2/3 味觉异常（舌尖麻木），符合面神经膝状神经节受累的定位特征。既往 2 年前有同侧发病史，提示存在面神经易损性，需注意解剖结构异常或免疫因素可能。辅助检查中，颅脑 MRI 及血管成像排除了中枢性面神经麻痹（如脑干梗死、肿瘤等），血常规及感染指标未见异常，支持特发性面神经麻痹的诊断。

鉴别诊断方面需排除以下疾病。①中枢性面神经麻痹(如脑梗死)：患者无肢体功能障碍、病理征阴性、影像学无异常可排除。②拉姆齐・亨特综合征：虽有耳后疼痛但未见耳部疱疹，病毒学检查未提示活动性感染。③吉兰-巴雷综合征：无四肢对称性肌力减退及腱反射减弱，病程发展不符合该病。④中耳炎相关面瘫：耳部检查未见化脓性改变。值得注意的是，患者存在蝶窦囊肿及鼻窦炎症，虽非直接致病因素，但需考虑局部炎症扩散的可能。

治疗方面遵循规范：①早期足量应糖皮质激素(甲泼尼龙)可有效减轻神经水肿，联合甘露醇强化脱水效果；②B 族维生素(维生素 B_1、甲钴胺)促进神经髓鞘修复；③加兰他敏通过抑制胆碱酯酶改善神经肌肉传导。康复治疗采用电针、生物反馈等综合手段，符合现代康复理念。但需注意，针灸治疗时机建议在急性期(发病 7 天内)避免强刺激，以浅刺、轻手法为宜。

预后与随访建议：①吸烟史(30 支/天)可能影响微循环，延缓神经修复；②尿酸升高(468 μmol/L)提示代谢紊乱；③既往复发史提示需排查免疫因素(如抗核抗体谱)及面神经管解剖异常。建议出院后继续康复治疗 3～6 个月，定期评估面神经功能(House-Brackmann 分级)，监测肝肾功能(丙氨酸转氨酶升高可能与非甾体药物或酒精相关)。长期管理应强调戒烟、控制体重等生活方式干预，若 6 个月后未完全恢复，需行面神经电图评估损伤程度。

(二)案例二

1.案例摘要

荣某，男，41 岁。

主诉：右侧口角歪斜 1 天。

现病史：患者出现右侧口眼歪斜，右侧额纹浅，右眼睑闭合无力，右侧鼻唇沟变浅，右侧口角下垂，伴有右侧耳后疼痛，头痛，主要为两侧太阳穴部位紧箍样疼痛，无言语不利及饮水呛咳，无头痛头晕，无肢体运动及感觉障碍。在外未治疗，病情无好转，为系统治疗就诊于我院，急诊以特发性面神经麻痹收入院。

既往史：头痛 5 天，未治疗。否认冠心病、高血压、糖尿病病史，否认肝炎、结核等传染病史，否认输血史，否认重大外伤及手术史，否认药物及食物过敏史。预防接种史随当地。

个人史：生于原籍，无长期外地居住史，居住条件良好；无疫区旅居史。无放射性物质及毒物接触史，无烟酒等不良嗜好。

婚育史：适龄婚育，育有 2 女，体健。

家族史：否认家族遗传病史。

体格检查：体温 36.6 ℃，脉搏 71 次/分，呼吸 20 次/分，血压 16.00/9.33 kPa（120/70 mmHg）。患者中年男性，神志清，精神差，形体适中，自主体位，体格检查合作。全身皮肤黏膜无黄染、皮疹及皮下出血点，浅表淋巴结未触及肿大。头颅无畸形，大小适中，耳鼻无异常分泌物，口唇无发绀，咽无充血，扁桃体无肿大，伸舌居中，舌体灵活。气管居中，甲状腺无肿大。胸廓对称，无畸形，双肺听诊呼吸音粗，未闻及明显干、湿啰音，心音低钝，心率 71 次/分，律齐，无杂音。腹软，无压痛及反跳痛，肝、脾肋下未触及，双肾区无叩击痛。双下肢无水肿，肛门及外生殖器未查。

专科情况：神志清，精神差，高级皮层功能粗测正常，右侧额纹浅，右侧眼睑闭合无力，右侧鼻唇沟浅，右侧口角下垂，余脑神经检查未见明显异常。颈软，脑膜刺激征（—）；四肢肌力 5 级，肌张力正常，双巴宾斯基征阴性。四肢痛温觉正常。

辅助检查：颅脑 MRI＋弥散加权成像＋磁共振血管成像显示脑实质 MRI 平扫未见明显异常，鼻旁窦炎，脑磁共振血管成像未见明显异常。心电图显示 T 波改变。血生化检查显示总蛋白 62.7 g/L，脂蛋白 415 mg/L，葡萄糖（葡萄糖氧化酶法）6.65 mmol/L，中性粒细胞百分比 79.6%，淋巴细胞百分比 15.5%，淋巴细胞数目 0.86×10^9/L，尿常规、C 反应蛋白、糖化血红蛋白、同型半胱氨酸、甲状腺功能三项、凝血五项、电解质、心肌酶未见异常。

初步诊断：特发性面神经麻痹。

诊疗经过：予以醋酸泼尼松、甘露醇减轻神经水肿，氢溴酸加兰他敏改善神经肌肉传导；维生素 B_1、甲钴胺营养神经，泮托拉唑保护胃黏膜、预防急性胃黏膜病变，碳酸钙预防钙流失；阿昔洛韦抗病毒，给予磁热振疗法、电针、电子生物反馈疗法、隔物灸等针灸治疗以促进神经功能恢复。

出院诊断：特发性面神经麻痹。

2.案例分析

特发性面神经麻痹是指下运动神经元（面神经核或核以下周围神经）损伤导致一侧或两侧面部表情肌瘫痪，引起病侧不能皱眉、蹙眉、闭目、漏齿、鼓颊的一种疾病。常见病因为病毒感染、局部缺血、炎症、冷刺激、神经性和自身免疫病、创伤或医源性、肿瘤性病变及全身性疾病。

本病例为中年男性患者，急性起病，以右侧周围性面神经麻痹为主要表现，结合病史及辅助检查，符合特发性面神经麻痹的典型诊断。患者右侧额纹变浅、眼睑闭合不全、鼻唇沟变浅及口角下垂，提示右侧面神经周围性损害，定位在面神经管或茎乳孔附近。伴随右侧耳后疼痛及头痛（两侧太阳穴紧箍样疼痛），可能与神经水肿引起的局部炎症反应或血管张力异常相关。既往头痛病史 5 天未治疗，需警惕潜在血管性因素或紧张性头痛叠加可能。辅助检查中，颅脑 MRI 及血管成像排除了中枢性病变（如脑梗死、肿瘤），但鼻旁窦炎需关注局部解剖异常对面神经的影响。蝶窦及鼻旁窦炎可能通过邻近解剖结构（如面神经管）加重神经水肿，建议耳鼻喉科会诊排除慢性感染灶。患者中性粒细胞比例升高（79.6%）、脂蛋白（415 mg/L）显著增高，提示可能存在亚临床炎症或动脉硬化倾向，虽与面神经麻痹无直接关联，但需关注长期心血管风险。

鉴别诊断方面需排除以下疾病。①中枢性面神经麻痹（脑卒中/肿瘤）：患者无肢体功能障碍、病理征阴性，影像学未见责任病灶，可排除。②拉姆齐·亨特综合征：虽有耳后疼痛，但缺乏耳部疱疹及听力异常，病毒抗体未提示活动性感染（如水痘-带状疱疹病毒），暂不支持。③继发性面神经麻痹（中耳炎/糖尿病性神经病变）：耳部检查无异常分泌物，血糖升高（6.65 mmol/L），但糖化血红蛋白正常，提示应激性高血糖而非糖尿病，需监测血糖变化。④吉兰-巴雷综合征：无对称性肢体无力及腱反射消失，病程进展缓慢，不支持。

治疗：应用糖皮质激素，醋酸泼尼松联合甘露醇可减轻神经水肿，但患者存在血糖升高，需警惕激素诱发高血糖风险，建议加强血糖监测。

预后与随访建议：患者年龄＞40 岁、存在血糖代谢异常及炎症状态，可能延缓神经恢复，总体预后较年轻患者差，需动态评估面神经功能（House-Brackmann 分级）。建议完善糖耐量试验及炎症标志物（如白细胞介素-6、肿瘤坏死因子 α）检测，明确代谢紊乱性质。康复治疗中磁热振疗法及电针可促进局部血液循环，但急性期（＜7 天）应避免强刺激，以低频电刺激为主。长期管理需控制血糖、调节血脂（脂蛋白增高提示动脉硬化风险），并治疗鼻旁窦炎以减少复发可能。

（三）案例三

1.案例摘要

王某，女，44 岁。

主诉：右侧口眼歪斜 1 天。

现病史：患者无诱因出现右侧口眼歪斜，右侧额纹变浅，右眼睑闭合不全，右侧鼻唇沟变浅，右耳郭可见红色丘疱疹，耳道内未见疱疹，右耳后疼痛，无味觉减退，时有头晕、头痛，无言语不利及饮水呛咳，无肢体运动及感觉障碍。未在家中治疗，就诊于我院。门诊以面瘫收入院。患者自发病以来，神志清，精神差，无发热，纳眠可，二便调。

既往史：否认高血压、糖尿病等疾病史。因阴道不规则流血1周于我院妇科诊断为异常子宫出血、瘢痕子宫、月经紊乱。否认肝炎、结核等传染病史。剖宫产分娩2次，女性结扎。否认外伤史，曾输血1次。否认食物、药物过敏史。

个人史：生于本地，无外地长期居住史，无烟酒等不良嗜好，未接触毒物及放射性物质，无冶游史。

婚育史：24岁结婚，育有1子1女，丈夫及儿女均身体健康，已结扎。

月经史：15岁 $\frac{7}{60}$ 2024.5.18，量少，色暗，无血块，痛经(－)。

家族史：否认家族遗传病史。

体格检查：体温36.2 ℃，脉搏85次/分，呼吸21次/分，血压13.20/7.60 kPa(99/57 mmHg)。中年女性，发育正常，营养中等，自主体位，体格检查合作。全身皮肤黏膜无黄染、皮疹、出血点，无肝掌及蜘蛛痣。全身浅表淋巴结未触及肿大。头颅大小、形态正常，眼睑无水肿，两侧瞳孔等大等圆，瞳孔对光反射可，外耳道无流脓。胸廓对称、无畸形，呼吸运动两侧对称。语音震颤对等。双肺呼吸音清，未闻及干、湿啰音，心音低钝，心率85次/分，律齐，各瓣膜听诊区未闻及病理性杂音。腹软，未见腹壁静脉曲张，未见肠型及蠕动波，无压痛及反跳痛，肝、脾肋下未触及。肝、脾区无叩击痛，无移动性浊音。肠鸣音正常，双下肢无水肿。

专科情况：神志清，精神差，高级皮层功能粗测正常，右侧额纹变浅，右侧眼睑闭合不全，右侧鼻唇沟变浅，右侧口角歪斜，余脑神经检查未见明显异常。颈软，脑膜刺激征(－)，两侧指鼻试验、跟-膝-胫试验(－)，四肢肌力5级，肌张力正常，双巴宾斯基征(－)。四肢痛温觉正常。

辅助检查：血生化检查可见淋巴细胞数目 0.90×10^{9}/L，前白蛋白162 mg/L，总胆固醇6.13 mmol/L，高密度脂蛋白1.83 mmol/L，载脂蛋白B 1.15 g/L，小而密低密度脂蛋白1.354 mmol，视黄醇结合蛋白23.10 mg/L。余甲状腺功能游离三项、凝血四项、电解质等未见明显异常。颅脑MRI＋弥散加权成像检查显示脑MRI平扫未见明显异常；鼻窦炎，右侧上颌窦囊肿；鼻甲肥大。

初步诊断：特发性面神经麻痹。

诊疗经过：予口服伐昔洛韦抗病毒，甲钴胺、维生素 B_1 营养神经，碳酸钙 D_3 咀嚼片补钙，氢溴酸加兰他敏改善神经肌肉传导；静脉滴注甲泼尼龙琥珀酸钠减轻神经水肿，肌苷调节免疫力，泮托拉唑护胃及对症支持治疗。给予磁热振疗法、电针疗法、电子生物反馈疗法、隔物灸等针灸治疗，以促进神经功能恢复。

出院诊断：特发性面神经麻痹。

2.案例分析

特发性面神经麻痹是指下运动神经元(面神经核或核以下周围神经)损伤导致一侧或两侧面部表情肌瘫痪,引起病侧不能蹙眉、闭目、漏齿、鼓颊的一种疾病。常见病因为病毒感染、局部缺血、炎症、冷刺激、神经性和自身免疫病、创伤或医源性、肿瘤性病变及全身性疾病。

本病例为中年女性患者,急性起病,以右侧周围性面瘫(额纹变浅、眼睑闭合不全、鼻唇沟变浅及口角歪斜)为主症,结合右耳后疼痛及耳郭红色丘疱疹,需高度警惕拉姆齐·亨特综合征(带状疱疹病毒性面神经炎)的可能,而非单纯特发性面神经麻痹。患者耳郭疱疹虽未累及外耳道,但符合带状疱疹病毒(水痘-带状疱疹病毒)感染的特征,且疼痛定位明确,提示膝状神经节受累。但需注意,单纯疱疹病毒亦可引起类似表现,需结合血清学检查(如水痘-带状疱疹病毒、免疫球蛋白 M、单纯疱疹病毒抗体)进一步鉴别。总胆固醇(6.13 mmol/L)及小而密低密度脂蛋白(1.354 mmol/L)升高提示动脉硬化风险,虽与面瘫无直接关联,但可能影响神经微循环修复。右侧上颌窦囊肿及鼻甲肥大可能通过局部解剖压迫或炎症扩散加重面神经水肿,建议耳鼻喉科协同处理。

鉴别诊断方面需排除以下疾病。①拉姆齐·亨特综合征:典型三联征为面瘫、耳部疱疹及听力障碍,本例无听力异常,但耳郭疱疹及疼痛仍高度提示水痘-带状疱疹病毒感染,需完善病毒脱氧核糖核酸(deoxyribonucleic acid,DNA)检测。②莱姆病:虽有面瘫及皮疹,但多伴游走性红斑及疫区接触史,本例无相关证据。③中耳炎继发面瘫:耳部检查无化脓性分泌物,可排除。

治疗:①抗病毒药物,伐昔洛韦对水痘-带状疱疹病毒感染有效,但剂量需达1 g,每天 3 次,需核查用药剂量是否达标;②糖皮质激素,甲泼尼龙静脉冲击可减轻神经水肿,但患者存在异常子宫出血史,需评估激素对凝血及内分泌的影响,建议联合妇科监测。

预后与随访建议:建议行面神经电图测定神经变性比例,若比例>90%,需考虑手术减压。耳后疼痛可能迁延为带状疱疹后神经痛,可早期加用普瑞巴林或加巴喷丁。复查水痘-带状疱疹病毒、免疫球蛋白 M/免疫球蛋白 G,若阳性可确诊,并需警惕病毒播散风险(如角膜炎、脑膜炎)。长期控制血脂(他汀类药物)、改善微循环(如前列腺素 E_1),以促进神经修复。

第三节 面肌痉挛

面肌痉挛为半侧或两侧面部反复不自主抽搐，抽搐发作呈阵发性，程度不等。面肌痉挛包括典型面肌痉挛和非典型面肌痉挛两种。本病好发于中老年，女性略多于男性，绝大多数为一侧受累，常由面神经根部血管压迫或面神经根部的病变引起，亦可继发于其他疾病，如颅后窝肿瘤、血管瘤和动静脉畸形。

一、病因与发病机制

(一)病因

1.血管因素

血管压迫面神经出脑干区是被广泛接受的病因，有研究表明颅窝的微血管压迫是发病基础。面肌痉挛是桥小脑角区血管结构轻度、持续性压迫面神经导致的可逆性病理生理表现。目前，有80%～90%的面肌痉挛患者是由面神经出脑干区存在血管压迫导致，其中以小脑前下动脉与小脑后下动脉为主。文献研究表明，单纯小脑前下动脉占比为51.7%～53.9%，单纯小脑后下动脉占比为21.3%～30.9%。责任血管类型主要分为以下几种：环型，血管本身是压迫神经的主要原因；分支型，责任血管的不同分支夹住面神经；穿孔型，穿动脉将血管栓在脑干上进而造成压迫；蛛网膜型，血管和脑干之间蛛网膜小梁增厚，造成责任血管压迫神经。

2.占位性因素

形成面肌痉挛的主要原因包括占位性病变，在神经受压基础上，占位性因素导致的面肌痉挛也被称为继发性面肌痉挛。有报道显示，小脑桥脑角区域肿瘤引起的面肌痉挛比例约为0.8%，其中包括脑膜瘤和神经鞘瘤等，而引起此情况的原因就是肿瘤直接压迫面神经。部分学者认为不存在肿瘤直接压迫，而出现上述情况的原因是手术中并未出现责任血管。当然，也有部分患者出现面神经周围动静脉畸形等。

3.蛛网膜因素

有文献报道，在手术中放大镜或神经内镜观察下，面肌痉挛患者的面神经处解剖结构异常，存在蛛网膜粘连，由此可发现蛛网膜粘连增厚可能会诱发面肌痉挛。

(二)发病机制

1.异常肌反应

异常肌反应主要是指刺激面神经中的1个分支,之后在另外1个分支支配的肌肉上记录到延迟反应。多项临床试验表明,异常肌反应与面肌痉挛的症状存在相关性,且敏感度较高。为此,临床可以将其作为判断面肌痉挛的指标,应用在微血管减压术检测。

2.周围学说

周围学说指出脑干区段的面神经很少存在细胞包裹的现象,在长时间的血管压迫下,面神经会受到损伤,导致脱髓鞘等病理改变,轴突裸露的神经纤维间产生跨突触传递的异位冲动,进而导致面肌痉挛的发生。有研究表明,面神经脑干区段对于搏动性压迫十分敏感,且该段以外的周围神经轴突有细胞包裹,不会轻易发生微血管压迫。而随着脱髓鞘神经纤维数量不断增加,面肌痉挛发作范围也逐渐增大。

3.中枢学说

中枢学说是指脑干区在受到血管压迫后,面神经纤维会促使面神经运动核兴奋性增高,导致功能和结构发生变化。从某种程度上说,中枢学说认为面肌痉挛的发病机制是脑血管压迫。另外,该学说也有部分问题尚未阐述明确,未解释血管压迫导致面神经产生冲动的机制,对微血管手术部分没有阐述清楚。

4.交感学说

交感学说认为,面神经根在周围血管长期压迫下,其搏动会造成摩擦,导致血管壁破坏,而裸露的面神经和血管壁暴露的交感神经纤维接触后,会产生兴奋性,进而释放神经递质,在交感神经桥梁下扩散到其他面神经分支,引发面肌痉挛。交感学说可以解释部分现象,比如面肌痉挛发作与情绪和精神状态存在相关性,微血管术后临床症状得到缓解,是因为责任血管移位,压迫减轻。

二、临床表现

(1)原发性面肌痉挛常在中年以后起病,女性发病多于男性,发病有年轻化趋势。

(2)发病时神志清楚,多为自发性眼轮匝肌间歇性抽搐,逐渐向一侧面部的其他面肌扩散,尤以口角部最明显,甚至可累及同侧的颈阔肌。每次抽搐持续数秒至数分钟,间歇后可相继发作,抽搐程度轻重不等,且不能自行控制,可因说话、吃饭、谈笑而诱发,当精神紧张、情绪激动、过度疲劳、睡眠不足或阅读时间过长时会加剧，然而情绪稳定、休息或集中注意力时，抽搐减轻或消失，入睡后抽搐停止。多为一侧，左侧较右侧多见，很少一先一后两侧发病。少数患者于抽搐时伴面部轻度疼痛，个别患者伴有头痛、病侧耳鸣。神经系统检查可见面部肌肉阵发性抽搐，且抽搐时往往眼裂缩小。此外，无其他阳性体征。

(3)本病为进行性缓慢发展的疾病，一般不能自行缓解，如不给予治疗，部分患者于病程晚期，患侧面肌完全性瘫痪时，抽搐方可停止发作。

(4)诱发因素：面部肌肉运动、劳累、情绪紧张、激动等。

(5)面肌痉挛的分级：①0 级，无面部肌肉痉挛发生；② Ⅰ 级，受到刺激时眨眼时间增多或出现面部肌肉轻微颤动；③ Ⅱ 级，出现眼睑、面肌不自主阵发性轻微颤动；④ Ⅲ 级，肌肉收缩明显，同时伴有轻度面部功能障碍，正常生活受到影响；⑤ Ⅳ 级，出现严重的肌肉收缩情况和面部功能障碍，生活受到严重影响。

三、诊断

(一)诊断要点

根据病史及阵发性、不自主的一侧面肌抽搐的临床特点，且无其他神经系统阳性体征，诊断并无困难。

肌电图检查显示肌纤维震颤和肌束震颤波，其特征为阵发高频脉冲(每秒 150～400 次)；每秒 5～20 次节律性或不规则的重复发放，每次发放包括 2～12 次脉冲；在所有的面肌中脉冲是同步的；逆向性刺激面神经可引起典型发放。

(二)辅助检查

1.肌电图检查

肌电图检查结果显示面肌纤维颤动和肌束震颤异常改变，电生理标志性特征是与一侧扩展反应及眨眼反射等联带运动有关的高频放电。

2.EEG 检查

EEG 检查无异常发现。

3.磁共振血管成像检查

磁共振血管成像检查阳性改变可见颅内动(静)脉变异、基底动脉瘤，尤其是脑干区血管、椎基底动脉和迷路上的动脉异常，可直接或间接压迫面神经，对判断本病病因有重要诊断价值。

4.MRI 检查

MRI 检查可发现脑干胶质瘤、小脑或脑桥小脑三角肿瘤等占位性病变，或脑干梗死、多发性硬化等直接或间接压迫面神经的证据。

四、鉴别诊断

(一)功能性眼睑痉挛

功能性眼睑痉挛多见于中年以上女性患者,常为两侧性,仅限于眼睑肌痉挛,无下部面肌抽搐。

(二)梅热综合征

梅热综合征多见于老年女性,主要表现为两侧眼睑痉挛,伴口、舌、面肌、下颌、喉及颈肌的肌张力障碍。

(三)习惯性抽动症

习惯性抽动症常见于儿童和青年,表现为明显的肌肉收缩,与精神因素有关。

(四)继发性面肌痉挛

炎症、肿瘤、血管性疾病、外伤等均可导致面肌痉挛,但常伴有其他神经系统阳性体征,不难鉴别,颅脑 CT 检查可以帮助明确诊断。

(五)部分运动性发作癫痫

部分运动性发作癫痫患者面肌抽搐幅度较大,多伴有头颈、肢体的抽搐。EEG 可有癫痫波发放,颅脑 CT 或 MRI 检查可有阳性发现。

(六)舞蹈病

舞蹈病患者可出现两侧性面肌抽动,伴有躯干、四肢的不自主运动。

(七)习惯性面肌抽搐

习惯性面肌抽搐多见于儿童和青少年,为短暂的面肌收缩,常为两侧,可由意志力短时控制,发病与精神因素有关。肌电图和 EEG 检查正常。

(八)功能性眼睑痉挛

功能性眼睑痉挛多见于中年以上女性,局限于两侧眼睑,不累及下半面部。

五、治疗

(一)药物治疗

对于早期症状轻的患者可先予药物治疗,可应用抗癫痫药或镇静药。卡马西平,开始时每次 0.1 g,每天 2～3 次,口服,逐渐增加剂量,最大剂量不能超过 1.2 g/d;巴氯芬,开始时每次 5 mg,每天 2～3 次,口服,以后逐渐增加剂量至

30～40 mg/d，最大剂量不超过 80 mg/d；氯硝西泮，0.5～6.0 mg/d；维生素 B_{12}，每次 500 μg，每天 3 次，口服，可酌情选用。

（二）A 型肉毒毒素注射治疗

A 型肉毒毒素注射治疗是目前最安全有效的治疗方法，药物治疗效果欠佳时可用 A 型肉毒毒素局部注射治疗。将 A 型肉毒毒素作用于局部胆碱能神经末梢的突触前膜，抑制乙酰胆碱囊泡的释放，减弱肌肉收缩力，缓解肌肉痉挛。根据受累的肌肉可将药物注射于眼轮匝肌、颊肌、颧肌、口轮匝肌、颏肌等肌肉。不良反应有注射侧面瘫、黑矇、暴露性角膜炎等。疗效可维持 3～6 个月，复发者可重复注射。

六、精选案例

（一）案例摘要

王某，女，39 岁。

主诉：左侧面部肌肉不自主抽动 7 年余。

现病史：患者无明显诱因出现左侧上下眼睑区域的肌肉不自主抽动，以眼睑区域为主，下眼睑为重，抽动时伴有左面部的紧缩感，抽动呈阵发性、节律性抽搐，持续 10 秒至 1 分钟不等，说话时、情绪激动或紧张时抽动可加重，休息及睡眠后缓解，抽动时不伴有头晕、头痛、头胀，未有恶心、呕吐，无视物模糊，无听力障碍，无明显面部麻木感。曾行针灸治疗后缓解，数月后再次出现频繁的抽动，服用药物治疗后无缓解。眼睑区域抽动频繁，反复发作，伴有左侧面部肌肉和口角的频繁抽动，为求手术治疗来我院就诊，门诊以左侧面肌痉挛收治入院，患者自发病以来，神志清，精神可，言语交流正常，纳眠可，无咳嗽、咳痰，无声音嘶哑、无发热、畏寒，二便调，体重未见明显减轻。

既往史：平素体健，否认高血压病史，否认冠心病史，否认糖尿病史，否认肝炎、结核等传染病史，否认药物、食物过敏史，无重大外伤手术史及输血史，预防接种史随当地。

个人史：出生于本地，居住条件可，生活规律，无不良嗜好，无外地长期居住史及疫区接触史，无工业毒物及放射性物质接触史。

婚育史：适龄结婚，育有 3 女。

家族史：父母体健，爱人及女儿体健，否认家族遗传病史。

体格检查：体温 36.7 ℃，脉搏 77 次/分，呼吸 17 次/分，血压 19.20/12.9 kPa（144/97 mmHg）。患者青年女性，神志清，精神可，发育正常，营养良好，自主体位，体格检查合作。全身皮肤、黏膜无黄染，浅表淋巴结未触及肿大。头面部见专科检查。颈软，无抵抗，气管居中，甲状腺无肿大，颈静脉无怒张。胸廓无畸形，双肺听诊呼吸音清，心前区无隆起，律齐，各瓣膜听诊区未闻及杂音。腹平软，无压痛、反跳痛，肝、脾未触及，移动性浊音(－)。肠鸣音正常。肛门、直肠及外生殖器无异常。脊柱及四肢见专科检查。生理反射正常存在，病理反射见专科检查。

专科情况：神志清，精神可，言语交流正常、切题。头颅大小正常，五官端正，额纹对称、右侧鼻唇沟略浅，可见左侧上下眼睑区域、口角肌肉不自主抽动，以两侧眼睑为重、抽动呈阵发性、节律性、频繁抽动，持续时间数秒，上眼睑略有下垂，眼裂略小，眼球活动正常，两侧瞳孔等大等圆，直径约 3 mm，瞳孔对光反射存在，眼、耳、鼻、口未见异常分泌物，伸舌居中，口角无歪斜。颈软，无抵抗，脊柱及四肢无畸形，四肢肌力及肌张力正常，肢体活动可，两侧巴宾斯基征阴性。

辅助检查：颅脑磁共振血管成像＋弥散加权成像＋面神经核 MRI 显示呼吸脑实质内未见明显异常信号，弥散加权成像(b＝1 000)未见明显异常弥散受限高信号，各脑室、脑池大小形态正常，中线结构居中。矢状面扫描示垂体略变扁，鞍区见脑脊液充填。右侧上颌窦内见囊状长 T_2 信号影。两侧三叉神经显示良好，左侧三叉神经走行区见关系密切小血管影。检查得出以下结论：脑实质 MRI 平扫未见明显异常，空蝶鞍，右侧上颌窦囊肿，左侧三叉神经关系密切血管影，请结合临床。

初步诊断：左侧面肌痉挛。

诊疗经过：入院后完善术前辅助检查，颅脑磁共振血管成像＋弥散加权成像＋面神经、三叉神经核 MRI 显示呼吸脑实质内未见明显异常信号，弥散加权成像(b＝1 000)未见明显异常弥散受限高信号，各脑室、脑池大小形态正常，中线结构居中。矢状面扫描示垂体略变扁，鞍区见脑脊液充填。右侧上颌窦内见囊状长 T_2 信号影。两侧三叉神经显示良好，左侧三叉神经走行区见关系密切小血管影。实验室检查提示血常规、肝肾功能、血糖、凝血功能、感染八项均未见明显的异常。行经乙状窦后入路面神经显微血管减压术，术后病情稳定，返病房继续对症及术后治疗。

出院诊断：左侧面肌痉挛。

(二)案例分析

面肌痉挛是指一侧或两侧面部肌肉(眼轮匝肌、表情肌、口轮匝肌)反复发作的阵发性、不自主的抽搐，在情绪激动或紧张时加重，严重时可出现睁眼困难、口角歪斜及耳内抽动样杂音，是一种脑神经疾病。面肌痉挛分为原发性和继发性，原发性面肌痉挛病因包括搏动性血管压迫；继发性面肌痉挛是指病因明确的面肌痉挛，如桥脑角肿瘤压迫面神经或颅底蛛网膜炎累及面神经。

结合患者病史特点、临床表现及影像学检查，未发现桥脑角区域存在占位性病变，患者左侧原发性面肌痉挛诊断明确，原发性面肌痉挛的责任血管包括小脑下前动脉、小脑下后动脉和椎动脉，静脉不是面肌痉挛的责任血管。血管压迫可能成为面神经传导通路上的病理性刺激，而长期刺激将导致神经髓鞘变形，神经轴突间电流发生短路，从而引起痉挛。临床表现通常开始于一侧上面部，最常见于眼轮匝肌，表现为短暂的重复收缩导致突然、不自主地眼睛闭合。

口服药物疗效不确切且不良反应较多，且患者服用多种药物后效果仍欠佳。面神经显微血管减压术已成为目前治疗面肌痉挛的首选方法，微血管减压的基本原理是分离神经血管压迫，重要的手术技术包括迅速识别神经血管压迫部位，锐性分离蛛网膜以最大限度地观察神经根，以及电生理检测以鉴别责任血管。患者病史较长，保守治疗效果差，无明显的手术禁忌证，可行微血管减压术进行治疗。患者在全麻下经左侧乙状窦后入路行面神经微血管减压术，术中见左侧面神经脑干段被基底动脉、小脑下前动脉压迫，分别予以解剖游离后，神经血管之间进行减压。术后左侧眼睑区域的肌肉抽动基本消失，左侧口角区域抽动较前减轻，视物清晰，无面部麻木感，无饮水呛咳及声音嘶哑等异常表现。

第四节 带状疱疹

带状疱疹是由水痘-带状疱疹病毒引起的皮肤及周围神经损害，以沿神经干形成带状分布的簇集性小水疱为特征，并具有明显的神经痛，常出现在年龄较大、免疫抑制或免疫缺陷的人群中，并且女性发生风险高于男性，严重影响患者的生活质量。

一、病因与发病机制

潜伏在神经节中的水痘-带状疱疹病毒再激活是带状疱疹发病的基础。潜伏的病毒被激活，沿感觉神经轴索下行，到达该神经所支配区域的皮肤内复制，产生水疱，同时周围和中枢神经受累后形成痛觉敏化，产生神经病理性疼痛。

造成水痘-带状疱疹病毒再激活的机制并不十分清楚。在某种诱因下（如创伤、疲劳、恶性肿瘤、病后虚弱、使用免疫抑制剂等），机体抵抗力下降，特别是特异性细胞免疫抑制，是病毒再激活的主要原因。发生水痘后，机体可建立有效的特异性免疫，但随着年龄增长，这种免疫水平逐渐降低，临床上表现为患病率随年龄增长而增加。另外，影响机体细胞免疫功能的因素或疾病，如血液系统肿瘤、接受激素及细胞毒药物、人类免疫缺陷病毒感染者等发生带状疱疹风险显著增加，且病情严重。本病治愈后可获得较持久的细胞免疫，一般不复发。

二、临床表现

（一）典型表现

发疹前可有乏力、低热等全身症状，患处皮肤自觉灼热或灼痛，触之有明显的痛觉异常，持续1～5天，亦可无前驱症状即发疹。

皮损呈带状排列，多发生在身体的一侧，不超过或略微超过身体中线。皮疹沿周围神经分布区排列，好发部位依次为肋间神经（占55%）、脑神经（占25%，最常见为三叉神经单支受累）、腰部神经（占15%）和骶部神经（占5%）支配区域。

患处最初表现为感觉神经支分布的区域出现片状的水肿性红斑，很快在此基础上出现粟粒至黄豆大小的丘疹，簇状分布而不融合，并于数小时后变为水疱，疱壁紧张，疱液澄清，水疱外周绕以红晕，各簇水疱群间皮肤正常。

神经痛为本病的重要特征，可在发病前或伴随皮损出现，通常老年患者或皮疹严重患者较为剧烈。水疱干涸、结痂脱落后留有暂时性淡红色斑或色素沉着。皮疹持续时间取决于患者的年龄、皮疹的严重程度和潜在的免疫抑制。

由于皮疹可同时或先后发生，在同一患者可同时见到红斑、丘疹、丘疱疹、水疱、糜烂、痂皮等不同时期的损害。最后患处逐渐干燥结痂，痂皮脱落后可有暂时性色素沉着，若无继发感染，一般不留瘢痕。

病程一般1～2周，偶可复发，复发率<0.2%。局部组织坏死严重、泛发性带状疱疹免疫缺陷及有潜在恶性病的患者病程可延长，甚至反复发作。带状疱疹后遗神经痛一般1～3个月可自行缓解或消失，少数患者的疼痛可持续1年以上。

（二）特殊类型

1.眼带状疱疹

眼带状疱疹为三叉神经眼神经受累，多见于老年人，疼痛剧烈。眼部受累最常见的表现为葡萄膜炎、其次为角膜炎，鼻翼、鼻尖或眼睑缘出现水疱，常提示有眼部受累。

2.耳带状疱疹

耳带状疱疹为病毒侵犯面神经及听神经所致，表现为耳道或鼓膜出现水疱。膝状神经节受累同时侵犯面神经的运动和感觉神经纤维时，可出现面瘫、耳痛及外耳道疱疹三联征，称为拉姆齐·亨特综合征。如果感染累及前庭耳蜗神经，可出现耳鸣、听力丧失或眩晕等。

3.顿挫型带状疱疹

顿挫型带状疱疹仅出现红斑、丘疹而不发生水疱。

4.无疹型带状疱疹

无疹型带状疱疹不出现疱疹，有典型的局部周围神经痛，多以肋间神经痛多见，还可在脑神经分布区域出现神经痛和瘫痪，病程可迁延 2 周。

5.复发型带状疱疹

复发型带状疱疹仅有皮区疼痛而无皮疹。

6.中枢神经系统带状疱疹

病毒侵犯大脑实质和脑膜时，发生病毒性脑炎和脑膜炎。

7.内脏带状疱疹

病毒由脊髓后根神经节侵及交感和副交感的自主神经纤维，引起胃肠道和泌尿系统症状。当胸膜、腹膜受侵可引起刺激，甚至出现积液等症状。

8.泛发型带状疱疹

泛发型带状疱疹指同时累及 2 个及以上神经节，对侧或同侧多个皮节产生皮损。

9.播散型带状疱疹

在受累的皮节外有 2 个以上的皮损称为播散性带状疱疹，常见于老年体弱、恶性淋巴瘤、应用皮质激素及免疫抑制药者，病毒播散，于局部皮疹后 1～2 周全身出现水痘样疹，常伴高热、肺炎、脑损害，可致死亡。

(三)带状疱疹相关性疼痛

带状疱疹在疹前、疹时以及皮损痊愈后均可伴有疼痛，统称为带状疱疹相关性疼痛。带状疱疹相关性疼痛按照病程可分为急性(病程 30 天内)、亚急性(病程 30～120 天)和慢性(病程＞120 天)。带状疱疹相关性疼痛可表现为持续性隐痛、发作性撕裂痛和诱发痛，后者表现为异常性疼痛，即非疼痛性刺激，如轻触皮肤引起的疼痛，或痛觉过敏，即轻度的疼痛刺激可引起严重的疼痛。如果皮损消退后神经痛持续存在超过3个月，则称为带状疱疹后神经痛。

三、诊断

(一)诊断要点

根据典型临床表现即可作出诊断。疱底刮取物涂片找到多核巨细胞和核内包涵体有助于诊断，必要时可进行聚合酶链式反应检测水痘-带状疱疹病毒DNA和病毒培养予以确诊。对皮损严重、范围广泛、愈合时间较长的患者，应注意明确基础疾病或诱因。

(二)辅助检查

1.抗原检查

取疱疹基底组织刮片或疱疹液，用免疫荧光法检查病毒抗原，该方法敏感、快速，并可与单纯疱疹病毒相鉴别，可用于早期诊断。

2.病毒DNA检测

用聚合酶链式反应检测呼吸道上皮细胞或外周血白细胞中水痘-带状疱疹病毒DNA，敏感性及特异性均较高，可用于早期快速诊断。

3.病毒分离

取发病后3天内疱疹液，接种于人胚成纤维细胞分离病毒，阳性率较高。

4.血常规检查

血白细胞总数正常或略减少，淋巴细胞数稍高。

5.疱疹刮片

刮取新鲜疱疹基底组织涂片，用瑞特或吉姆萨染色，可见多核巨细胞；苏木精-伊红染色可见胞核内包涵体。

6.血清学检查

常用酶联免疫吸附试验、补体结合试验等检测特异性抗体，补体结合抗体于出后1～4天出现，2～6周达高峰，6～12个月逐渐转阴。特异性抗体检查有可能与单纯疱疹病毒发生交叉免疫反应。

四、鉴别诊断

(一)单纯疱疹

单纯疱疹常反复发生，病情轻微，多见于热病后，皮疹分布无规律，好发于鼻孔、口唇、阴部等皮肤交界处，局部无神经痛。

(二)接触性皮炎

接触性皮炎局限于接触部位,有接触史,无疼痛感。

(三)肋间神经痛

肋间神经痛多为胸背部阵发性疼痛,疼痛由胸背部放射到侧腹部,患者在咳嗽、大笑、深呼吸时疼痛加重,肋间区域可有压痛。疱疹出现前要与肋间神经痛相鉴别。

五、治疗

(一)一般治疗

发病后注意休息,避免食用辛辣刺激性食品,保持消化道通畅;加强创面保护和护理,避免衣物摩擦和刺激,以防止继发感染和疼痛加剧;发病后及时合理诊治,避免带状疱疹后遗神经痛的发生。

(二)全身治疗

1.抗病毒治疗

抗病毒治疗能减少带状疱疹疼痛和排毒,加速结痂愈合。早期、足量的抗病毒治疗是减轻神经痛和缩短病程的重要措施。在前驱期就应开始用抗病毒药,在活动水疱期 72 小时内进行抗病毒治疗能加速皮损愈合,减少疼痛,减少内脏并发症。

(1)阿昔洛韦:首选阿昔洛韦,每次 800 mg,口服,每天 5 次,疗程 7～10 天;或 5～10 mg/kg 静脉滴注,每 8 小时 1 次,7～10 天。耐药者可用膦甲酸钠,40 mg/kg,静脉滴注,每 8 小时 1 次。免疫抑制者推荐静脉给予阿昔洛韦和重组人干扰素 α,防止播散。

(2)泛昔洛韦:每次 250 mg,每天 3 次。泛昔洛韦是喷昔洛韦的前体,能减少年龄大患者的带状疱疹后神经痛的持续时间。伐昔洛韦,每次 300 mg,每天 2 次,连服 7 天。与阿昔洛韦相比,伐昔洛韦能明显减少疼痛的发生率及缩短持续时间,口服阿昔洛韦减少发生率为 26%,口服伐昔洛韦后疼痛的发生率为 19%。泛昔洛韦或伐昔洛韦能将疱疹后遗神经痛的程度、持续时间和发生率减少 50%,但 50%以上的患者经泛昔洛韦或伐昔洛韦治疗后仍有 20%在疱疹消退后 6 个月发生疼痛。

2.免疫调节剂治疗

麻疹减毒活疫苗 2 mg,肌内注射,可减轻症状。

3.疱疹后遗神经痛治疗

常用抗抑郁药阿米替林、去甲替林或抗惊厥剂加巴喷丁。对顽固性病例可用阿片类药物。利多卡因封闭1～2周，症状可明显好转。第一线单一药物治疗失败后可联合治疗，如利多卡因封闭、二氯醋酸、加巴喷丁、阿片类药物联合治疗。三环抗抑郁药去甲替林10～20 mg，睡前服用，逐渐加量至疗效明显或不能忍受，高剂量150 mg/d，地昔帕明亦可供选用。如不能控制，可用加巴喷丁，开始剂量为100 mg，每天3次，口服，逐渐增加至600～900 mg，每天3次。普瑞巴林为75～150 mg，每天2～3次，口服。

不推荐使用抗惊厥药如苯妥英钠、卡马西平和丙戊酸钠，神经镇静剂如氯普噻吨、吩噻嗪类及H_1受体拮抗剂如西咪替丁，因疗效不肯定，老年人难以耐受或部分患者会出现严重的不良反应。如果这些措施失败，阿片类物质可能有效。辣椒碱乳膏可减少疼痛传递因子P物质并阻止其在神经元内再合成，每天外用3～5次，4周内缓解。

4.糖皮质激素治疗

疾病早期与抗病毒药物联合应用可有效控制炎症反应、减轻神经节的炎症后纤维化、降低后遗神经痛的发生率，适用于病情严重、年老体弱、无严重糖皮质激素禁忌者，但免疫功能低下或免疫缺陷者应用糖皮质激素后有导致病毒扩散的危险，需慎重使用。临床一般选用醋酸泼尼松30～60 mg/d，疗程为7～10天。

(三)局部治疗

(1)无继发感染的皮损处可涂搽5%阿昔洛韦霜、3%酞丁安霜、1%喷昔洛韦软膏、3%膦甲酸钠软膏、0.5%碘苷软膏、2%甲紫、0.9%利多卡因软膏、0.025%～0.075%辣椒碱乳膏、炉甘石洗剂或1%樟脑、炉甘石洗剂等，每天3～5次。眼带状疱疹可选用0.1%阿昔洛韦滴眼液、3%阿昔洛韦软膏、0.1%利巴韦林滴眼液、0.1%碘苷滴眼液、0.1%酞丁安滴眼液或含10 μg/mL重组人干扰素α1b滴眼液，每天5～7次，直至症状完全消退，可与抗生素滴眼液交替使用，防止继发感染。角膜形成溃疡者禁用糖皮质激素类外用制剂。

(2)急性发疹期或疱疹破溃初期，可涂搽重组人干扰素α1b软膏，每天3次，直至皮损消退。

(3)有继发感染或渗液较多者，患处可用0.1%依沙吖啶溶液或0.5%新霉素溶液湿敷后，涂搽2%甲紫溶液、1%红霉素软膏、黄连素软膏、0.1%新霉素软膏、林可霉素利多卡因凝胶、1%诺氟沙星软膏或2%莫匹罗星软膏，每天 3～5 次。

六、精选案例

(一)案例摘要

伊某,男,76 岁。

主诉:右腰部及右腹股沟疱疹伴疼痛 2 天。

现病史:患者无诱因出现右腰及右腹股沟散发红色疱疹,部分连接成片,针扎样疼痛,未重视未治疗,无意识不清,无言语不利,无头晕耳鸣,无恶心呕吐,无口角流涎,无心前区疼痛,无肢体麻木及肢体抽搐,病情无好转,为系统治疗来我院就诊,急诊以带状疱疹收入院治疗。

既往史:高血压、心率快 10 年,现口服酒石酸美托洛尔(25 mg,每天 1 次)。否认冠心病、糖尿病史,否认肝炎、结核等传染病史,否认输血史,否认重大外伤及手术史。否认药物及食物过敏史。预防接种史随当地。

个人史:生于原籍,无长期外地居住史,居住条件良好;无疫区旅居史。无放射性物质及毒物接触史,无烟酒等不良嗜好。

婚育史:适龄婚育,育有 1 子 1 女,均体健。

家族史:否认家族遗传病史。

体格检查:体温 36.3 ℃,脉搏 88 次/分,呼吸 22 次/分,血压 20.27/11.07 kPa(152/83 mmHg)。患者老年男性,神志清,精神差,形体适中,自主体位,配合体格检查。全身皮肤黏膜无黄染、皮疹及皮下出血点,浅表淋巴结未触及肿大。头颅无畸形,大小适中,耳鼻无异常分泌物,口唇无发绀,咽无充血,扁桃体无肿大,伸舌居中,舌体灵活。气管居中,甲状腺无肿大。胸廓对称,无畸形,双肺听诊呼吸音粗,未闻及明显干、湿啰音,心音低钝,心率 88 次/分,律齐,未闻及杂音。腹软,无压痛及反跳痛,肝、脾肋下未触及,双肾区无叩击痛。双下肢无水肿,肛门及外生殖器未查。

专科情况:神志清,精神差,言语流利,双眼对光反射可,伸舌居中,颈软,无抵抗,四肢肌力 5 级,肌张力正常,两侧巴宾斯基征阴性。

辅助检查:血生化检查显示葡萄糖(葡萄糖氧化酶法)7.87 mmol/L,尿酸 439 μmol/L,氯 98.1 mmol/L,红细胞 5.23×10^{12}/L,糖化血红蛋白 6.4%,尿常规、C 反应蛋白、同型半胱氨酸、感染四项、凝血五项、心肌酶、甲状腺功能三项未见异常。心电图大致正常。

初步诊断:带状疱疹;高血压。

诊疗经过：予以注射阿昔洛韦抗病毒，刺五加补益肝肾，泮托拉唑保护胃黏膜，泼尼松片抗炎，甲钴胺营养神经，普瑞巴林缓解疼痛，碳酸钙预防钙流失，补液及对症支持治疗。

出院诊断：带状疱疹；高血压。

（二）案例分析

带状疱疹是由长期潜伏在脊髓后根神经节或脑神经结内的水痘-带状疱疹病毒经再激活引起的感染性疾病，除皮肤损害外，常伴有神经病理性疼痛，多见于年龄较大、免疫抑制或免疫缺陷等人群。

此病例显示带状疱疹发于腰骶神经，患者高龄，予注射用阿昔洛韦以抗病毒治疗，抗病毒治疗应在发疹后72小时内使用，以迅速达到并维持有效血药浓度，获得最佳治疗效果，以减少带状疱疹后遗神经痛的发生，且患者在滴注阿昔洛韦后疼痛症状明显减轻。滴注阿昔洛韦时应注意滴速及浓度，以防造成肾功能损伤。给予普瑞巴林类钙离子通道调节剂以缓解疼痛，早期使用普瑞巴林，尤其在疱疹发生7天内使用能够显著降低带状疱疹后遗神经痛的发生率。予以泼尼松减轻炎症反应，初始剂量为每天30 mg，逐渐减量，疗程7天，并给予碳酸钙D_3咀嚼片预防骨质疏松，监测患者血压、血糖。带状疱疹3天内使用糖皮质激素可以抑制炎症，缩短急性疼痛的持续时间和皮损愈合时间。维生素B_1、甲钴胺营养神经、促进神经修复，

第六章

神经内科其他疾病

第一节 帕金森病

帕金森病是一种多发于中老年期的中枢神经系统变性疾病。目前，已知黑质和纹状体中多巴胺能神经元变性是本病的主要病理变化。震颤、肌强直和运动障碍为其主要特征。

一、病因与发病机制

（一）病因

帕金森病的确切病因至今未明。年龄老化、遗传因素、环境因素等均可能参与帕金森病多巴胺能神经元的变性死亡过程。其中，年龄老化是目前唯一公认的帕金森病发病的危险因素。

1.年龄老化

帕金森病的发病率和患病率均随年龄的增长而增加，多在60岁以上的年龄段发病。这是因为黑质多巴胺能神经元、纹状体多巴胺递质水平随年龄增长而逐渐减少。当多巴胺能神经元减少50%，多巴胺的生成减少80%以上时，就会出现帕金森病的临床症状。

2.遗传因素

绝大多数帕金森病患者为散发性，约10%的患者有家族史，呈不完全外显的常染色体显性遗传。细胞色素P4502D6基因突变和某些线粒体DNA突变可能是帕金森病发病的遗传易感因素。

3.环境因素

调查显示，长期接触农药、金属和工业溶剂等可能是帕金森病的危险因素。

嗜神经毒，即 1-甲基-4-苯基 1-甲基 4-苯基-1，2，3，6-四氢吡啶和某些杀虫剂，可能抑制黑质线粒体呼吸链复合体Ⅰ活性，使三磷酸腺苷生成减少，自由基生成增加，导致多巴胺能神经元变性坏死。

4.其他

除了年龄老化、遗传因素外，脑外伤、吸烟、饮咖啡等因素也可能增加或降低患帕金森病的概率。吸烟与帕金森病的发生呈负相关，这在多项研究中均得到了一致的结论。咖啡因也具有类似的保护作用。严重的脑外伤可能增加患帕金森病的风险。

(二)发病机制

1.α 突触核蛋白的异常聚集

α 突触核蛋白基因编码是一种容易错误折叠的突触前蛋白，与泛素、囊泡结构、溶酶体、变形的线粒体和被破坏的细胞骨架结构等共同构成路易体。研究发现，α 突触核蛋白异常聚集是帕金森病发病过程中的主要标志和中心环节，是帕金森病遗传基因集中影响的主要靶点，能够加重线粒体功能障碍、引起氧化应激、激活神经炎症、引起或加重泛素-蛋白酶体系统功能异常、诱导轴突损伤等。研究表明，α 突触核蛋白低聚物是参与路易体淀粉样蛋白生成过程的主要毒性物质。而氧化应激、帕金森病基因突变和过表达可影响 α 突触核蛋白构象的变化及其聚集。

2.氧化应激

氧化应激主要通过以下方面参与帕金森病的病理过程。

(1)氧化 RNA，增加线粒体 DNA 突变和启动转录合成来影响核酸的稳定性。

(2)加速 α 突触核蛋白聚集、Parkin 聚集和蛋白酶体分解，扰乱蛋白质稳态。

(3)激活三磷酸腺苷过促进癌基因 *DJ-1*、磷酸酶和紧张素同源物 *PINK1* 的细胞保护作用，在诱导蛋白激酶 B 失调的同时影响细胞自我防御。

3.线粒体功能障碍

线粒体功能障碍对帕金森病多巴胺能神经元易感性至关重要。帕金森病相关临床与基础研究已发现线粒体动力学破坏、生物能缺陷、复杂的Ⅰ抑制、电子传输链和增加的活性氧类含量在帕金森病发病中发挥重要作用。大多数帕金森病相关基因在维持线粒体稳态中发挥作用。最近，帕金森病相关的线粒体蛋白磷酸酶和 *PTEN* 基因诱导 *PINK1*、*PARK2* 功能，以及诱导神经退行性变的机制已经被确定。此外，研究发现帕金森病相关蛋白，如 α 突触核蛋白和 *LRRK2*，在帕金森病遗传病例的线粒体功能障碍中可能与帕金森病有很大的功能重叠。在黑质多巴胺神经元中,线粒体DNA片段缺失会随着年龄增长而明显增加,帕金森病患者多巴胺神经元线粒体DNA突变率高于正常人。

4.泛素-蛋白酶体系统功能障碍

帕金森病的蛋白酶体理论是基于与不同形式帕金森病相关的多个具有多态变异的基因所编码的蛋白质整合在蛋白酶体系统中的事实。研究表明,衰老可导致泛素-蛋白酶体系统功能逐渐减弱,致使蛋白异常聚集,从而影响运动症状、纹状体损伤和多巴胺含量增加,且随着年龄增加而加重。Parkin是一种独特的多功能泛素连接酶,与泛素-蛋白酶体系统密切相关,同时也是哺乳动物线粒体自噬的关键调节因子。泛素-蛋白酶体系统中编码与Parkin相互作用蛋白的基因突变也可能导致帕金森病。F-box蛋白7基因突变,通过F-boxE3泛素连接酶识别底物并介导底物泛素化,也与帕金森病密切相关。此外,F-BOX蛋白7可以招募帕金森病相关蛋白进入受损线粒体,并促进其聚集,进而导致帕金森病的发生。

二、临床表现

帕金森病起病隐袭,进展缓慢。首发症状通常是一侧肢体的震颤或活动笨拙,进而累及对侧肢体。临床上主要表现为静止性震颤、运动迟缓、肌强直和姿势步态障碍。近年来,越来越多研究人员注意到,抑郁、便秘和睡眠障碍等非运动症状也是帕金森病患者常见的主诉,它们对患者生活质量的影响甚至超过运动症状。

(一)静止性震颤

约70%的帕金森病患者以静止性震颤为首发症状,多始于一侧上肢远端,静止时出现或明显,随意运动时减轻或停止,精神紧张时加剧,入睡后消失。手部静止性震颤在行走时加重。典型的表现是频率为4~6 Hz的搓丸样震颤。部分患者可合并姿势性震颤。

(二)肌强直

检查者活动患者的肢体,活动颈部或躯干时可觉察到有明显的阻力,这种阻力的增加呈现各方向均匀一致的特点,类似弯曲软铅管的感觉,故称为铅管样强直。患者合并有肢体震颤时,可在均匀阻力中出现断续停顿,如转动齿轮,故称齿轮样强直。在疾病的早期,有时肌强直不易被察觉,此时可让患者主动活动一侧肢体,被动活动的患侧肢体肌张力会增加。

（三）运动迟缓

患者的运动迟缓，尤其是重复运动。根据受累部位的不同，运动迟缓可表现在多个方面。面部表情动作减少，瞬目减少，称为面具脸。说话声音单调低沉、吐字不清。写字变慢、字变小，称为书写过小症。洗衣、穿衣和其他精细动作可变得笨拙、不灵活。行走的速度变慢，常曳行，手臂摆动幅度会逐渐减少甚至消失，步距变小。因不能主动吞咽致唾液不能咽下而出现流涎，夜间可出现翻身困难。

在疾病的早期，患者常常将运动迟缓误认为是无力，且常因一侧肢体的酸胀无力而被误诊为脑血管疾病或颈椎病。因此，当患者缓慢出现一侧肢体无力，且伴肌张力增高时，应警惕帕金森病的可能。

（四）姿势步态障碍

姿势步态障碍往往在疾病的中晚期出现，患者不易维持身体平衡，稍不平整的路面即有可能使患者跌倒。姿势反射可通过后拉试验来检测。检查者站在患者的背后，嘱患者做好准备后牵拉其双肩，正常人能在后退一步之内恢复正常直立，而姿势反射消失的患者往往要后退三步以上或需人搀扶才能直立。帕金森病患者行走时常常会越走越快，不易停步，称为慌张步态。晚期帕金森病患者可出现冻结步态，表现为行走时突然出现短暂的不能迈步，双足似乎粘在地上，需停顿数秒钟后才能继续前行或无法再次启动，常见于开始行走（始动困难）、转身、接近目标或担心不能越过已知的障碍物时，如穿过旋转门等。

（五）非运动症状

帕金森病不仅存在多巴胺能系统的受损，胆碱能、肾上腺素能、5-羟色胺能系统等也有不同程度的受累，因此患者可出现抑郁、焦虑、睡眠障碍、认知障碍等非运动症状。疲劳感也是帕金森病常见的非运动症状。近年来，帕金森病的非运动症状越来越受到关注。抑郁、便秘、睡眠障碍、嗅觉障碍等非运动症状可在帕金森病的运动症状之前出现，也可出现在疾病的进程中。非运动症状对患者的生活质量影响很大，甚至超过运动症状。

三、诊断

（一）诊断要点

根据中老年发病，病程缓慢性进行，有震颤、肌强直、运动减少、慌张步态、行走时上肢无前后摆动等典型症状，可确诊。对于早期发病的，年龄中年以上不明原因、逐渐起病的动作缓慢、表情淡漠、肌张力增高及行走时上肢的前后摆动减少或消失者，则需考虑本病的可能。诊断帕金森病的具体诊断标准如下。

1.临床确诊的帕金森病

(1)不存在绝对排除标准。

(2)至少存在 2 条支持标准。

(3)没有警示征象。

2.临床很可能的帕金森病

(1)不符合绝对排除标准。

(2)如果出现警示征象则需要通过支持标准来抵消，即如果出现 1 条警示征象，必须需要至少 1 条支持标准来抵消；如果出现 2 条警示征象，必须需要至少 2 条支持标准来抵消；如果出现 2 条以上警示征象，则诊断不能成立。

支持标准：①多巴胺能药物对患者的治疗明确且有效，表现为多巴胺能药物治疗后统一帕金森病评定量表评分改善超过 30%或主观描述确定；或者存在明确的开关现象及剂末现象。②出现左旋多巴诱导的异动症。③单个肢体的静止性震颤。④嗅觉减退，黑质超声增强或心脏间碘苄胍显像显示心脏去交感神经支配。

绝对排除标准：出现下列任何 1 项即可排除帕金森病的诊断(但不应将有明确其他原因引起的症状算入其中，如外伤等)。①存在明确的小脑性共济失调，或者小脑性眼球运动异常(持续的凝视诱发的眼球震颤、巨大方波跳动、超节律扫视)。②出现向下的垂直性核上性凝视麻痹，或者向下的垂直性扫视选择性减慢。③在发病后 5 年内，患者被诊断为高度怀疑的行为变异型额颞叶痴呆或原发性进行性失语。④发病 3 年后仍局限于下肢的帕金森样症状。⑤多巴胺受体拮抗剂治疗诱导的帕金森综合征，其剂量和时程与药源性帕金森综合征相一致。⑥尽管病情为中等严重程度(即根据统一帕金森病评定量表评定肌强直或运动迟缓的计分>2 分)，但患者对高剂量(不少于 600 mg/d)左旋多巴治疗缺乏显著的治疗应答。⑦存在明确的皮质复合感觉丧失(如在主要感觉器官完整的情况下，出现皮肤书写觉和实体辨别觉损害)，以及存在明确的肢体观念运动性失用或进行性失语。⑧分子神经影像学检查显示突触前多巴胺能系统功能正常。⑨存在明确可导致帕金森综合征或疑似与患者症状相关的其他疾病，或者基于全面诊断评估，由专业医师判断其可能为其他综合征，而非帕金森病。

(二)辅助检查

1.生化检测

采用高效液相色谱法可检测到脑脊液和尿中高香草酸含量降低。

2.基因检测

在少数家族性帕金森病患者中,采用DNA印迹技术、聚合酶链式反应、DNA序列分析等可发现基因突变。

3.功能显像检测

采用PET或单光子发射计算机体层摄影与特定的放射性核素检测,可发现帕金森病患者脑内多巴胺功能显著降低且疾病早期即可发现,D_2型多巴胺受体活性在疾病早期超敏、后期低敏,多巴胺递质合成减少。对帕金森病的早期诊断、鉴别诊断及病情进展监测均有一定价值,但非临床诊断所必需和常用手段。

4.血、脑脊液常规化验

血、脑脊液常规化验均无异常,但为临床鉴别诊断常用检查方法。

5.头颅CT、MRI检查

头颅CT、MRI检查无特征性表现,但为临床鉴别诊断常用检查方法。

四、鉴别诊断

帕金森病主要需与其他原因所致的帕金森综合征相鉴别。帕金森综合征是一个大的范畴,包括原发性帕金森病、帕金森叠加综合征、继发性帕金森综合征和遗传变性病性帕金森综合征。帕金森叠加综合征包括进行性核上性麻痹、多系统萎缩、皮质基底节变性和路易体痴呆等。症状体征不对称、静止性震颤、对左旋多巴治疗敏感多提示原发性帕金森病。

(一)进行性核上性麻痹

进行性核上性麻痹多于40岁以后起病,约70%的患者以运动不能(僵直)为首发症状,且症状多两侧对称,中轴肌张力增高较四肢明显。姿势不稳也是进行性核上性麻痹的一个突出症状,约49%的患者在患病第一年即出现跌倒。病程3～4年后,多数患者已不能独立行走。核上性凝视麻痹是进行性核上性麻痹特征性临床表现,约75%以上的患者可出现该体征,尤其是下视困难更具有诊断意义。起病一年内出现跌倒结合核上性凝视麻痹,对于进行性核上性麻痹的诊断具有很高的价值。进行性核上性麻痹的患者也可出现自主神经功能障碍及小脑症状,但不如多系统萎缩多见。病程早期患者即可出现吞咽困难、构音障碍及认知损害。与帕金森病典型的屈曲样姿势不同,进行性核上性麻痹患者的肌张力障碍主要累及躯干伸肌和颈肌，使患者躯干笔直、颈部后仰。与帕金森病的面具脸不同，面部肌肉强直、紧张性增强可使患者呈现张口惊讶状。眼睑痉挛也是进行性核上性麻痹肌张力障碍的一种表现形式，患者可出现睁眼和(或)闭眼不能。多数无静止性震颤对左旋多巴治疗无效。

(二)多系统萎缩

多系统萎缩在临床上可见帕金森综合征、自主神经功能障碍和小脑损害的症状。以帕金森综合征为突出表现的称为帕金森型多系统萎缩，以小脑损害为突出表现的称为小脑型多系统萎缩。约 61%的多系统萎缩患者以运动不能(僵直)为首发症状，约 22%以小脑症状为首发症状。大多数多系统萎缩患者有自主神经功能障碍，尤以排尿障碍最常见，直立性低血压也较常见，男性患者可出现阳痿，小脑症状可表现为头晕、步态不稳、眼球震颤等。尽管姿势不稳在多系统萎缩中也较常见，但在患病第一年即出现跌倒者仅占 21%。垂直性眼球运动障碍在多系统萎缩中不如进行性核上性麻痹常见，出现率不足 20%。认知损害也不如进行性核上性麻痹和帕金森病常见。左旋多巴治疗对大多数患者无效，仅对少部分患者有一定的效果，但疗效多在 1 年内消退。静止性震颤少见。

(三)皮质基底节变性

皮质基底节变性最突出的临床特征之一是症状不对称性，患者常感一侧上肢活动变笨，累及一侧下肢则可出现步态障碍。随着疾病进展，可渐累及对侧肢体，但个别患者可终身不对称。失用和异己肢现象也是皮质基底节变性突出的临床症状，患者随意运动和模仿动作困难，不能完成原来能熟练完成的动作。患肢可出现无目的的强握摸索，有时可越过中线干扰对侧肢体的运动，也可表现为视患肢为外来的。患肢活动不灵活往往是肌张力增高、肌张力障碍、行动迟缓、失用和肌阵挛等多种因素共同作用的结果。约 1/3 的皮质基底节变性患者在疾病早期对左旋多巴制剂有一定的反应。

对于一侧起病的帕金森样症状患者，若伴有失用和异己肢现象，应高度怀疑皮质基底节变性的可能。

(四)路易体痴呆

路易体痴呆的临床表现包括波动性认知障碍、帕金森综合征和视幻觉。路易体痴呆的认知损害常表现为执行功能和视空间功能受损，而近记忆力损害在早期不明显。认知损害呈波动性，可持续几分钟、几小时或几天后又恢复正常。帕金森综合征主要表现为行动迟缓、肌张力增高，静止性震颤少见。视幻觉在疾病早期即可出现,内容具体,早期有自知力。表现为帕金森样症状的患者若在疾病早期即出现认知损害和与药物无关的视幻觉,应警惕路易体痴呆的可能。反复跌倒、晕厥、意识短暂丧失,对神经安定药敏感则更支持此诊断。

(五)继发性帕金森综合征

继发性帕金森综合征是由药物、感染、中毒、脑卒中、外伤等明确病因所致。通过仔细询问病史及相应的实验室检查,此类疾病一般较易与原发性帕金森病相鉴别。药物是最常见的导致继发性帕金森综合征的最常见原因。用于治疗精神疾病的神经安定药(吩噻嗪类和丁酰苯类)是最常见的致病药物。需注意的是,有时这类药物也用于治疗呕吐等非精神类疾病,如应用异丙嗪止吐。其他可引起或加重帕金森样症状的药物包括利血平、氟桂利嗪、甲氧氯普胺、锂剂等。

(六)遗传变性病性帕金森综合征

遗传变性病性帕金森综合征往往伴随其他症状和体征,因此一般不难鉴别。如肝豆状核变性可伴有角膜色素环和肝功能损害,血清铜、铜蓝蛋白活性降低,尿酮增加。

五、治疗

(一)治疗原则

1.综合治疗

药物治疗是帕金森病最主要的治疗手段。左旋多巴制剂仍是最有效的药物。手术治疗是药物治疗的一种有效补充。康复治疗、心理治疗及良好的护理也能在一定程度上改善症状。目前应用的治疗手段只能改善症状,不能阻止病情进展,也无法治愈。

2.用药原则

药物治疗时,用药宜从小剂量开始,逐渐加量。以较小剂量达到较满意疗效,不求全效。用药在遵循一般原则的同时,也应强调个体化。根据患者的病情、年龄、职业及经济条件等因素制订最佳的治疗方案。药物治疗时不仅要控制症状,也应尽量避免药物不良反应的发生,并从长远的角度出发,尽量使患者的临床症状得到较长期的控制。

(二)药物治疗

1.早期帕金森病的治疗

帕金森病初期多为单药治疗,也可采用小剂量多种药物(体现多靶点)联合应用，力求达到最佳疗效、更长维持时间和最低运动并发症发生率。治疗目的是延缓疾病的进展。目前，临床上的药物主要有多巴胺受体激动剂和单胺氧化酶B型抑制剂等，多巴胺受体激动剂中的罗匹尼罗和普拉克索可能对疾病有修饰作用；辅酶Q10的临床试验也提示大剂量（1 200 mg/d）应用可能对疾病有修饰作用；单胺氧化酶B型抑制剂中的雷沙吉兰临床试验和司来吉兰＋维生素E可能具有延缓疾病进展的作用。

不伴有智能减退的早发型患者，可选择非麦角类多巴胺受体激动剂、B型单胺氧化酶抑制剂、金刚烷胺、复方左旋多巴或复方左旋多巴＋儿茶酚-O-甲基转移酶抑制剂。若患者不能承受高价的药物，首选金刚烷胺；若因特殊工作之需，力求改善运动症状，则首选复方左旋多巴或复方左旋多巴＋儿茶酚-O-甲基转移酶抑制剂；也可在小剂量应用非麦角类多巴胺受体激动剂，B型单胺氧化酶抑制剂或金刚烷胺的同时，小剂量联合应用复方左旋多巴。在震颤明显而其他药物疗效欠佳的情况下，可用抗胆碱能药，如苯海索。伴有智能减退或晚发型的患者，一般首选非麦角类多巴胺受体激动剂。随着症状的加重，可添加多巴胺受体激动剂、儿茶酚-O-甲基转移酶抑制剂或单胺氧化酶B型抑制剂治疗。对老年男性患者，抗胆碱能药具有较多的不良反应，所以尽量不用。

（1）抗胆碱能药：苯海索，剂量为1～2 mg，3次/天，主要适用于伴有震颤的患者，无震颤的患者不推荐使用。对于60岁以下的患者，需告知长期应用本类药物可能会降低其认知功能，患者的认知功能一旦下降则立即停用；年龄＞60岁者最好不用抗胆碱能药。前列腺肥大及闭角型青光眼患者禁用。

（2）金刚烷胺：剂量为50～100 mg，2～3次/天，应在下午4时前服用末次药。对强直、少动、震颤均有改善作用，并且可帮助改善异动症。癫痫、严重胃溃疡、肾功能不全、肝病患者慎用，哺乳期妇女禁用。

（3）复方左旋多巴：初始用量为62.5～125.0 mg，2～3次/天，根据病情逐渐增加剂量直至疗效满意和不出现不良反应的适宜剂量维持，餐前1小时或餐后1.5小时服药。复方左旋多巴常释剂起效快，而控释剂维持时间长，但起效慢，在使用时需加以注意。活动性消化道溃疡者慎用，精神障碍及闭角型青光眼患者禁用。

（4）麦角类多巴胺受体激动剂：包括培高利特、溴隐亭、α-二氢麦角隐亭、麦角乙脲和卡麦角林。具体用法如下。①溴隐亭：剂量为0.625 mg，1次/天，每隔5天增加0.625 mg，达有效剂量3.75～15.00 mg/d后，分3次口服；②α-二氢麦角隐亭：剂量为2.5 mg，2次/天，每隔5天增加2.5 mg，达到有效剂量30～

50 mg/d后，分 3 次口服。非麦角类多巴胺受体激动剂包括罗匹尼罗、普拉克索、吡贝地尔、阿扑吗啡和罗替戈汀，不良反应主要有胸膜纤维化和心脏瓣膜病变，目前已不主张使用。

(5)非麦角类多巴胺受体激动剂：非麦角类多巴胺受体激动剂为首选药，适用于早发型帕金森病初期，可预防或减轻运动并发症。主要不良反应为脚踝关节水肿、直立性低血压和精神异常（性欲亢进、食欲亢进、幻觉等）。非麦角类多巴胺受体激动剂应从小剂量开始应用，逐渐增加剂量至获得满意疗效而不出现不良反应。具体用法如下。①普拉克索包括常释剂和缓释剂：常释剂剂量为 0.125 mg，3 次/天（个别易产生不良反应患者为 1～2 次），每周增加 0.125 mg，3 次/天，有效剂量为 0.50～0.75 mg，3 次/天，最大剂量不超过 4.5 mg/d；缓释剂的日剂量与常释剂相同，但为 1 次/天。②吡贝地尔缓释剂：初始剂量为50 mg，1 次/天，易产生不良反应者可改为 25 mg，2 次/天，第 2 周增至 50 mg，2 次/天，有效剂量为 50 mg/d，最大剂量不超过 250 mg/d。

(6)单胺氧化酶 B 型抑制剂：主要有雷沙吉兰和司来吉兰。司来吉兰（常释剂）的用法为 2.5～5.0 mg，早晨、中午服用，傍晚或晚上避免应用，以免引起失眠；雷沙吉兰的用量为 1 mg，早晨服用。胃溃疡者慎用，禁与 5-羟色胺选择性再摄取合用。

(7)儿茶酚-O-甲基转移酶抑制剂：疾病早期首选复方左旋多巴＋儿茶酚-O-甲基转移酶抑制剂，按左旋多巴剂量不同，可分成 4 种剂型进行治疗，以改善患者症状，预防或延迟运动并发症的发生；在疾病中晚期，复方左旋多巴疗效减退时可添加托卡朋或恩托卡朋，以达到进一步改善症状的作用。恩托卡朋用量为每次 100～200 mg，需与复方左旋多巴同服，单用无效。托卡朋每次用量为 100 mg，3 次/天，第一剂与复方左旋多巴同服，之后间隔 6 小时服用，可单用，每天最大剂量为 600 mg；不良反应有头痛、多汗、腹泻、口干、腹痛、尿色变黄、转氨酶升高等，需严密监测肝功能，尤其在用药之后的前 3 个月。

2.中晚期帕金森病的治疗

(1)症状波动的治疗：症状波动主要包括剂末现象和开关现象。剂末现象的处理方法：①不增加复方左旋多巴每天服用的总剂量，适当增加服药次数，或适当增加每天总剂量，每次服药剂量不变，增加服药次数；②为了延长左旋多巴的作用时间，可将常释剂换用控释剂；③加用长半衰期的多巴胺受体激动剂；④加用儿茶酚-O-甲基转移酶抑制剂；⑤加用单胺氧化酶 B 型抑制剂；⑥减少饮食（含蛋白质）对左旋多巴的影响，在餐前 1 小时或餐后 1.5 小时服药；⑦手术治疗主要对为丘脑底核行脑深部电刺激。

(2)异动症的治疗：异动症主要包括肌张力障碍、双相异动症和剂峰异动症。其中双相异动症的处理：①若正在使用复方左旋多巴控释剂，应换用常释剂，最好换用水溶剂，可以有效缓解剂初异动症；②微泵持续输注左旋多巴甲酯、左旋多巴乙酯或多巴胺受体激动剂可以同时改善症状波动和异动症。

(3)姿势平衡障碍的治疗：姿势平衡障碍是帕金森病患者摔倒的最常见原因，易在变换体位如转身起身和弯腰时发生，目前缺乏有效的治疗措施，调整药物剂量或添加药物偶尔奏效。主动调整身体重心、踏步走、大步走、听口令、听音乐行走或跨越物体(真实的或假想的)等可能有益，必要时使用助行器甚至轮椅，做好防护。

(4)睡眠障碍的治疗：睡眠障碍主要包括失眠、嗜睡、快速眼动期睡眠行为障碍等。最常见的问题是睡眠维持困难。对快速眼动睡眠行为障碍患者可给予氯硝西泮 0.5 mg；白天过度嗜睡可能与帕金森病的严重程度和认知功能减退有关，如果患者每次服药后均出现嗜睡，则提示药物可能过量。

(5)精神障碍的治疗：最常见的精神障碍包括幻觉、抑郁和(或)焦虑、认知障碍或痴呆等。若患者的精神障碍是由抗帕金森病药物诱发的，则逐渐减量或停用抗胆碱能药、金刚烷胺、单胺氧化酶 B 型抑制剂、多巴胺受体激动剂等抗帕金森病药物；针对幻觉和妄想的治疗，推荐选用喹硫平或氯氮平。

(6)自主神经功能障碍的治疗：最常见的自主神经功能障碍包括便秘、泌尿功能障碍和直立性低血压等。对于便秘，摄入足够的液体、水果、蔬菜、纤维素和乳果糖(10～20 g/d)或其他温和的导泻药能改善症状，如乳果糖、龙荟丸、番泻叶等；也可加用促胃肠动力药，如多潘立酮、莫沙必利等。需要停用抗胆碱能药并增加运动。对泌尿功能障碍中的尿频、尿急和急迫性尿失禁的治疗，可采用外周抗胆碱能药，如奥昔布宁、溴丙胺太林、托特罗定和莨菪碱等；而对逼尿肌无反射者则给予胆碱能制剂(但需慎用，因会加重帕金森病的运动症状)，若出现尿潴留，应采取间歇性清洁导尿，若由前列腺增生肥大引起，严重者必要时可行手术治疗。直立性低血压患者应增加盐和水的摄入量；睡眠时抬高头位，不要平躺；可穿弹力裤；不要快速地从卧位或坐位起立；首选肾上腺素能受体激动剂米多君治疗，疗效较佳；也可使用选择性外周多巴胺受体拮抗剂多潘立酮。

(7)感觉障碍的治疗：最常见的感觉障碍包括嗅觉减退、疼痛或麻木、不宁腿综合征。嗅觉减退在帕金森病患者中相当常见，且多发生在运动症状出现之前多年，但是目前尚无明确的措施能够改善嗅觉障碍。疼痛或麻木在帕金森病患者中，尤其在晚期帕金森病患者中，比较常见，可以由疾病引发，也可以是伴随骨关节病变所致，如果抗帕金森病药物治疗“开期”疼痛或麻木减轻或消失，“关期”复现，则提示由帕金森病所致，可以调整治疗以延长“开期”；反之，则由其他疾病或其他原因引起，可以选择相应的治疗措施。对伴有不宁腿综合征的帕金森病患者，在入睡前 2 小时内选用多巴胺受体激动剂（如普拉克索）治疗十分有效，或给予复方左旋多巴也可奏效。

（三）细胞移植及基因治疗

帕金森病病变部位明确，病变范围局限，是细胞移植治疗的良好适应证。视网膜色素上皮细胞和异种胚脑组织是近年来发展前景良好的新型供体。基因治疗的思路主要为引入保护基因，使移植的多巴胺能细胞免受损害因素的损害；引入神经营养因子基因，维持移植的多巴胺能细胞的功能和延长寿命；引入调控和内分泌基因，使移植的细胞表达酪氨酸羟化酶，从而分泌多巴胺。但两者都还存在一些问题，技术还不够成熟，不能应用于临床。

六、精选案例

（一）案例摘要

杨某，女，71 岁。

主诉：运动迟缓 3 年，加重伴头晕 3 天。

现病史：患者于 3 年前无明显诱因出现运动迟缓，面部表情减少，双手不自主震颤，呈搓丸样动作，多于静止时出现，劳累后加重，睡眠时消失，双下肢力弱，仍能行走，无口角流涎，无头痛、发热，无言语不清，无恶心、呕吐，无视物黑矇、视物模糊，无饮水呛咳、吞咽呛咳，无抽搐汗出，无意识不清，无耳鸣，曾于上级医院诊断为“帕金森病”，并给予多巴丝肼治疗，症状有所缓解，患者 3 天前出现上述症状加重，伴头晕，不能独立行走，时有心慌、胸闷，无心前区疼痛，在家未给予治疗，就诊于我院，门诊以帕金森病收入院。患者自发病以来，神志清，精神差，饮食可，睡眠差，尿频，大便干结难解。

既往史：帕金森病 3 年，有冠心病史。平素服用阿司匹林肠溶片、阿托伐他汀片、多巴丝肼片（2.5 片/次，1 天 2 次），芪参益气滴丸等药物。否认糖尿病病史，无肝炎、结核病史及密切接触史，无药物、食物过敏史。无重大外伤、手术及输血史，预防接种史不详。

个人史：生于原籍，无长期外地居住史；无境外旅居史。无放射性物质及毒物接触史，无烟酒等不良嗜好。

婚育史：适龄结婚，育有子女，均体健。

月经史：已绝经。

体格检查：体温 36.7 ℃，脉搏 75 次/分，呼吸 19 次/分，血压 19.07/11.20 kPa(143/84 mmHg)。患者老年女性，神志清，精神差，形体适中，自主体位，体格检查合作。全身皮肤黏膜无黄染、皮疹及皮下出血点，浅表淋巴结未触及肿大。头颅无畸形，大小适中，耳鼻无异常分泌物，口唇无发绀，咽无充血，扁桃体无肿大，伸舌居中，舌体灵活。气管居中，甲状腺无肿大。胸廓对称无畸形，双肺听诊呼吸音粗，未闻及明显干、湿啰音，心音低钝，心率 80 次/分，律齐，无杂音。腹软，无压痛及反跳痛，肝、脾肋下未触及，双肾区无叩击痛。双下肢无水肿，肛门及外生殖器未查。

专科情况：神志清，精神差，言语清晰，体格检查合作。两侧瞳孔等大等圆，直径约 3 mm，直接对光反射及间接对光反射存在。双眼睑无下垂，眼球向各方向活动灵活，无复视及眼球震颤。高级脑神经功能粗测正常，饮水无呛咳，吞咽无困难，咽反射存在。伸舌居中，无舌肌萎缩及震颤。双手不自主震颤，四肢深浅感觉正常，四肢肌张力增高，双上肢肌力 5 级，双下肢肌力 4 级，颈软，无抵抗，两侧巴宾斯基征(—)。

辅助检查：颅脑 CT 检查提示脑内多发腔隙性梗死灶、脑萎缩，两侧椎基底动脉钙化；请结合临床，必要时复查或进一步行 MRI 检查。颅脑 MRI＋弥散加权成像＋磁共振血管成像检查提示脑多发缺血、梗死灶；脑白质疏松，脑萎缩；部分空蝶鞍；鼻旁窦少许炎症；磁共振血管成像提示脑动脉硬化。血生化检查提示白蛋白(溴甲酚绿法)39.6 g/L，载脂蛋白 B 0.59 g/L，肾功能、血糖、血常规、凝血四项、电解质未见明显异常。

初步诊断：帕金森病；脑梗死；冠心病。

诊疗经过：给予多巴丝肼片(早晨、中午、下午四时、晚上各 1 片)以控制帕金森症状，疏血通以活血化瘀，盐酸倍他司汀改善脑供血，阿司匹林肠溶片抗血小板，阿托伐他汀稳定板块，芪参益气滴丸益气活血及对症治疗。

出院诊断：帕金森病；脑梗死；冠心病；脑动脉硬化。

(二)案例分析

帕金森病是一种常见的中老年神经系统退行性疾病，主要为黑质多巴胺能神经元进行性退变和路易小体形成的病理变化，纹状体区多巴胺递质降低、多巴胺与乙酰胆碱递质失平衡的生化改变，以震颤、肌强直、动作迟缓、姿势平衡障碍的运动症状和嗅觉减退、便秘、睡眠行为异常和抑郁等非运动症状的临床表现为显著特征。

本病例为老年女性，病程 3 年，以帕金森病核心症状（运动迟缓、静止性震颤、肌张力增高）为主症，结合既往多巴丝肼治疗有效，符合原发性帕金森病诊断标准。此次症状加重伴头晕，需综合评估疾病进展、药物疗效波动及合并症影响。患者合并脑梗死、冠心病及广泛脑动脉硬化，提示多系统病变共存，治疗需兼顾神经退行性病变与血管性病变。

治疗：①针对便秘，增加膳食纤维、渗透性泻药（如聚乙二醇）；针对尿频，应排除尿路感染，必要时使用抗胆碱能药（如奥昔布宁）；针对头晕，监测立卧位血压，排除直立性低血压，可尝试弹力袜或氟氢可的松。②盐酸倍他司汀可改善前庭循环，但对慢性脑缺血疗效有限，建议联用尼莫地平（改善皮质下灌注）；控制血管危险因素（血压目标＜140/90 mmHg，低密度脂蛋白胆固醇＜1.8 mmol/L）。

预后与随访建议：高龄、脑萎缩及多发腔梗提示认知衰退风险高，需定期应用简易精神状况检查、蒙特利尔认知评估量表进行筛查。步态障碍＋头晕会显著增加跌倒风险，建议康复科介入治疗（平衡训练、辅具使用等）。心内科协同调整抗栓方案，营养科干预低白蛋白血症（39.6 g/L）。长期左旋多巴治疗需定期监测肝功能、心电图及运动并发症（如剂末现象、异动症等）。

第二节　阿尔茨海默病

一、病因与发病机制

（一）脑血管病

脑血管病中最常见的是多发脑梗死性痴呆，这是由一系列轻微脑缺血发作，多次积累，造成脑实质性梗死所引起的。此外，还有皮质下血管性痴呆和急性发作性血管性痴呆，它们可以在一系列脑出血、脑栓塞引起的脑卒中之后迅速发展成痴呆，少数也可由一次大面积的脑梗死引起。总之，脑血管病也是阿尔茨海默病较为常见的病因。

（二）脑变性疾病

脑变性疾病引起的痴呆有许多种，最为常见的是阿尔茨海默病痴呆，在老年前期发病的，又称早老性痴呆，其发病缓慢，为进行性痴呆。除此之外，还有皮克病、亨廷顿病性痴呆、进行性核上性麻痹、帕金森病痴呆等。但这些痴呆较为少见。

（三）内分泌疾病

内分泌疾病中，甲状腺功能减退症和甲状旁腺功能低下症都可能引起痴呆。

（四）遗传因素

家系研究显示，阿尔茨海默病与其一级和二级亲属的痴呆家族史有关。

(1)阿尔茨海默病的一级亲属有10％痴呆危险性。

(2)90岁时，一级亲属23％有痴呆危险性，比普通人群高4.3倍，并认为是常染色体显性遗传。

(3)父母一方为阿尔茨海默病，患者在70岁以前发病，其同胞到85岁时患病危险性为50％。

（五）社会心理因素

高龄、丧偶、低教育水平、独居、经济拮据、性格孤僻、兴趣狭窄、重大不良生活事件与阿尔茨海默病的发病相关。有研究发现，早发阿尔茨海默病相关的危险因素是精神崩溃和躯体活动过少；晚发阿尔茨海默病的相关危险因素是营养不良、噪声。

二、临床表现

（一）记忆障碍

记忆障碍是阿尔茨海默病的早期突出症状或核心症状，特点是近事遗忘先出现，主要累及短时记忆、记忆保存和学习新知识困难。不能完成新的任务，表现为忘性大、好忘事、丢三落四，严重时刚说的话或做的事转眼就忘。随着病情的发展，出现远记忆障碍，记不清自己的经历，记不清亲人的姓名及成员间关系和称呼，可出现错构和虚构的症状。

（二）定向障碍

定向障碍是阿尔茨海默病的早期症状之一，如在熟悉的环境或家中迷失方向、外出找不到回家的路。时间定向差，不知道今天是何年、何月、何日，甚至半夜起床要上街购物。画图测试不能精确临摹简单的立体图（视空间障碍）。

（三）言语障碍

言语障碍呈特定模式，首先出现语言学障碍，表现为找词困难、用词不当或张冠李戴，讲话絮叨，病理性赘述。可出现阅读和书写困难，进而出现命名困难，进一步发展为语法错误、错用词类、语句颠倒，最终胡乱发音、不知所云或缄默不语。

（四）失认和失用

失认是指感觉正常，但不能认识或鉴别物体。失用是指理解和运动功能正常，但不能执行运动，表现为不能正确完成系列动作，如不会先装好烟斗再打火、不会穿衣、原是裁缝而不会裁剪衣服、不会用剪子等。

（五）智力障碍

全面的智力障碍，包括理解、推理、判断、抽象、概括和计算等认知功能。

（六）人格改变

人格改变多见于额叶、颞叶受累患者，或是既往人格特点的发展，或向另一极端偏离。患者变得孤僻、自私，行为与原来的素质和修养不相符，情绪易波动、易激惹，无故打骂人，与病前判若两人。

（七）进食、睡眠和行为障碍

患者常食欲减退，晚期患者可见吞咽困难、厌食明显、体重下降。约半数患者出现睡眠节律紊乱，白天卧床，晚上到处活动。动作刻板重复、愚蠢笨拙，或回避交往，表现退缩、古怪、纠缠他人。

（八）精神症状

1.错认和幻觉

患者可出现错认，把照片或镜子中的人错认为真人，并与之对话；少数患者出现幻觉，如幻听、幻视。

2.妄想

患者多出现非系统的被害、嫉妒等妄想，也可出现持续的系统的妄想，认为居室不是自己的家，家人策划抛弃他，往往造成家庭照顾和医院护理困难。

3.情绪障碍

情感淡漠是早期常见症状，部分患者可出现短暂的抑郁心境、欣快、焦虑或易激惹等。

（九）灾难反应

患者意识到自己智力缺损，却极力否认，在应激的状况下产生继发性激越，如患者用改变话题、开玩笑等方式掩饰其记忆力减退，一旦被识破或对其生活模式加以干扰，患者就不能忍受而诱发灾难反应，即突然而强烈的言语或人身攻击。灾难反应的发作和终止往往都很突然。

（十）神经系统症状

神经系统症状多见于晚期发病患者，如下颌反射、强握反射、口面部不自主动作（吸吮、噘嘴）等，偶有癫痫发作。

三、诊断

（一）诊断要点

阿尔茨海默病的诊断主要根据患者详细的病史、临床资料，结合精神量表检查及有关的辅助检查。诊断准确性可达85%～90%。阿尔茨海默病的诊断标准如下。

（1）临床检查确认痴呆，简明精神病量表及布莱斯德痴呆评定量表等神经心理测试支持。

（2）必须有2个或2个以上认知功能障碍。

（3）进行性加重的记忆障碍和其他智力障碍。

（4）无意识障碍，可伴有精神和行为异常。

（5）发病年龄为40～90岁，多在65岁以后。

（6）排除其他可以导致进行性记忆和认知功能障碍的脑部疾病。确诊是根据病理诊断。

（二）辅助检查

迄今尚无直接诊断阿尔茨海默病的特殊检测方法，辅助检查主要用于排除其他疾病。

1.EEG检查

阿尔茨海默病的EEG表现为α波减少、θ波增高、平均频率降低的特征。但14%的患者在疾病早期EEG正常。EEG检查用于阿尔茨海默病的鉴别诊断，可提供蛋白病的早期证据，或提示可能存在中毒、代谢异常、暂时性癫痫性遗忘或其他癫痫疾病。

2.头颅CT或MRI检查

头颅CT或MRI检查是排除其他潜在颅内病变的重要手段。CT扫描或MRI经常显示皮质（特别是颞叶内侧）萎缩和脑室增大，但这类改变是非特异的。MRI对选择部位的体积定量可能比较有用，如海马萎缩，这是阿尔茨海默病的早期征象。

3.血生化检查

血生化检查主要用于发现存在的伴随疾病或并发症、发现潜在的危险因素、排除其他病因所致痴呆，包括血常规、血糖、血电解质（包括血钙）、肾功能和肝功能、维生素 B_{12}、叶酸水平、甲状腺素等指标。对于高危人群或提示有临床症状的人群，应行梅毒、人体免疫缺陷病毒、伯氏疏螺旋体血清学检查。

4.脑脊液检查

脑脊液 β-淀粉样蛋白-42、Tau 蛋白也被发现是诊断阿尔茨海默病有用的生物标志物。

四、鉴别诊断

（一）血管性痴呆

血管性痴呆急性起病，偶尔可亚急性甚至慢性起病，症状波动性进展或阶梯性恶化，有神经系统定位体征，既往有高血压、糖尿病或动脉粥样硬化病史，可能有多次脑卒中病史，影像学可发现脑血管性病灶。

（二）皮克病

皮克病早期出现人格、精神障碍，遗忘则出现较晚，影像学提示额叶和颞叶脑萎缩，与阿尔茨海默病的弥漫性脑萎缩不同。病理表现常在新皮质和海马的神经细胞内出现银染的胞浆内包涵体——皮克小体。

（三）路易体痴呆

路易体痴呆表现为波动性认知功能障碍、反复发生的视幻觉和自发性锥体外系功能障碍等三主征。患者一般对镇静药异常敏感。

（四）良性老年性健忘或生理性脑老化

良性老年性健忘或生理性脑老化是生理性增龄过程，非进行性。患者对记忆减退和遗忘有自我评价能力，可履行家庭成员共同生活的义务和责任，保持职业工作能力，性格没有明显的变化，仍保持原有的特征。精神活动完整，坚守伦理道德观念，能谋求自身与环境的和谐。

（五）克罗伊茨费尔特-雅各布病

克罗伊茨费尔特-雅各布病急性或亚急性起病，迅速进行性智力丧失伴肌阵挛，EEG 在慢波背景上出现广泛两侧同步双相或三相周期性尖慢复合波。

(六)癔症性假性痴呆

癔症性假性痴呆通常突然发生，患者能理解提出的问题，但会做出极为荒谬的回答，给人一种故意开玩笑的印象，也可出现功能性神经症状，多产生于强烈精神创伤或压力之下，暗示性强。

(七)抑郁症

抑郁症与早期痴呆的区别比较困难，当痴呆伴有抑郁色彩时尤为困难。本病的基本症状是工作能力下降、兴趣减少和待人冷淡，并有忧郁、后悔和绝望等情绪，但细心倾听患者谈话可以发现，患者对疾病的细节记忆得很清楚，检查过程中通过鼓励，患者可以在短时间内表现出良好的记忆力、注意力和计算力。本病发病迅速，病程很少进展，病前有明显的诱因，可通过汉密尔顿抑郁量表测验以确定。

(八)谵妄

老年人常在躯体性疾病损伤或手术后出现谵妄、记忆力和定向障碍，貌似痴呆，但谵妄会突然发生，症状波动，夜间症状较重，对环境刺激或幻觉的反应快速、强烈，与痴呆的淡漠、呆滞不同。

(九)失语症

失语症患者可表现为语无伦次、焦虑、抑郁，但通过检查，患者除语言功能障碍外，亦无行为、判断异常，而且多伴有局灶性神经体征。

五、治疗

(一)治疗原则

目前尚无特效治疗可以逆转或阻止阿尔茨海默病的病情进展，主要治疗原则如下。

(1)尽早诊断，及时治疗，终身管理。

(2)现有的抗阿尔茨海默病药物虽不能逆转疾病，但可以延缓其进展，应尽可能坚持长期治疗。

(3)针对痴呆伴发的精神行为症状，非药物干预为首选，抗痴呆治疗是基本，必要时可使用抗精神病药，但应定期评估疗效和不良反应，避免长期使用。

(4)对照料者的健康教育、心理支持及实际帮助可改善阿尔茨海默病患者的生活质量。

（二）药物治疗

1.胆碱酯酶抑制药

胆碱能系统阻滞能引起记忆、学习能力的减退，与正常老年人的健忘症相似。如果加强中枢胆碱能活动，则可以改善老年人的学习记忆能力。多奈哌齐通过竞争性和非竞争性抑制乙酰胆碱酯酶，提高神经元突触间隙的乙酰胆碱浓度。多奈哌齐的推荐起始剂量是 5 mg/d，对药物较敏感者，初始剂量可为 2.5 mg/d，1 周后增加至 5 mg/d，1 个月后剂量可增加至 10 mg/d。如果患者能耐受，应尽可能用 10 mg/d的剂量，使用期间应定期复查心电图。常见的不良反应包括腹泻、恶心、睡眠障碍，较严重的不良反应为心动过缓。

2.抗精神病药、抗抑郁药及抗焦虑药

抗精神病药、抗抑郁药及抗焦虑药对于控制阿尔茨海默病伴发的行为异常有作用。抗精神病药可用利培酮 2～4 mg/d，口服；抗抑郁药有氟西汀 10～20 mg/d，或舍曲林 50 mg/d，口服；抗焦虑药则有丁螺环酮 5 mg，分 3 次口服。

3.神经保护性治疗

可用维生素 E 及单胺氧化酶抑制剂司来吉兰进行治疗，有延缓阿尔茨海默病进展的轻微疗效。

（三）预防

由于目前尚无有效阻止阿尔茨海默病发生或延缓其进展的治疗药物，因此阿尔茨海默病的早期预防尤为关键。预防方法主要是针对尚未出现临床症状的中老年人群，控制可能诱发阿尔茨海默病加重的危险因素，加强对阿尔茨海默病早期预防的重视，从而降低发病风险。

六、精选案例

（一）案例摘要

姚某，女，59 岁。

主诉：记忆力减退 2 年，渐进性加重半年余。

现病史：患者无明显诱因出现记忆力减退，近事遗忘，不影响日常生活，未予重视，近半年余记忆力减退渐进性加重，反应迟钝，情感淡漠，与人交流欠流利，近期出现命名性失语，小便频，无意识不清，无肢体震颤，无肢体活动障碍，无明显空间障碍，无答非所问，无强哭强笑，无二便失禁。曾就诊于外院，行相关检查后诊断为阿尔茨海默病，予以相关治疗（具体不详），但症状未见好转。今为求进一步诊疗，就诊于我院，门诊以脑血管病收入院。患者目前神志清，精神差，纳眠可，小便频数，大便可。近期体重未见明显减轻。

既往史：腰椎间盘突出病史 1 年余；糖尿病、高血压病史半年余，未规律服药，血压、血糖控制情况不详。肝囊肿病史。否认其他疾病史，否认重大外伤及手术史。无食物及药物过敏史。

个人史：生于原籍，无长期外地久居史。居住条件可。否认工业、毒物、粉尘、放射性物质接触史。预防接种史随当地。无抽烟、嗜酒等不良嗜好。

婚育史：适龄结婚，婚后育有 3 子，家人均体健。

月经史：已绝经。

家族史：否认家族遗传病史。

体格检查：体温 36.3℃，脉搏 68 次/分，呼吸 17 次/分，血压 20.66/10.80 kPa (155/81 mmHg)。中年女性，发育正常，营养中等，自主体位，体格检查合作。全身皮肤黏膜无黄染、皮疹、出血点，无肝掌及蜘蛛痣。全身浅表淋巴结未触及肿大。头颅大小、形态正常，眼睑无水肿，两侧瞳孔等大等圆，瞳孔对光反射正常，外耳道无流脓。胸廓对称、无畸形，呼吸运动两侧对称。语音震颤对等。双肺呼吸音略粗，未闻及干、湿啰音，心音低钝，心率 68 次/分，律齐，各瓣膜听诊区未闻及病理性杂音。腹软，未见腹壁静脉曲张，未见肠型及蠕动波，无压痛及反跳痛，肝、脾肋下未触及。肝、脾区无叩击痛，无移动性浊音。肠鸣音正常。双下肢无水肿。

专科情况：神志清，精神可，言语流利。记忆力、计算力、定向力等高级皮层功能粗测减退。脑神经检查未见异常。四肢肌力 5 级，肌张力可。各生理反射对称(＋＋)，两侧霍夫曼征(－)，两侧巴宾斯基征(－)。颈软，脑膜刺激征未引出。两侧指鼻试验、跟-膝-胫试验稳准。

辅助检查：颅脑 MRI＋磁共振血管成像提示两侧基底节区、放射冠区、额叶及侧脑室周围可见多发斑片状 T_1 加权像等低信号、T_2 加权像高信号，T_2 液体抑制反转恢复序列呈高信号，弥散加权成像(b＝1 000)未见明显扩散受限异常高信号，脑室系统扩大，部分脑沟、脑池增宽，中线结构居中；附见部分鼻窦黏膜增厚，两侧下鼻甲肥大，呈长 T_1、长 T_2 异常信号影。脑磁共振血管成像示两侧颈内动脉颅内段、两侧大脑前动脉、两侧大脑中动脉、椎基动脉及两侧大脑后动脉走形稍僵直，管壁略毛糙，管腔未见明显狭窄及扩张。检查结论：脑内多发缺血、梗死灶，老年脑改变，鼻窦炎，鼻甲肥大，符合脑动脉硬化磁共振血管成像表现。各项血生化检查结果回示红细胞 5.11×10^{12}/L，血细胞比容 45.2%，高密度脂蛋白胆固醇 2.01 mmol/L，脂蛋白 439 mg/L，β_2-微球蛋白 2.59 mg/L，肝功能、肾功能、血糖、电解质、凝血四项、甲状腺功能三项、维生素 B_{12} 检测未见明显异常。简易精神状况检查评分 17 分,临床痴呆评定量表评分 1 分。

初步诊断:反应迟钝待查因(阿尔茨海默病? 脑血管病?);脑萎缩;高血压;糖尿病;腰椎间盘突出。

诊疗经过:治疗予静脉滴注胞磷胆碱钠改善脑代谢,苦碟子活血化瘀;盐酸多奈哌齐、石杉碱甲、尼莫地平片改善脑功能及对症治疗。

出院诊断:脑萎缩;阿尔茨海默病;脑梗死;高血压;糖尿病;腰椎间盘突出。

(二)案例分析

阿尔茨海默病是老年期痴呆最常见的一种类型,是一种起病隐袭、呈进行性发展的神经退行性疾病。临床特征主要为认知障碍、精神行为异常和社会生活功能减退。以进行性发展的神经系统变性为特征,是导致老年人失能和死亡的重要原因。

本病例患者早期症状主要为记忆力下降,以近记忆力下降为主,逐渐发展为远近记忆力均下降,影响日常生活,出现反应迟钝、语言障碍、计算力下降、失语、情感淡漠等,以上符合阿尔茨海默病的临床表现,患者早期颅脑影像学检查示皮层脑萎缩,现颅脑 MRI 可见皮层及海马区脑萎缩明显,伴有多发腔隙性脑梗死灶,无新发梗死灶。简易精神状况检查评分 17 分,临床痴呆评定量表评分1 分。患者家属拒绝行腰椎穿刺脑脊液检查,结合患者血生化检查,考虑阿尔茨海默病可能。给予静脉滴注胞磷胆碱钠改善脑代谢,苦碟子活血化瘀;盐酸多奈哌齐、石杉碱甲、尼莫地平改善脑功能等治疗后患者反应迟钝症状稍好转,其余症状未见明显改善。

第三节 癫 痫

一、病因与发病机制

(一)病因

1.遗传因素

遗传性癫痫的分子机制为离子通道或相关分子的结构或功能改变和(或)代谢、发育异常。遗传因素是导致癫痫的重要原因。

2.结构性因素

癫痫发病的常见结构性因素为海马硬化、脑性瘫痪或围生期脑损伤、脑肿瘤、脑血管病、脑外伤或手术后神经退行性疾病等。

3.代谢性因素

(1)营养代谢性疾病，如维生素 B_6 缺乏、低血钙、低血糖，以及甲状旁腺功能减退、水潴留、低血钠、酸碱中毒等。

(2)铅、汞、一氧化碳、乙醇、戊四氮等中毒。

(3)卟啉症、尿毒症或吡哆醇依赖性癫痫。

(4)免疫性因素：自身免疫相关性癫痫可能源于持续存在的脑部自身免疫因素，也可能源于相关的脑结构异常。

(5)感染性因素：发生癫痫的重要危险因素，脑炎或脑膜炎患者发生癫痫的风险是普通人群的 7 倍。常见的有脑猪囊尾蚴病、肺结核、弓形虫病、艾滋病、脑型疟和宫内感染，如寨卡病毒、巨细胞病毒感染。

(二)发病机制

癫痫发作的共同点是脑内某些神经元的异常持续兴奋性增高和阵发性放电。这些神经元兴奋性增高的原因及兴奋性如何扩散至今尚不清楚，但突触间兴奋性传递障碍可能与之有关。

1.神经递质失平衡

神经递质失平衡可能是癫痫发生的原因，γ-氨基丁酸是中枢神经系统中主要的抑制性递质。γ-氨基丁酸型受体介导 C 跨膜通过，发生膜的去极化，抑制神经细胞的兴奋性。γ-氨基丁酸-A 型受体还通过钾离子通道与细胞内鸟苷三磷酸的蛋白结合，特异性调节以增加细胞的去极化程度。因此，皮质中许多 γ-氨基丁酸能神经元通过前馈与反馈通路的相互作用控制神经细胞兴奋性活动。谷氨酸是脑内主要的兴奋性递质，它通过许多受体亚型而兴奋神经元。N-甲基-D-天冬氨酸受体是一种离子型受体，它的拮抗剂有抗痫作用，而它的受体协同剂则有致痫作用。因此，脑内 γ-氨基丁酸受体兴奋性与 N-甲基-D-天冬氨酸受体兴奋性的失衡是致癫痫的主要递质基础，这两种受体功能的失衡又是神经元突触传递的离子通道异常所致。

2.轴突发芽

轴突发芽是神经元异常放电的形态学基础，在人和动物的各个脑区，海马 CA3 区的锥体神经元最易发生痫样活动。而齿状回的颗粒细胞上由于存在许多抑制性突触，从而抑制痫样放电的产生。在海马硬化的病理改变中，发现有苔藓纤维出芽现象。电刺激正常海马切片的颗粒细胞不能引起痫样放电，但在有苔藓纤维发芽改变的海马切片中，87%的颗粒细胞可引起痫样放电。在应用红藻氨酸处理致痫动物模型的海马切片中可以看见苔藓纤维发芽。若以微量谷氨酸激活齿状回的颗粒细胞，64%的细胞出现兴奋性后突触电位频率的增高，这说明苔藓纤维发芽使齿状回的颗粒细胞间建立了返回性兴奋性突触回路。局部外伤或药物刺激可能促使皮质苔藓纤维发芽的形成，从而在神经元间形成反馈性兴奋性突触回路而促使发生痫样活动。

3.遗传因素

遗传因素是癫痫发生的内因，外因通过内因起作用，也是癫痫发生的基础。众所周知，许多癫痫患者有家族倾向。许多研究已证明了某些癫痫的遗传基因和基因定位。例如，良性家族性新生儿惊厥是由位于 20q13.3 和 8q24 位置上的钾离子通道基因*KCNQ2* 和*KCNQ3* 突变所致，可诱发钾电流的减弱。常染色体遗传夜间发作性额叶癫痫与位于 20q13.2 上编码烟碱受体 α_4 亚单位的*CHRNA4* 基因突变和位于 1 号染色体上编码烟碱受体 β_2 亚单位的*CHRNB2* 基因突变有关。位于突触前膜上的有些乙酰胆碱受体具有促进末梢释放 γ-氨基丁酸的功能，在基因突变后钙离子经受体通道的内流减少，使突触的 γ-氨基丁酸释放减少，降低了抑制性递质而诱发痫性发作。编码内向整流钾离子通道的 KCNJ4 基因在特发性颞叶癫痫患者脑内表达水平明显下调，这种改变很可能导致神经细胞对过度钾离子负荷的缓冲能力下降，细胞兴奋性增加，最终导致异常放电发生。全面性癫痫伴热性惊厥附加症是由 2q24－q33 位置上的*SCN1A* 、*SDN2A* 、*SCN3A* 基因簇和 19q13.1 位置上编码钠离子通道亚型 β_1 亚单位的*SCN1B* 基因突变，使得钠离子通道兴奋失活不能、神经元的去极化不能限制而致病。γ-氨基丁酸受体变异，特别是编码 γ-氨基丁酸受体 γ_2 亚单位的*GABRG2* 基因突变也与全面性癫痫伴热性惊厥附加症发病有关。此外，尚有家族性成人肌阵挛发作与 8q、19q*SCN1B* 基因突变，良性中央回发作与 16q 等部位的基因异常有关。

4.离子通道病学说

研究表明，离子通道的改变是引起神经元内在兴奋性不平衡的物质基础。大部分遗传性癫痫的分子机制为离子通道或相关分子的结构或功能改变，离子通道改变在继发性局灶性癫痫的发病中也起重要作用。日前研究已明确与癫痫密切相关的离子通道有以下 4 种。

(1)钾离子通道异常：目前在人类已证实 M 型电压门控钾离子通道病变导

致良性家族性新生儿惊厥，M型钾离子通道由2个Q_2与2个Q_3亚单位组成，任何一个亚单位突变均可导致外向性钾电流减少，出现细胞兴奋性增高和癫痫。另外，A型钾离子通道可产生瞬间的外向钾电流，阻断A型钾离子通道可导致严重的癫痫发作，其在皮质异位局灶性癫痫灶中的作用已被证实，A型钾离子通道调节因素的作用也已逐渐在人类癫痫中证实，如EFHC1、EFHC2基因与青少年肌阵挛癫痫有关。

(2)钠离子通道异常：*SCN1A*、*SCN2A* 基因的突变可使钠通道失活延缓，从而在静息状态下产生持续性钠内流，使膜电位慢性去极化，细胞兴奋性增高。*SCN1A*、*SCN2A* 的异常可导致婴儿严重肌阵挛癫痫、全面性癫痫伴热性惊厥附加症、良性家族性新生儿惊厥、婴儿癫痫、严重的癫痫性脑病等。而钠通道的β亚单位本身不构成通道，但参与通道开放的调节，*SCN1B* 的突变可使钠电流的时程延长，从而增加细胞的兴奋性，在人类 *SCN1B* 的异常可导致全面性癫痫伴热性惊厥附加症，另外 *SCN1B* 可能与失神、肌阵挛等多种特发性癫痫类型有关。

(3)钙离子通道异常：*CACNA1H* 基因突变与T型钙通道异常在儿童失神发作中的作用已得到临床和实验证实，目前尚无钙通道基因异常导致单基因疾病的报道。

(4)配基门控型通道：通过与外源性作用物结合，使通道开放或关闭而产生相应的离子流与兴奋性改变，如γ-氨基丁酸受体亚单位突变可导致全面性癫痫伴热性惊厥附加症、婴儿严重肌阵挛癫痫(*GABRG2* 突变)、青少年肌阵挛癫痫(*GABRA1* 突变)、特发性全面性癫痫(*GABRD* 突变)以及儿童失神癫痫(*GABRG2* 突变)，还有烟碱受体基因(*CHRNA4*、*CHRNB2*)异常导致常染色体显性遗传夜间发作性额叶癫痫，烟碱受体α_4或β_2亚基的异常，使其对激活物敏感性增加而出现癫痫。

二、临床表现

(一)部分性发作

部分性发作起始症状和EEG特点均提示痫性放电源于一侧大脑半球，向周围正常脑区扩散，可扩展为全身性发作。有意识障碍者称为复杂部分性发作，其余为简单部分性发作。

1.简单部分性发作

(1)伴运动症状的简单部分性发作。①局灶运动不伴有进展扩延：仅有局灶运动的发作，多见于癫痫灶对侧的肢体或面部抽搐。②局灶运动有进展扩延：一般意识保留，但有时可引起意识丧失甚至全身惊厥发作。③旋转性发作：发作时头向一侧转动，通常转向放电的对侧。④姿势性发作：发作时一侧肢体外展，肘部半屈，常有向该侧手部做注目的动作。⑤发音性发作：若语言功能受影响，表现为短暂失语或偶尔发出声音。若部分性语言功能受影响，可表现为不自主地重复一个音节或短语。⑥托德瘫痪：部分性运动发作之后，最先受累的部位可产生局限性暂时性瘫痪，称为托德瘫痪，可持续数分钟至数小时。⑦部分性癫痫持续状态：部分性发作连续。

(2)伴躯体感觉或特殊感觉症状的简单部分性发作。①躯体感觉性发作：由主管躯体感觉的皮质异常放电所致。一般为针刺感或麻木感，偶尔可有本体感觉或空间感知障碍。和运动性发作一样，也可像杰克逊发作那样扩散，并可发展成复杂部分性发作或全身强直阵挛发作。②视觉性发作：根据在视觉皮层和联合区域的放电不同，临床表现为从闪光到结构性视觉现象，包括人物和景色。③听觉性发作：与视觉性发作相似，可以是简单的音响，也可为高级的组合功能表现，如音乐。④嗅觉性发作：常为难闻或令人讨厌的气味。⑤幻觉性发作：可以是令人愉快的味道，或令人讨厌的味幻觉。⑥眩晕性发作：症状包括空间坠落感、飘浮感，或在水平或垂直面的运动性眩晕。

(3)伴自主神经症状的简单部分性发作：上腹部不适感、呕吐、面色苍白、潮红、出汗、瞳孔散大等。

(4)伴精神症状的简单部分性发作：出现的精神症状属于高级脑功能障碍，这些症状多伴有意识障碍，因此精神症状多属于复杂部分性发作。但只要不伴有意识障碍，仍属于简单部分性发作。①言语障碍性发作。②记忆障碍性发作：表现为记忆失真，如时间或感觉失真、梦样状态、旧事闪现，或以往没有经历过的事情好像以前体验过，即似曾相识感、似不相识感、似曾听过或未曾听过感，偶尔作为强迫思维的一种形式，患儿可经历一种快速的往事回忆，即所谓全景视幻觉。③认知障碍性发作：梦样状态、时间失真感、不真实感、分离状态或人格解体感等。④情感性发作：发作时可有极度的愉快感或不愉快感、恐怖，伴有自卑及抵制感的强烈抑郁，但仅发作数分钟。⑤错觉性发作：一种感知觉的歪曲，表现为物体变形，可出现多种视觉错觉，也可有听觉错觉。⑥结构性幻觉性发作：幻觉可以是躯体感觉性、视觉性、听觉性、嗅觉性或味觉性。

2.复杂部分性发作

复杂部分性发作与单纯部分性发作的根本区别在于有无意识障碍，发作时 EEG 为一侧或两侧放电，弥散或局限于颞区或额颞区。发作间期 EEG 往往为两侧或一侧不同步的局限性放电,通常位于颞区或额。

(1)以简单部分性发作开始,逐渐出现意识障碍。①无其他伴随症状。②伴有简单部分性发作的各类症状。③伴自动症症状:自动症是在癫痫发作过程中或在发作后意识模糊下出现的,或多或少协调适应的不自主动作,事后往往不能回忆。自动症可以是发作时正在进行的动作的延续,也可以是在意识障碍的同时出现的一种新的动作。可有饮食自动症(咀嚼、吸吮、咂嘴、吞咽、流涎等)、情感自动症(恐惧、惊奇、愤怒、欢快等)、姿势自动症(简单的或复杂的针对自身或环境的动作)、行为自动症(表现为无意识地奔走、奔跑、爬高等)、语言自动症(自言自语等)。

(2)发作开始即伴有意识障碍:无其他伴随症状者、伴有简单部分性发作的各类症状者、伴有自动症症状者。

(3)部分性发作继发全面性发作:简单部分性发作发展为全身性发作、复杂部分性发作发展为全身性发作、简单部分性发作发展为复杂部分性发作再继发为全身性发作。

(二)全面性发作

1.失神发作

(1)仅有意识障碍的发作:单纯失神而无其他异常表现。

(2)伴有轻微阵挛成分的发作:发作开始与单纯失神一样,但可出现眼睑、口角或其他肌群的阵挛性动作。

(3)伴有失张力成分的发作:发作时维持姿势和四肢的肌肉张力减低,可致头下垂,偶尔可引起躯干前倾、双臂下坠、持物无力,极少数患儿可因肌张力减低而跌倒。

(4)发作时可有肌肉强直性收缩,引起伸肌或屈肌张力对称性增高。如患儿站立,可出现头向后仰、躯干后弓,导致后退。也可能头被强直地拉向一侧。

(5)伴有自动症的失神:失神发作时出现自动症,可见似有目的地动作和舔唇、吞咽、抚弄衣服或无目的地行走等。

(6)伴有自主神经成分的失神:发作时除失神外,还可出现自主神经的症状。

(7)以上失神发作可混合发生。

2.非典型失神发作

(1)开始和停止均较典型失神发作缓慢,非突发性,且常有较明显的肌张力改变。

(2)发作时 EEG:不规则的棘慢波综合,也可为快活动或其他阵发性电活动，通常为两侧性，但常不对称、不规则。

(3)发作间期 EEG：背景波往往不正常，并有不规则、不对称的棘波，棘慢波综合发放。

(4)不易为过度换气所诱发，常为弥漫性脑病变的表现，多伴有智力低下，预后较差。

3.肌阵挛发作

(1)突然、短暂、触电样肌收缩，可遍及全身或局限于面部、躯干或四肢，有时仅累及个别肌肉或肌群。

(2)肌阵挛主要发生在入睡前后或醒觉前后，有时因意志性动作而加重，有时可能很规则地重复发生并形成肌阵挛持续状态。

(3)多见于婴儿痉挛症和伦诺克斯-加斯托综合征。

(4)发作时 EEG 和发作间期 EEG：多棘慢波和棘慢波。

4.阵挛性发作

(1)阵挛性发作见于全身强直阵挛发作中没有强直成分时，表现为重复的阵挛抽动。

(2)发作时 EEG：10 Hz 或 10 Hz 以上的快活动和慢波，偶见棘慢复合波。

(3)发作间期 EEG：棘慢波或多棘慢波综合放电。

5.强直性发作

(1)强直性发作是一种僵硬、强烈的肌收缩，使肢体固定在某种紧张的位置，眼和头常转向一侧，有时还进展到整个身体转动。

(2)面色变化：不变→苍白→潮红→青紫。

(3)眼睁开或紧闭，眼结膜对刺激不敏感，发绀时瞳孔散大。

(4)轴性强直发作：可有头、颈、躯干的伸展。

(5)发作时 EEG：低波幅的快活动或 10 Hz 以上的快节律，频率渐减而波幅渐高。

(6)发作间期 EEG：依年龄而论，背景波谱不正常，或多或少地有节律性尖慢波放电，有时不对称。

6.强直阵挛发作

(1)强直阵挛发作是全身性发作中最常见的类型，多见于儿童，婴幼儿常表现不典型。

(2)发作时 EEG：10 Hz 或 10 Hz 以上的节律，在强直期频率渐减，波幅增高，在阵挛期被慢波所中断。

(3)发作间期 EEG:多棘慢波或棘慢波综合,有时有尖慢波放电。

三、诊断

(一)诊断要点

传统观念主张癫痫的诊断分为三步:首先明确是否为癫痫;在明确是癫痫的情况下,继续分清是原发性,还是症状性癫痫;最后明确癫痫的病因。

1.首先确定是否为癫痫

(1)有无癫痫的两个主要特征,即癫痫的临床发作和 EEG 上的痫样放电。详尽、完善、准确的病史是诊断癫痫的主要依据,包括首发症状,发作时的姿态、面色,有无意识障碍、倒地、跌伤,有无肢体抽搐及其发作顺序,有无大小便失禁、舌咬伤等。同时 EEG 检查对癫痫的诊断具有十分重要的意义,结合多种诱发方法以及特殊电极,至少 80%的癫痫患者可发现 EEG 异常,采用视频 EEG 更有利于提高癫痫诊断正确率;EEG 的检查还有助于癫痫发作的分类,如全面强直-阵挛性发作的典型 EEG 为两侧对称的尖慢波、棘慢波,肌阵挛发作典型改变为多棘波、多棘慢波,失神发作主要表现为每秒 3 Hz 的棘慢波等;另外,EEG 检查有助于确定致痫灶。但必须强调的是,只有 EEG 上的痫样放电,无临床发作者不能诊断为癫痫,因为部分正常人及非癫痫性发作的患者(如偏头痛)也可能有 EEG 上的痫样放电。

(2)发作是否具有癫痫的共性和个性,癫痫发作的共性与不同发作类型的个性共同组成了癫痫最为重要的诊断依据。共性是指所有癫痫发作都有的共同特征,即发作性、短暂性、重复性、刻板性。发作性指癫痫突然发生,突然停止;短暂性指患者每次发作持续时间都非常短,数秒或数分钟,很少超过 10 分钟;重复性指癫痫反复、多次发作;刻板性指患者的临床表现及每次发作的症状相对一致。个性即不同类型癫痫所具有的特征,这是一种类型的癫痫区别于另一种类型的主要依据。例如,全身强直-阵挛发作的特征是意识丧失、全身抽搐,如仅有全身抽搐而无意识丧失则考虑为假性发作或低血钙性抽搐;失神发作的特征是突然发生、突然终止的意识丧失,一般不出现跌倒,如意识丧失时伴有跌倒,则昏厥的可能性比失神发作的可能性大;自动症的特征是意识模糊,看似有目的而实际无目的的异常行为,如发作后能复述发作的细节则不支持癫痫自动症的诊断。当癫痫的发作具备癫痫的共性和不同类型发作的特征时,需进行 EEG 检查以寻找诊断的佐证,另外尚需排除其他非癫痫性发作性疾病。

2.明确癫痫发作的类型或癫痫综合征

在明确癫痫诊断后,还需仔细区别癫痫发作的类型及明确是否为癫痫综合征。癫痫发作类型是一种由独特的病理生理机制和解剖基础所决定的发作性事件，是一个具有病因、治疗和预后含义的诊断。不同类型的癫痫需用不同的方法进行治疗，发作类型诊断错误可能导致药物治疗失败。如将自动症误诊为失神发作，选用卡马西平治疗就可能加重病情。癫痫综合征则是由一组体征和症状组成的特定癫痫现象，它所涉及的不仅仅是发作类型，还包括其特殊的病因、病理、预后、转归，选药上也与其他癫痫不同，需仔细鉴别。

3.明确癫痫的病因

明确诊断后，还需确定癫痫的病因。癫痫都是有病因的，由于对癫痫认识的局限性，有些病因为我们所知，有些则在研究探讨之中。特发性癫痫的病因目前尚不清楚，但临床上更倾向于由基因突变和某些先天因素所致，有着明显的遗传倾向。继发性癫痫的病因很多，且与年龄有很大关联性。为进一步探讨癫痫病因的性质，可以从以下几个方面入手。

(1)详细的病史：出生史、生长发育史、热性惊厥史、家族史、发作史、其他病史等，可为病因及性质提供依据。

(2)全面的体检：特别重视神经系统的检查，原发性癫痫常无阳性体征，而继发性癫痫常出现阳性体征。

(3)辅助检查：EEG、头颅 CT、MRI 及功能影像学检查等。

(4)其他实验室检查：血常规、尿常规及遗传代谢病的筛查、脑脊液检查等。

(二)辅助检查

1.EEG 检查

EEG 检查是对本病定侧定位的主要手段。一般头皮电极的诊断率只可使 1/4 患者得到确诊，故应加用咽部或蝶骨电极以提高诊断的准确率。对颞叶癫痫患者，EEG 反复多次检查包括发作期与发作间歇期、停药前后、睡眠期或禁睡期，将会进一步提高诊断率。在颞叶癫痫浅睡眠状态下记录 EEG 检查所发现的颞叶癫痫的异常波可比清醒状态提高达 80%。

在一侧颞叶病变引起两侧颞叶异常放电活动主要是由海马经过边缘系统环路放电扩散的结果，在这种情况下，如何确定癫痫灶侧对手术治疗十分必要，如遇两侧颞叶都有放电，则应在一侧颈动脉注射异戊巴比妥钠 200 mg 后该侧癫痫放电消失，而另一侧继续存在，更换另一侧颈动脉注射异戊巴比妥钠进行同上试验，当病侧注药后，两侧颞叶癫痫样放电均消失，而对侧注药后只能使同侧消失(此乃镜面灶侧)。

2.颅骨X线检查

颅骨X线检查可发现颞叶发育不良，患侧中颅凹底变小，个别漫长的颞叶小肿瘤可以发现病理钙化影等。

3.脑室或蛛网膜下腔充气造影

颞叶癫痫患者脑室或蛛网膜下腔充气造影可见侧脑室颞角扩大，也可见颞角因占位性病变而受压移位、变形等。

4.脑血管造影检查

脑血管造影对确定颞叶内血管性病变或占位性病变有帮助。

四、鉴别诊断

癫痫鉴别诊断的要点是如何将癫痫发作和非癫痫性发作相区别，这是癫痫诊断的重要组成部分。非癫痫性发作主要包括心因性发作、晕厥、各种发作性感觉/运动/自主神经症状、睡眠障碍和感染、代谢中毒等引起的发作性症状。

(一)心因性非癫痫性发作

心因性非癫痫性发作也称为假性癫痫，多见于中青年女性，与心理功能障碍有关，临床表现多变，如不停地喊叫和抽动，动作夸张，但很少有摔伤、舌咬伤或尿失禁，发作持续时间较长，给予安慰或暗示后缓解，患者少有不适主诉。这种发作通常不伴有癫痫相关的电生理学(如EEG)改变，是癔症的一种表现形式。

(二)晕厥

晕厥是指突然、短暂的可逆性意识丧失伴姿势性肌张力减低或消失，一般是由脑灌注不足所致。晕厥多在精神紧张、疼痛刺激等情况下发生，多见于站立或坐位时，很少在卧位或睡眠中发作；发作时以意识障碍为主症，发作过程较缓慢，常表现为面色苍白、血压降低；很少有惊厥伴尿失禁及舌咬伤，很少见自动症；发作间期罕见EEG异常。

(三)偏头痛

偏头痛的发生常有先兆症状，如闪光、暗点、偏盲、视物模糊等视幻觉，且持续时间较长。偏头痛的主要症状是剧烈头痛，常伴有恶心或呕吐，一般没有意识障碍，头痛持续时间较长，有的可长达数天。偏头痛发作时，患者不会出现抽搐和惊厥，EEG可见非特异性慢波。

(四)短暂性脑缺血发作

短暂性脑缺血发作的临床表现多为神经功能缺失性症状，如偏瘫、偏盲、偏身感觉减退等，应注意与部分性癫痫发作及失神发作相鉴别。短暂性脑缺血发作患者通常发病年龄较大，常有高血压、动脉硬化、血脂异常等心血管性疾病，EEG 无痫性发作波。

（五）发作性低血糖

发作性低血糖可见意识障碍、精神症状，极似复杂部分性发作，多发生在清晨，持续时间较长，发作时血糖水平低，EEG 呈弥漫性慢波，口服或静脉注射葡萄糖可迅速缓解症状。

（六）发作性睡病

发作性睡病多见于青少年，临床特点为发作性睡眠（不分时间、场合的不可抗拒的睡眠）、猝倒（常为情感因素诱导的猝倒，为肌张力丧失所致，意识常保存）、睡眠麻痹（入睡前幻觉），EEG 监测结果正常。

（七）梦游症

梦游症最常见于学龄前儿童，临床表现为睡眠中突然起床，下地走动，意识处于朦胧状态，可有一些较复杂的动作，持续时间较长，对外界无反应，或答非所问，事后不能回忆。EEG 监测结果正常。

（八）夜惊

夜惊常见于学龄前儿童，为睡眠中突然出现的一种惊恐症状，表现为深睡中突然坐起尖叫、哭喊，常伴自主神经症状，意识蒙眬，事后不能回忆，睡眠 EEG 监测无癫痫样放电。

（九）屏气发作

屏气发作在 5 岁以内发病，尤以 6～18 个月多见，多在清醒时发作，病前常有疼痛、惊吓或发怒等精神因素，继而出现呼吸暂停，面色发绀或苍白；先发绀后惊厥，角弓反张较常见，少部分患儿伴意识丧失及全身强直，甚至肢体抽动，可有尿失禁，一般发作不超过 1 分钟。EEG 监测正常。

（十）情感交叉擦腿综合征

情感交叉擦腿综合征常见于 1～3 岁的女性患儿，发作时双大腿交叉夹紧，伴有摩擦动作，面部涨红，双眼凝视，但意识始终清楚。一般 1～2 分钟可缓解，可被外界强行制止。与癫痫的鉴别方法是发作时意识清楚，用转移注意力可终止发作，EEG 检查正常。

(十一)非癫痫性强直发作

非癫痫性强直发作常见于婴儿期,多在清醒期发病,发作多局限在眼、嘴及头颈部,表现为凝视、咬牙、头颈部伸缩及左右摆动,无意识丧失。

五、治疗

药物治疗是癫痫患者主要的且必须进行的治疗方法,应在医师指导下进行,否则达不到控制发作的效果。近些年来随着科学技术的进步、分析仪器的发展和一些灵敏、特异的微量分析方法的建立和应用,抗癫痫药在血液浓度的监测及药动学的研究成为现代癫痫治疗学的重要组成部分,对指导临床合理用药、提高药物疗效、减少毒副作用、优化给药方案起了重要作用。常用的药物有以下几种。

(一)苯巴比妥

苯巴比妥治疗癫痫大发作效果好,对局限性、精神运动性发作亦有效,对小发作则作用小。成人每天 60～80 mg,儿童 3～8 mg/kg,长期服用应减量。

(二)苯妥英钠

苯妥英钠对癫痫大发作、局限性发作和精神运动性发作疗效好,对小发作无效。成人每天 300 mg,儿童 4～7 mg/kg,每天分 1～2 次服,长期服用时应减量至 0.1 g/d。

(三)扑米酮

扑米酮对癫痫大发作、局限性发作和精神运动性发作均有良好疗效。成人每天 500～1 500 mg,儿童 10～25 mg/kg,分 2～3 次口服。

(四)丙戊酸钠

丙戊酸钠具有广谱抗癫痫作用,毒副作用少,对癫痫大发作、精神运动性发作、失神发作的疗效最好。成人每天 600～1 500 mg,儿童 30～50 mg/kg,分3 次口服。

(五)三甲双酮

三甲双酮对失神发作有效,对其他类型发作无效。成人 0.5 g,儿童 10～20 mg/kg,3 次/天,口服。

(六)地西泮

地西泮可以控制癫痫大发作、失神发作,但主要用于癫痫持续状态,静脉注射。成人 10～30 mg，分次静脉滴注；儿童 0.15～0.50 mg/kg，分次静脉滴注。地西泮类药物，如硝西泮、氯硝西泮皆可应用，但这类药应从小剂量开始，缓慢加量，以减少毒副作用，长期应用易产生耐药性。

应用抗癫痫药治疗过程中，不可突然停药，以免癫痫复发。应经过长期服药观察，在 1 年的连续服药过程中，无任何发作征象时才可将药物缓慢减量，再经过 1～2 年逐渐减药观察，仍无癫痫发作才可停药。若在减量过程中又出现癫痫复发，则应将药物剂量适量增加，以控制癫痫再发作。

一旦出现癫痫持续状态，必须尽快用药控制发作，否则患者有呼吸、循环衰竭的危险。必要时可用硫喷妥钠、异戊巴比妥钠或苯巴比妥钠，以及地西泮、水合氯醛、三聚乙醛交替使用，一般效果良好，能避免因单用 1～2 种药物而致剂量过大引起的中毒。

六、精选案例

（一）案例摘要

王某，男，16 岁。

主诉：一过性抽搐伴意识不清 2 小时。

现病史：患者无明显诱因自觉困倦，继而突发抽搐，意识不清，呼之不应，口吐白沫，持续约 3 分钟后上述症状渐缓解，发作后患者仍有意识模糊，约 5 分钟后患者意识转清，无心慌胸闷，无头痛、头晕，无咳嗽、咳痰，无视物旋转及双眼黑矇，无恶心呕吐，无口眼歪斜，无吞咽困难，无大小便失禁。急由救护车转送我院，以癫痫收入院治疗。患者现神志清，精神差，言语清晰，四肢活动可。

既往史：患者 1 月余前曾有类似发作，发作持续约 1 分钟，曾住院诊疗（具体不详）。无肝炎、结核病史及密切接触史，无药物、食物过敏史。无重大外伤、手术及输血史，预防接种史不详。

个人史：生于原籍，无长期外地居住史；无放射性物质及毒物接触史，无烟酒等不良嗜好。

婚育史：未婚育。

家族史：否认家族遗传病史。

体格检查：体温 36.6℃，脉搏 103 次/分，呼吸 24 次/分，血压 13.60/8.00 kPa（102/60 mmHg）。患者青少年男性，神志清，精神差，形体适中，自主体位，体格检查合作。全身皮肤黏膜无黄染、皮疹及皮下出血点，浅表淋巴结未触及肿大。头颅无畸形、大小适中，耳鼻无异常分泌物，口唇无发绀，咽无充血，扁桃体无肿大，伸舌居中，舌体灵活。气管居中，甲状腺无肿大。颈软，无抵抗，胸廓对称、无畸形，双肺听诊呼吸音粗，未闻及明显干、湿啰音，心音低钝，心率103次/分，律齐，各瓣膜听诊区未闻及明显病理性杂音。腹软，无压痛及反跳痛，肝、脾肋下未触及，双肾区无叩击痛。双下肢无水肿，肛门及外生殖器未查。

专科情况：神志清，精神差，言语清晰，体格检查合作。两侧瞳孔等大等圆，直径约3 mm，直接对光反射及间接对光反射存在。双眼睑无下垂，眼球向各方向活动灵活，无复视及眼球震颤。伸舌居中，无舌肌萎缩及震颤。四肢肌力及肌张力可，两侧巴宾斯基征未引出，脑膜刺激征阴性。

辅助检查：颅脑CT平扫未见明显外伤征象，建议结合临床必要时复查。血生化检查显示总蛋白62.1 g/L，白蛋白(溴甲酚绿法)39.6 g/L，尿酸549 μmol/L，肌酸激酶295 U/L，游离钙1.44 mmol/L，单核细胞数目0.65×10^{9}/L，血脂、血糖、凝血四项、微量元素未见明显异常。心电图检查提示窦性心律不齐，ST段改变。颅脑MRI＋弥散加权成像＋磁共振血管成像检查提示右侧额叶异常信号，符合脑梗死MRI表现，建议复查；脑磁共振血管成像平扫未见明显异常；鼻窦炎，鼻甲肥大。EEG显示异常脑电地形图。

初步诊断：疑似癫痫。

诊疗经过：予以丙戊酸钠0.4 g，1天2次，口服，以抗癫痫治疗，给予泮托拉唑保护胃黏膜，肌苷促进细胞代谢及对症支持治疗。

出院诊断：癫痫。

(二)案例分析

癫痫是一种由大脑神经元异常放电引起的慢性神经系统疾病，以反复发作为特征。

本病例为青少年男性，急性起病，以全身强直阵挛发作为典型表现，结合既往1个月内类似发作史及EEG异常，符合癫痫的诊断标准。患者发作特征(突发意识丧失、口吐白沫、持续3分钟，发作后意识模糊)符合全身强直阵挛发作临床特征，需进一步明确病因分类及潜在风险。

鉴别诊断方面需排除以下疾病。①继发性癫痫：MRI提示右侧额叶异常信号(疑似梗死)，需警惕局灶性脑损伤(如皮质发育不良、血管畸形)，但青少年脑梗死罕见，应完善高凝状态筛查(如抗磷脂抗体、蛋白C/S活性)。尿酸(549 μmol/L)及肌酸激酶(295 U/L)升高可能为发作后横纹肌溶解或嘌呤代谢异常(如莱施-奈恩综合征)，需检测次黄嘌呤-鸟嘌呤磷酸核糖基转移酶活性；游离钙升高(1.44 mmol/L)需排除甲状旁腺功能亢进或维生素D中毒。②假性癫痫发作：青年患者需结合视频 EEG 及发作期症状学鉴别，但本例发作后肌酸激酶升高支持真性发作。

预后与随访建议：首次诊断后 1 年内复发率约 40%，需规律用药并记录发作日记，若 6 个月无发作可考虑逐步减药。3 个月后复查 MRI，对比右侧额叶病灶的变化。完善基因检测。筛查代谢性疾病（血氨、乳酸、尿有机酸分析）。青少年患者需关注学业、心理状态及药物依从性，避免睡眠剥夺等诱发因素。

参考文献

[1] 董丽华,赵刚,胡晓丽,等.实用临床神经病学[M].北京:科学出版社,2022.

[2] 陈强,李帅,赵晶,等.实用内科疾病诊治精要[M].青岛:中国海洋大学出版社,2022.

[3] 尹洪金,郭菁,宋洁,等.现代内科疾病诊疗与进展[M].北京:科学技术文献出版社,2022.

[4] 李大宽,曹艳红,张爱霞,等.实用内科疾病诊治[M].北京:科学技术文献出版社,2024.

[5] 方旭明.神经内科常见病诊治及介入治疗应用[M].北京:科学技术文献出版社,2022.

[6] 朱润秀.实用神经内科疾病诊疗方法[M].北京:科学技术文献出版社,2022.

[7] 夏健,陈华,袁叶.神经内科疾病全病程管理[M].北京:化学工业出版社,2022.

[8] 张雄智,冷威,冯宏业.神经内科疾病诊疗与典型病例[M].北京:中国纺织出版社有限公司,2024.

[9] 张檑.现代内科常见病综合诊治[M].青岛:中国海洋大学出版社,2023.

[10] 臧志萍.神经系统疾病内科诊治[M].北京:科学技术文献出版社,2022.

[11] 戚倩倩,唐琴,赵臣松,等.现代神经内科疾病诊断与治疗[M].西安:世界图书出版西安有限公司,2023.

[12] 上官建辉,蔡秀英,郝云华,等.神经内科疾病临床诊疗思维与病案解析[M].天津:天津科学技术出版社,2024.

[13] 罗力亚,石洪晨,韩永胜,等.神经内科常见病诊疗新进展[M].上海:上海交

通大学出版社,2023.
[14] 徐祖才,余昌胤.神经内科临床案例解析[M].北京:人民卫生出版社,2024.
[15] 王娟,杨丹,刘琰.神经内科疾病诊疗思维与实践[M].上海:上海交通大学出版社,2025.
[16] 马庆芹.神经内科临床思维与疾病诊治[M].上海:上海科学普及出版社,2024.
[17] 郭道林,李宛真,李琳,等.现代神经内科疾病诊治新进展[M].上海:上海科学技术文献出版社,2023.
[18] 朱言芳,薛嘉宁,赵启文,等.新编内科疾病综合治疗[M].上海:上海科学技术文献出版社,2024.
[19] 邵琳,王福良,胡晓娟,等.现代神经内科疾病诊疗新进展[M].上海:上海科学普及出版社,2024.
[20] 韩玮,王延延,侯东锋,等.神经内科常见疾病临床思维与实践[M].青岛:中国海洋大学出版社,2024.
[21] 柴倩倩,黄彩娜,张清,等.内科疾病治疗与用药指导[M].上海:上海科学技术文献出版社,2023.
[22] 江剑辉.现代神经内科学诊治精要[M].西安:世界图书出版西安有限公司,2024.
[23] 谭道青.临床内科诊治要点解析[M].天津:天津科学技术出版社,2023.
[24] 杨芳,凌紫云,林勤郁.现代神经内科疾病诊疗实践[M].广州:世界图书出版广东有限公司,2024.
[25] 袁云,李圳钰.周围神经病的诊断策略[J].中华神经科杂志,2024,57(4):387-392
[26] 齐雪,李家慧,朱远峰,等.α-突触核蛋白的异常修饰及在帕金森病中的作用机制[J].中国组织工程研究,2024,28(8):1301-1306.
[27] 艾尚珍,艾延新.放射影像技术诊断原发性蛛网膜下腔出血的临床价值分析[J].影像研究与医学应用,2024,8(3):115-117.
[28] 刘宇蕾,杨志奇,尹榕.氧化应激在脑小血管病认知障碍中的作用机制[J].神经解剖学杂志,2024,40(3):391-394.
[29] 彭静仪,李宜航,李正弈棋,等.三叉神经痛动物模型的研究进展[J].中南大学学报(医学版),2024,49(1):47-53.